# ZETA

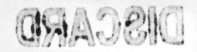

1.ª edición: junio 2010

© Txumari Alfaro, 2008
© Ediciones B, S. A., 2010
para el sello Zeta Bolsillo
Consell de Cent, 425-427 - 08009 Barcelona (España)
*www.edicionesb.com*
Fotografías: Juan Mugarza, Jupiterimages

Printed in Spain
ISBN: 978-84-9872-403-5
Depósito legal: B. 17.266-2010

Impreso por LIBERDÚPLEX, S.L.U.
Ctra. BV 2249 Km 7,4 Polígono Torrentfondo
08791 - Sant Llorenç d'Hortons (Barcelona)

Todos los derechos reservados. Bajo las sanciones establecidas en el ordenamiento jurídico, queda rigurosamente prohibida, sin autorización escrita de los titulares del *copyright*, la reproducción total o parcial de esta obra por cualquier medio o procedimiento, comprendidos la reprografía y el tratamiento informático, así como la distribución de ejemplares mediante alquiler o préstamo públicos.

# Remedios naturales
# de los caminos de Santiago

## TXUMARI ALFARO

# Los autores

**Jesús María Alfaro Martón** nació en Arguedas, Navarra. Desde su infancia conoció la utilización de remedios caseros y naturales en su entorno familiar, ya que su madre le trató una dolencia común mediante cebolla asada y miel. Este hecho dejó en él una profunda huella e incentivó su temprana vocación por la práctica de la naturopatía. Ya adolescente, continuó su interés por este ámbito del conocimiento. La repentina muerte de su padre y la necesidad económica de ayudar en casa, le obligaron a dejar los estudios y a empezar a trabajar como aprendiz de tornero. Sin embargo, motivado por su sueño de ser médico naturista, siguió estudiando. Se doctoró en Naturopatía, Iridología, Acupuntura y Moxibustión, por la Asociación Francesa de Iridología Renovada y la Academia Canadiense de Iridología en Escondido, California (EE.UU.).

Ha viajado por América Central y del Sur, Canadá y EE.UU., el norte de África, Oriente Medio y toda Europa intentando recoger el saber y las costumbres de la medicina popular transmitida durante siglos de generación en generación.

**Juan Mugarza Zaldumbide** nació en Bilbao, Vizcaya. Su inquietud por conocer al máximo las propiedades de la botánica medicinal le ha llevado a realizar los recetarios más útiles, cuya base la componen las plantas medicinales que sirven de ayuda y complemento a la medicina moderna.

Durante treinta y siete años, el autor ha viajado por diferentes zonas de Europa, Asia, África y América con el propósito de estudiar y verificar las fórmulas medicinales elaboradas con plantas, sus aplicaciones y contraindicaciones. Juan Mugarza ha firmado diversas publicaciones y escritos centrados en el apasionante mundo de la naturopatía; asimismo, ha participado en numerosas conferencias y exposiciones sobre el tema. Ha colaborado con el naturópata navarro Txumari Alfaro en los programas de televisión *La botica de la abuela* y *La botica de Txumari*, así como en el libro *Afrodisíacos*.

# Sumario

# Introducción

El libro que tiene entre las manos es el resultado de un arduo trabajo de recopilación de experiencias que, antiguamente, formaban parte de la práctica médica y ha sido elaborado con criterios científicos. No sólo pretende ser una interesante guía para la salud, sino mantener vivas las más antiguas tradiciones. Con este libro proponemos un peregrinaje diferente por los caminos y secretos que encierra la naturaleza. Los remedios y tratamientos aquí descritos nunca deben sustituir parcial o totalmente al tratamiento prescrito por el médico o especialista, sino que deben considerarse pautas paralelas o complementarias.

Profundizando en nuestra propia historia, encontramos recetas que fueron utilizadas hace 2.000 años por Dioscórides, médico de los ejércitos romanos de Nerón. Constituyen remedios naturales que, siglos más tarde, los peregrinos fueron haciendo suyos para prevenir o aliviar los males o enfermedades que pudieran padecer a lo largo de su peregrinaje hasta la tumba del Santo Apóstol.

La tradición del Camino de Santiago se remonta al siglo XII. A lo largo de los años se convirtió en una vía que posibilitó el trasvase de culturas, la mezcla de gentes y el intercambio de productos. Los peregrinos daban a conocer sus remedios curativos, mostraban sus aceites y pomadas e, incluso, vendían los elixires que fabricaban. En algunos pueblos fue costumbre sacar a los enfermos a los caminos para que los sabios y precavidos caminantes les sanaran con sus remedios.

Siete años de investigación han sido necesarios para recopilar, catalogar y estudiar los remedios propuestos en esta obra. Y el resultado es un compendio contrastado que reúne 111 plantas, 11 mieles, hongos, arcillas, cera virgen, vinagres y aceites con los que pueden obtenerse cerca de 500 recetas. La ventaja principal es que estos productos se pueden encontrar en cualquier establecimiento o en nuestra propia despensa.

El carácter internacional del Camino justifica la inclusión del nombre de cada planta en varios idiomas diferentes. Junto a la denominación de la planta aparecen sus principales componentes activos, localización, propiedades medicinales y contraindicaciones.

Este libro no pretende ser sólo una recopilación de recetas

11

caseras, sino que debe considerarse como una guía útil, un completo manual para peregrinos, senderistas y excursionistas que disfrutan hoy en día de la naturaleza y sus secretos.

A medida que se adentre en el interior de este libro, se comprobará cómo hemos intentado diseñar una especie de «antropología médica» para evitar que la sana sabiduría sobre las virtudes de estos remedios caiga en el olvido. Se puede observar que el contenido de los remedios se encuentra en la naturaleza y es que, querido lector, «hay que vivir con la naturaleza y no de ella». Es posible aprender cómo pueden cicatrizar antes las heridas producidas por la maleza del camino, o cómo calmar un dolor de cabeza que se presenta a mitad de una marcha. *Plantas y remedios naturales de los Caminos de Santiago* mostrará estos y otros muchos secretos naturales.

En el siglo xvi Paracelso señaló con gran sabiduría que contra cada padecimiento nace una planta. Del mismo modo que la historia ha mantenido viva la literatura de Homero, la obra artística de Miguel Ángel o el pensamiento filosófico de Platón, deberíamos conservar este potencial terapéutico utilizado durante siglos por los peregrinos del Camino de Santiago.

TXUMARI ALFARO

# LA PEREGRINACIÓN

Cuatro son los motivos que pueden llevar a un peregrino a recorrer el Camino de Santiago: el primero, la voluntad de conocer otros pueblos y culturas; el segundo, cumplir con un voto o promesa; el tercero, hacer penitencia, y el cuarto, recuperar la salud, ya sea la del propio peregrino o la de algún miembro de su familia.

El *Liber Sancti Jacobi* o *Codex Calixtinus* es una conocida guía para peregrinos escrita en el siglo XII por el monje francés Aymeric Picaud. Contiene información sobre las rutas que el peregrino puede seguir para llegar a Santiago, así como de los beneficios e inconvenientes que el viajero puede encontrar a su paso por los distintos puntos del trayecto. En esta obra se dice que el apóstol Santiago devuelve la vista a los ciegos, la palabra a los mudos, el oído a los sordos y la vida a los muertos, y que cura a las gentes de todas las enfermedades, a los enfermos de gota, a los jorobados y a los cojos. Se describen detalladamente los caminos y desfiladeros peligrosos, así como los países, comarcas y pueblos por los que el peregrino debe evitar pasar. Asimismo, se detalla cuáles son las aldeas menos seguras para los viajeros, como las situadas en la ruta que lleva de San Sebastián (Donostia-San Sebastián) a Oviedo y de allí a Santiago por el sur. En otro lugar de la guía se habla de la peligrosidad del camino de Roncesvalles, ya que los peregrinos que se dirigían a Santiago frecuentemente eran asaltados en la zona de Navarra y el País Vasco. No parece, sin embargo, que el monje francés estuviera en lo cierto al centrar todas sus iras contra gascones, navarros y vascos, a quienes retrató como bárbaros. En diversas zonas del recorrido del Camino de Santiago fue muy frecuente que «falsos peregrinos» se uniesen a los verdaderos para realizar juntos el viaje, y que los primeros, en realidad, vagabundos, malhechores y farsantes, asaltasen a los verdaderos peregrinos, sobre todo a aquellos que recorrían solos el trayecto, y a quienes engañaban para despojarles de sus bienes o darles muerte. A veces, los peregrinos llegaban a la ciudad en grupos, y salían de ella del mismo modo para defenderse de los salteadores y bandidos. La Orden del Temple actuó como institución protectora de los peregrinos del Camino de Santiago.

En el *Liber Sancti Jacobi* se dice que, al llegar a Santiago, los peregrinos encontraban puestos de venta de plantas medicinales, que empleaban para curarse de los males que les afligían. Era también costumbre que, al final del trayecto, los peregrinos quemasen sus ropas viejas y se lavasen con aguas preparadas con plantas, baños que también se aplicaban en los hospitales. Así, cuando por fin el peregrino llegaba a la tumba del Apóstol, lo hacía limpio de cuerpo, en espera de poder limpiar su alma al obtener el perdón de sus pecados.

Para otros peregrinos el peregrinaje se convirtió en su medio de vida. Algunos peregrinos franceses se dedicaron a la venta de hierbas medicinales y a preparar ungüentos y, de ese modo, reunieron la dote necesaria para que sus hijas pudieran casarse. Aymeric Picaud previene al peregrino de los abusos de los que puede ser objeto por parte de mercaderes y posaderos. La picaresca creada en torno al Camino de Santiago supuso para algunos un rentable negocio del que obtuvieron importantes beneficios, especialmente en el año de jubileo.

El papa Calixto II (1119-1124) fue quien instauró el Año Santo Compostelano, aquel en el que, mediante la peregrinación a Santiago, se puede conseguir el jubileo extraordinario y el perdón de los pecados y que se celebra cada año que la festividad del Apóstol (25 de julio) coincide en domingo. Los años de jubileo se suceden en períodos de 6, 5, 6 y 11 años (1999, último del siglo xx; 2004, 2010, 2021...).

La época de apogeo de las peregrinaciones a Santiago se extiende entre el siglo xi y principios del xiv. Después descendió para resurgir nuevamente. Al llegar al año 2000, la fuerza del Camino de Santiago vuelve otra vez a ser arrolladora. Muchos de los peregrinos viajan guiados por motivos espirituales; otros lo hacen en busca de aventura. Se evidencia que Santiago vuelve a estar en auge. Se calcula que millones de peregrinos partirán de distintos puntos de Europa para visitar la tumba del Apóstol y ganar el jubileo extraordinario. América será otro de los puntos de partida de peregrinos hacia Santiago, ciudad que junto con Tierra Santa y Roma constituye una de las tres referencias básicas de la cristiandad. En 1987, el Consejo de Europa dio al Camino de Santiago la calificación de Itinerario Cultural de Europa.

## LOS CAMINOS

### El Camino francés y el lusitano

El Camino de Santiago se conoció también como Camino francés, por ser ésta la procedencia de la mayoría de los peregrinos que se dirigían por la ruta del noroeste de la Península Ibérica hacia Iria Flavia, lugar donde, según la tradición, fue hallado el sarcófago del Apóstol.

Estos caminos, tanto en el actual territorio español como en el francés, coincidían básicamente con las antiguas calzadas romanas. Los peregrinos europeos pasaban los Pirineos por dos puntos. Por uno de ellos, situado en Arles-Toulouse, llegaban peregrinos provenzales, italianos y orientales que cruzaban la frontera por Aspe (Canfranc). En cambio, los germanos, los francos y otros, procedentes de París, Tours y Burdeos, seguían la ruta de Roncesvalles. El camino de Aspe pasaba por Jaca y se unía con el de Roncesvalles en Puente la Reina; luego continuaba por Estella, Logroño, Nájera, Santo Domingo de la Calzada, Burgos, Frómista, Carrión de los Condes, Sahagún, León, Hospital de Órbigo, Astorga, Ponferrada, Villafranca del Bierzo, Cebreiro, Triacastela, Sarria, Melide, Arzúa y Santiago. Otra ruta situada más al norte, la de la costa, partía de Bayona y pasaba por Irún, San Sebastián (Donostia-San Sebastián), Bilbao, Castro-Urdiales, Laredo, Santoña, Noja e Isla (con la ría de Santiago entre ambas), Ajo (en cuya iglesia parroquial se conserva una bella imagen de Santiago Matamoros), Santander, Oviedo, Mondoñedo y Santiago.

El Camino lusitano que llegaba a Santiago pasaba por Pontevedra, y el propiamente hispano lo hacía por Puebla de Sanabria, Verín, Orense (Ourense), Cea, Lalín y Ulla.

Todos los caminos, especialmente el francés, estaban jalonados por hospitales, hospederías y refugios para los peregrinos. Muchos de ellos traían consigo hierbas medicinales, aceites y ungüentos preparados para utilizarlos si enfermaban.

En algunos pueblos del Camino, los vecinos esperaban el paso de los peregrinos para que éstos reconocieran a sus enfermos y recomendasen el tipo de remedio que podían emplear para curarlos.


## La Ruta de la plata

La peregrinación no es un hecho exclusivo del cristianismo. Viajar a lugares de culto religioso, o lugares santos, donde se veneran divinidades, héroes, santos, profetas y templos religiosos, es una práctica común en diversas culturas y religiones. En la Edad Media, existieron dos tipos de peregrinaciones: mayores y menores.

En las peregrinaciones menores, el trayecto era más corto, los santuarios estaban situados en lugares más accesibles, y el riesgo de ser asaltado durante el recorrido era menor. En las llamadas peregrinaciones mayores, en cambio, de recorrido más largo, el hecho de tener que cubrir grandes distancias conllevaba mayores riesgos y dificultades para los peregrinos. En esa época tres fueron las peregrinaciones largas de la cristiandad: a Tierra Santa, a Roma y al sepulcro del apóstol Santiago, en Compostela. Puede ser ilustrativo de la importancia que ésta tuvo desde el siglo XI, el hecho de que, durante la dominación musulmana de la Península, los mozárabes —cristianos que vivían en territorio musulmán— permitieran a los cristianos que vivían en su territorio peregrinar a Santiago. Este flujo de peregrinos desde el sur hacia Santiago dio un nuevo nombre al Camino: «Camino Mozárabe a Santiago Vía la Plata» (desde Sevilla a Santiago), que recibió tal nombre por ser la utilizada para el comercio de ese metal. Básicamente, el Camino de Santiago siguió el trazado establecido por las calzadas romanas, vías de comunicación construidas en Hispania que enlazaban las principales ciudades peninsulares.

Las calzadas romanas derivaban de una principal, la Vía Augusta, que desde *Narbo* (Narbona) cruzaba los Pirineos y por *Iuncaria* (La Jonquera) pasaba a *Emporiae* (Ampurias), *Gerunda* (Girona), *Barcino* (Barcelona), *Tarraco* (Tarragona), *Dertosa* (Tortosa), *Saguntum* (Sagunto), *Valentia* (Valencia), *Saetabis* (Xátiva), *Ilici* (Elche) y *Carthago Nova* (Cartagena). De *Saetabis* partía una desviación que se unía, en las proximidades de Albacete, con otro ramal de la Vía Augusta que atravesaba *Beneharnum* (Pau), *Iacca* (Jaca) y *Caesaraugusta*; esta variante continuaba por *Libisosa* (Lezuza), *Mariana* (Puebla del Príncipe) y *Castulo* (Linares); en esta ciudad de Jaén se unía con otro ramal de la vía que, procedente de *Carthago Nova*, pasaba por *Ilorci* (Lorca), *Basti* (Baza) y *Tugia* (Toya). Desde *Castulo* la vía comunicaba *Corduba* (Córdoba), *Astigi* (Écija), *Carmo* (Carmona) e *Hispalis* (Sevilla) y alcanzaba el océano Atlántico en *Gades* (Cádiz).

## Los Caminos de Europa

En el siglo XII se conocen ya los caminos europeos que llevaban a Santiago de Compostela.

La primera ruta comenzaba en París (Sant Martin de Tours), se conocía como Vía Turonense o *Turonensis*.

La segunda es la ruta, procedente de Vézelay, también llamada Vía Lemosina o *Lemovicense*.

La tercera ruta, procedente de Le Puy, era la Vía Podiense o *Podensis*.

La cuarta, procedente de Marsella o Arles, se conoce también como Vía Tolosana (Toulouse).

Durante siglos, los peregrinos que siguieron estas rutas hacia Santiago de Compostela emplearon plantas medicinales como primer remedio para paliar los males que contraían a lo largo del trayecto. Después, si el mal no se les había curado pasaban a los hospitales y refugios dispuestos por los religiosos y por algunas órdenes, como la de los templarios, donde se les protegía y se les curaba. En la Península diversas ordenanzas disponían el tratamiento de favor que se debía prestar a los peregrinos. El rey

Alfonso X el Sabio fue el primero en conceder estas medidas de protección a los peregrinos.

Las peregrinaciones en España alcanzaron gran auge entre los siglos XI y XV, A partir del siglo XVI, descendieron notablemente. Felipe II prohibió a los naturales del país utilizar el atuendo de romero, y a los peregrinos extranjeros se les exigió estar acreditados mediante documentación. En esta época se mira con desconfianza a los peregrinos y en algunos lugares no son bien recibidos. La recuperación del peregrinaje a Santiago se inicia hacia el siglo XVIII. Da fe de ello el benedictino Padre Feijoo, a quien los peregrinos que hacen el Camino de Santiago y los extranjeros que recorren el trayecto en grandes grupos le recuerdan los gallegos cuando se dirigen a la siega en Castilla. Pero con relación a algunos de ellos dice que están todo el año dando vueltas por España, mendigando o engañando a la gente con la venta de sus productos: preparados de hierbas indicadas para tratar muchos males, y talismanes, para evitar los embrujos y el mal de ojo. Entre ellos también había buenos conocedores de las plantas medicinales y algunas de las fórmulas curativas que empleaban han pervivido hasta nuestros días. En esta obra se detallan las plantas y fórmulas más importantes que emplearon estos peregrinos para aliviar sus males.

# PEREGRINOS DEL CAMINO

## Pidiendo posada

Cuando los peregrinos se encontraban sin cobijo y no tenían medios para seguir el viaje, solían practicar la mendicidad. Pero entre aquellos peregrinos, a veces se infiltraban otros que, en ocasiones, robaban o mataban a quienes les habían dado cobijo. Se incluye aquí una de las fórmulas utilizadas por los peregrinos que practicaban la mendicidad; se trata de un poema rural fechado en 1922 (original de M. R. Blanco-Belmonte).
Estos peregrinos mendicantes dormían en cuadras, pensiones sucias y otros lugares faltos de higiene, donde proliferaban pulgas, chinches y a veces piojos. Eran tantas las molestias y tan numerosos los insectos que algunos peregrinos dejaron escrito en las paredes de estos lugares que les servían de cobijo dichos como el siguiente:

> *El que a la sierpe mató,*
> *con la infanta se casó.*
> *Y si a las pulgas matara,*
> *con la reina se casara.*

## La Orden del Temple en los Caminos de Santiago

Esta orden religiosa y militar, también llamada de los templarios, protegió y defendió durante los siglos XII, XIII y XIV a los peregrinos del Camino de Santiago, construyendo hospitales y centros de acogida, y vigilando los caminos por los que transitaban para evitar que fuesen asaltados. Fundada en el siglo XIII para proteger a los peregrinos que iban a Jerusalén a visitar los Santos Lugares, fue disuelta en el siglo XIV por el pontífice Clemente V.

Acojan por caridade
a un infeliz peregrino.
¡Posada vos pido
por amor de Dios...!
Vengo de Castilla
y entréme en León,
siguiendo la vía
de pena y dolor...
Mendicando vivo,
si es que vivo yo;
sombra de pecado,
triste pecador;
voy a prosternarme
pidiendo perdón
al pie del sepulcro
del Santo Señor;
del que al moro malo
fiero acuchilló,
del que a los omildes
fuéles protector...,
del que en Compostela
fue de gloria sol...
El señor San Yago
nos dé su favor...;
para mí, perdones;
bienes para vos,
y asosiegue a todos
con su bendición.
¡Vos pido limosna
de pan y calor,
si la caridade
ha muerto en León...
por amor de Dios...!

# EL SÍMBOLO

Cuando los peregrinos terminaban la visita a Santiago, se dirigían al estuario del río Ulla para recoger la «concha» (vieira). Al llegar a este sitio los penitentes se arrodillaban en el lugar adonde había llegado el cuerpo del apóstol Santiago, y con esa «concha» daban fe de la peregrinación realizada. De este modo la concha se instituyó en símbolo de los peregrinos o «extranjeros». Estas conchas o veneras también se vendían en el mercado llamado «El Paraíso», que estaba situado junto a la catedral. Estaban hechas de plomo y estaño y se vendían en gran número.

## Leyenda de las conchas o vieiras del estuario del río Ulla (Padrón)

Cuenta la leyenda que, llegando a la desembocadura del río Ulla, el barco que llevaba el cuerpo de Santiago no conseguía llegar a la orilla. Entonces aparecieron dos caballeros que, viendo las dificultades que tenía la barca para alcanzar la orilla, desmontaron de sus cabalgaduras y se metieron en el agua para ayudar a transportar el cuerpo del Apóstol. Al salir del agua lo hicieron cubiertos de las vieiras (conchas), lo que se interpretó como una señal de agradecimiento a su intervención.

Según otra versión de esta leyenda, cuando la barca que transportaba el cuerpo de Santiago llegó a la desembocadura del río Ulla, un grupo de gente intervino arrastrándola con cuerdas a tierra para salvarla de las aguas. Ante el asombro de aquellas personas, la quilla del barco apareció cubierta de conchas.

Tiempo después, las conchas se convertirían en símbolos de los peregrinos de los Caminos de Santiago de Compostela, y en testimonio de haber conseguido terminar la peregrinación. En el camino de regreso a sus lugares de origen, la colocaban en el sombrero o en el pecho, dando fe de haber terminado su peregrinaje en paz con el Señor y de haber obtenido el perdón de sus pecados.

# PLANTAS
# MEDICINALES

# ABEDUL

**BETULÁCEAS** *Betula pendula*

| | | | |
|---|---|---|---|
| EUSKERA: | Urki. | ALEMÁN: | Birke. Weissbirke. |
| CATALÁN: | Bedoll. | HOLANDÉS: | Berk. |
| GALLEGO: | Abeduzo. | POLACO: | Brzoza. |
| INGLÉS: | Common Silver Birch. | SUECO: | Bjœrk. |
| FRANCÉS: | Bouleau blanc. | DANÉS: | Birk. |
| ITALIANO: | Betulla. | PORTUGUÉS: | Vido. |

## PARTES UTILIZADAS

Las hojas, corteza y yema.
Las hojas se recogen en la primavera.

## DESCRIPCIÓN BREVE:

Árbol de corteza blanca primero y con manchas negras después. De hojas romboidales, dentadas, con ápice estrecho puntiagudo. Peciolo largo. Flores unisexuales en amentos. Las masculinas, numerosas, en amentos pedunculares. Florece en abril y mayo. Frutos en sámaras aladas. Puede llegar a alcanzar los 30 m de altura.

## COMPONENTES ACTIVOS:

Las hojas contienen flavonoides y la corteza betulina.

| Localización | Propiedades medicinales | Contraindicaciones |
|---|---|---|
| En los montes y bosques frescos, y en landas montañosas. | Es diurético, antiséptico, febrífugo y cicatrizante. | Los que tienen hipersensibilidad a los salicilatos, y los que sean propensos a la hipertensión y tengan cardiopatías, deberán tomar las dosis bajo control médico. |

# RECETARIO

Usado por los antiguos peregrinos de los Caminos de Santiago

## APLICACIONES

### Reuma, gota e infecciones de las vías urinarias

Cocer 35 g de hojas y yemas secas en un litro de agua durante 3 minutos y dejar reposar durante 15 minutos. Colar y tomar 3 tazas al día.

### Gota, hidropesía

Cocer 35 g de yemas secas o 70 g de las frescas en 1 litro de agua durante 10 minutos. Colar y agregar 100 g de miel. Tomar 3 tazas al día. Estas 2 recetas fueron empleadas por los peregrinos suecos, daneses, alemanes, polacos y franceses. Solían llevar media libra de hojas o yemas secas en bolsas aquellas personas que tenían tendencia a sufrir estos males.

*Observación:* No hace muchos años esta fórmula se complementó acompañándola con 1 g de bicarbonato sódico, que se agrega a la tisana cuando ésta está a unos 40° de temperatura.

### Inflamaciones de la piel y heridas

Cocer 100 g de la corteza y hojas en 1 litro de agua durante 5 minutos. Dejar reposar durante 15 minutos y colar. Se aplica 2 o 3 veces al día mediante compresas humedecidas en el líquido.

### Aceite antirreumático y antiartrítico

Poner 500 cm³ de aceite de oliva de 1° en un recipiente. Añadir 100 g de yemas frescas o 50 g de las secas. Una vez hecha la mezcla, ponerla a calentar en el fuego durante 2 horas si las yemas son frescas. Si las yemas son secas, tener durante 3 horas. Procurar que no hierva el aceite. Después dejar enfriar y colar a una botella. En el momento en que se vaya a utilizar, se pasará a botellines de forma que quede dividido en porciones. Se aplican durante el día 3 o 4 lociones con un poco de aceite en la parte afectada. Este aceite fue empleado también por los peregrinos griegos, yugoslavos, italianos, suizos y franceses entre los siglos XVII y XIX.

### Fiebres intermitentes

Cocer 30 g de corteza seca en 1 litro de agua durante 5 minutos. Dejar reposar durante 10 minutos. Colar y agregar 150 g de miel. Diluir bien. Tomar de 3 a 5 vasos al día. Este antiguo remedio de los peregrinos alemanes y daneses es uno de los mejores como auxiliar de la medicina moderna en caso de fiebre.

# ACANTO

## ACANTÁCEAS *Acanthus mollis*

| | | | |
|---|---|---|---|
| EUSKERA: | Akanto. Molorrika. | ALEMÁN: | Bärenklau. Akanthus. |
| CATALÁN: | Acant. | HOLANDÉS: | Zachte Acanthus. |
| GALLEGO: | Cepera. | | Bereklauw. |
| | Herba da bruxa. | POLACO: | Ziele rozdzenea. |
| INGLÉS: | Bear's Breech. | SUECO: | Biornkloe. |
| FRANCÉS: | Acanthe. | DANÉS: | Biornkloe. |
| ITALIANO: | Brancorsina. Acanto. | PORTUGUÉS: | Acanto. |

## PARTES UTILIZADAS

Las hojas y raíces frescas.

## DESCRIPCIÓN BREVE:

Planta herbácea vivaz, caduca, de hojas radicales, pecioladas y largas. Las basilares son anchas, profundamente recortadas, brillantes y vellosas por el envés, y de color verde oscuro. Las flores son grandes y tuberosas, de color blanco y a veces rosa, dispuestas en espiga larga al extremo de un escapo vigoroso y recto. Despiden un aroma agradable. Florecen entre mayo y julio. Da un fruto capsular dehiscente. La altura puede pasar del metro.

## COMPONENTES ACTIVOS:

Las raíces contienen mucho mucílago, y las hojas menos; lleva también clorofila, resinas, taninos, glúcidos, sales minerales, ácidos orgánicos y, en pequeña cantidad, principios amargos.

| Localización | Propiedades medicinales |
|---|---|
| En terrenos húmedos y sombríos, prados, terrenos baldíos y orillas de arroyos. Cultivado también en parques y jardines. | Es astringente, estimulante, estomacal, emoliente, depurativo y vulnerario. |

# RECETARIO
Usado por los antiguos peregrinos de los Caminos de Santiago

## APLICACIONES

### Inflamaciones de la boca, heridas, llagas y úlceras

Cocer 50 g de las hojas y las raíces frescas en medio litro de agua durante 15 minutos. Dejar reposar durante 15 minutos y despúes colar. Para rebajar la inflamación de la boca y garganta se hacen enjuagues con el líquido tibio varias veces. Se procura hacer el último enjuague o gargarismo antes de acostarse por la noche. Este remedio auxiliar fue muy usado por los peregrinos holandeses, alemanes, italianos, griegos y franceses.

### Quemaduras, eccemas, psoriasis, llagas o heridas

Coger unas hojas de la planta. Lavarlas bien y ponerlas en un recipiente. Triturarlas bien hasta extraer el máximo jugo posible de ellas. Hoy en día se utilizan exprimidores y luego el zumo se pasa a un frasquito. Se aplica poniendo unas gotas sobre el mal y a continuación se realizan unas fricciones suaves. También se pueden colocar compresas humedecidas con el zumo sobre los eccemas, así como en las zonas afectadas de psoriasis. Se cambian 2 o 3 veces al día.

### Grietas y heridas producidas en los dedos de los pies debido a largas caminatas, así como rozaduras

Se recoge una hoja grande. Se corta en trozos y se le agrega 1 litro de agua caliente. Se machacan las hojas con el agua. También se puede hacer triturando primero la planta y añadiendo luego el agua. Después de mezclar y machacar los ingredientes durante 10 minutos, el remedio está listo para ser usado. Para su aplicación se toma un baño de pies, procurando que llegue hasta el tobillo, durante 15 minutos. La primera cura se realiza por la noche. Por la mañana, antes de emprender la peregrinación del día, se toma otro baño con la misma agua (que contendrá todavía las hojas de acanto) de la noche. Esta vieja receta fue utilizada por los peregrinos ingleses, holandeses, italianos, polacos, alemanes, austríacos y franceses.

# ACEDERA

POLIGONÁCEAS *Rumex acetosa*

| | | | |
|---|---|---|---|
| EUSKERA: | Mingarratz handi. | FRANCÉS: | Oseille des prés. |
| CATALÁN: | Agrella. | ITALIANO: | Romice acetosa. |
| GALLEGO: | Azedeira. | ALEMÁN: | Sauerampfer. |
| INGLÉS: | Common Sorrel. | PORTUGUÉS: | Vinagreira. |

## PARTES UTILIZADAS

Las raíces y hojas frescas.

## DESCRIPCIÓN BREVE:

Planta herbácea vivaz, erecta, de tallos ramosos, hojas pecioladas, en forma de flecha, brillantes, más largas que anchas, alternadas, formando roseta; flores pequeñas, rojizas, que van en espiga larga y densa (mayo-julio); dioica. Altura de 25-70 cm. Toda la planta tiene un fuerte sabor ácido.

## COMPONENTES ACTIVOS:

Las hojas contienen bioxalato de potasa, ácidos, sales de hierro, quercitrina, vitamina C y taninos.

| Localización | Propiedades medicinales | Contraindicaciones |
|---|---|---|
| Vegeta espontáneamente en prados, huertos, bosques, cunetas de caminos, ribazos, matorrales húmedos, llanuras y montes. | Diurética, refrescante, vulneraria. | Para los que tengan problemas con la formación de cálculos renales (litiasis renal). El uso prolongado, puede causar alteraciones cardíacas. |

# RECETARIO
Usado por los antiguos peregrinos de los Caminos de Santiago

## APLICACIONES

### Úlceras gangrenosas y llagas. Dolor de oídos y limpieza de ojos

Coger un buen puñado de hojas frescas, a poder ser las más jóvenes, lavarlas bien y exprimirles el zumo, aplicándolo sobre la úlcera; recubrir con algodón, gasa y venda. Se cambia 2 o 3 veces al día. Para el dolor de oídos, recién exprimido el zumo de las hojas, verter unas gotas en el oído malo; hacerlo 3 o 4 veces al día, la última al acostarse. Para limpiar los ojos aplicar unas gotas dentro de los ojos y frotar; también se hace machacando las hojas, se le añade unas cucharadas de agua, se estruja todo con una tela y con dicho líquido se lavan los ojos, introduciendo en ellos el líquido. Se hace por la mañana, para refrescar los ojos.

### Acné, erupciones de la piel, granos de la piel

Coger un puñadito de las raíces frescas, lavarlas y cortarlas en trocitos. En un botellín pequeño, se ponen las raíces cortadas hasta la mitad del envase y se añade vinagre de vino blanco hasta llenar la botellita; se cierra bien y se tiene 2 días así; después se cuela, y queda listo. Se usa en forma de lociones una vez al día. Este vinagre de acedera solían llevarlo los peregrinos alemanes y franceses.

### Receta para el tratamiento de las picaduras de insectos

El remedio consiste en aplicar el zumo de las hojas frescas, o bien las hojas bien trituradas hechas una pasta en la parte picada por los insectos. Si ha sido de abeja o avispa, se procura sacar antes el aguijón. Estas aplicaciones se hacen varias veces durante el día, o bien hasta que desaparezcan las molestias.

# AGUILEÑA

RANUNCULÁCEAS *Aquilegia vulgaris*

| | | | |
|---|---|---|---|
| EUSKERA: | Kuku-belarra. | ITALIANO: | Aquilina. |
| CATALÁN: | Corniol. | ALEMÁN: | Aglia. Gemeine |
| GALLEGO: | Paxariño. Fardillos. | | Akelei. |
| INGLÉS: | Columbine. | PORTUGUÉS: | Aquilegia. |
| FRANCÉS: | Ancolie commune. | | Erva-pombinha. |
| | Gants de Notre Dame. | | |

## PARTES UTILIZADAS

La planta entera fresca.

## DESCRIPCIÓN BREVE:

Planta herbácea vivaz, de tallos ramosos, caducos y vellosos. Hojas envesadas, después pecioladas opuestas. Foliolos peciolados e irregularmente lobulados, lampiños por el haz y peludos por el envés, los superiores sentados, de color verde. Flores grandes, inclinadas, de color violeta, con 5 espolones muy ganchudos. Florece desde mayo hasta el verano. Su fruto es folicular, seco y dehiscente. Tiene una altura de 30 a 90 cm. Toda la planta es tóxica.

## COMPONENTES ACTIVOS:

Las hojas, así como las flores, contienen un glucósido nitrílico en pequeñas cantidades; las semillas, también, a la vez que llevan unas materias grasas y resina.

| Localización | Propiedades medicinales | Contraindicaciones |
|---|---|---|
| Se halla en bosques, prados, valles y barrancos. Se cultiva en jardines y parques. | Diurética, astringente, sudorífica y desinfectante. | No se debe usar por vía oral, es una planta narcótica, considerada como tóxica. Solamente debe tomarse bajo control médico. |

# RECETARIO
Usado por los antiguos peregrinos de los Caminos de Santiago

## APLICACIONES

### Sarna y tiña

Cocer un puñado de hojas frescas en un poco de agua durante 5 minutos. Dejar reposar durante 10 minutos. El tratamiento se utiliza en lociones con el líquido sobre la parte afectada. Después se aplica una compresa empapada en el líquido y se colocan las hojas sobre la zona afectada. Ha de cambiarse varias veces, empapándola cada vez con el líquido. Esta receta fue empleada por peregrinos alemanes, italianos y franceses, y también por los peregrinos de la parte de Roncesvalles, Jaca, Estella y Ponferrada.

### Inflamaciones bucales y de encías, estomatitis y ulceraciones

Cocer unos trozos de raíz (7 g) bien limpia en medio litro de agua durante 10 minutos. Colar y añadir 2 cucharadas de miel. Se aplica de 4 a 5 veces enjuagando con un poco de líquido. Para las encías sangrantes se aplica el líquido un poco templado. Procurar no tragar el líquido, pues la dosis empleada para hacer esta tisana resulta tóxica.

### Estimulante del corazón

Coger 2 flores y quitarles los espolones. Ponerlas en una tacita y verter sobre ella 125 cm$^3$ de agua hirviendo. Tapar y dejar reposar durante 10 minutos. Colar y agregar 1 cucharada de miel de romero. Tomar 2 o 3 tacitas al día: una en ayunas, otra al mediodía y otra por la noche. No pasar de la dosis de 2 flores por tacita. En los siglos xvii y xviii esta receta fue empleada por los peregrinos ingleses, irlandeses y escoceses.

# AJO COMÚN

LILIÁCEAS *Allium sativum*

| | | | |
|---|---|---|---|
| EUSKERA: | Baratxuri. | ALEMÁN: | Knoblauch. |
| CATALÁN: | All. | HOLANDÉS: | Knofflooh. |
| GALLEGO: | Alho-hortense. | POLACO: | Czosnet. |
| INGLÉS: | Garlie. | SUECO: | Hwiltolh. |
| FRANCÉS: | Ail. | DANÉS: | Hvildog. |
| ITALIANO: | Aglio. | PORTUGUÉS: | Alho. |

## PARTES UTILIZADAS

Hojas, tallo y bulbos frescos.

## DESCRIPCIÓN BREVE:

Planta bulbosa, anual, cuyo bulbo es redondeado y algo aplanado, compuesto por diversos dientes, formando una cabeza. Hojas planas, lisas, largas, estrechas y enteras, de color verde. Flores pequeñas, blancas o rosadas, en ramillete, formando una umbela. Florecen en primavera y verano. Toda la planta despide un olor a ajo.

## COMPONENTES ACTIVOS:

El bulbo contiene una elevada cantidad de azúcares tipo fructosa (hasta un 75 % los secos), aceite esencial (garlicina, aliína, que, hidrolizada por la aliinasa, produce la alicina, que es la que le da el olor al ajo); también lleva sales minerales, hierro, azufre, sílice y yodo, así como algo de vitaminas A, $B_1$, $B_2$, $B_6$ y C.

| Localización | Propiedades medicinales | Contraindicaciones |
|---|---|---|
| Cultivado en diversos puntos y a veces también silvestre, escapado de los huertos, en lindes de caminos y senderos. | Diurético, antiséptico, hipotensor, vasodilatador, vermífugo, antiateromatoso, hipocolesterolemiante, hipoglucemiante y anticallicida. Reduce la formación de placas de ateromas. | Para los que estén con tratamientos con anticoagulantes tipo warfarina, o con hemostáticos; así también para los que tengan que operarse o después de una operación; también en el hipertiroidismo. |

# RECETARIO
Usado por los antiguos peregrinos de los Caminos de Santiago

## APLICACIONES

### Tumores fríos y reuma

Machacar 12 dientes de ajo fresco y agregar la misma proporción de manteca de cerdo; hacer una masa bien mezclada. Guardar en un frasquito cerrado. Aplicar dos veces al día unas fricciones y cataplasma con dicha preparación sobre las partes afectadas.

### Reconstituyente de energías y a la vez desinfectante orgánico

Tomar 1-2 dientes de ajo con 1 cucharada de miel, 3 o 4 veces al día. Comer las hojas y tallos tiernos crudos en ensalada con otras verduras, regadas con aceite de oliva y vino tinto, o vinagre en su lugar. Cada vez se emplea un manojito de las hojas y tallos bien picados.

### Lombrices (para amortiguar el picor del ano producido por las lombrices)

Tomar en ayunas 3 dientes de ajo machacado con 1 cucharada de leche. Para quitar el picor producido en el ano por las lombrices, se introduce, como si fuese un supositorio, un diente de ajo untado con un poco de grasa o aceite. Una vez quitado el picor, se suele aplicar un poco de manteca de cerdo o grasa, pasándolo por el ano.

### Tratamiento de los callos

Coger una cabeza de ajo y quitarle 4 dientes. Se les quita el pellejo que los cubre y se machacan bien en un mortero. Una vez machacados, se añade un poco de aceite de oliva y se deja reposar unos diez minutos. Después se aplica como cataplasma sobre el callo y se venda con una gasa o tela. Se deja reposar unas 24 horas y si no se ha ablandado, se pone otra cataplasma. En poco tiempo se puede quitar el callo. Algunos suelen picar bien el ajo y le añaden un poco de aceite de oliva y lo dejan reposar unas horas, para después frotar con dicho aceite el callo. Después lo suelen vendar y así lo tienen un día; si no se ha ablandado, vuelven a untarlo otro día más con el aceite de ajo. Pero, en mi opinión, es más rápida la cataplasma de ajo.

# ALISO

BETULÁCEAS *Alnus glutinosa*

| | | | |
|---|---|---|---|
| EUSKERA: | Haltza beltz. | ALEMÁN: | Schwarzerle. |
| CATALÁN: | Vern. | HOLANDÉS: | Elzenboom. |
| GALLEGO: | Ameneiro. | POLACO: | Olsza. |
| FRANCÉS: | Aulne glutineux. | SUECO: | Ail. |
| ITALIANO: | Ontano. Alno. | DANÉS: | Elletrae. |

## PARTES UTILIZADAS

Las hojas frescas y la corteza fresca.

## DESCRIPCIÓN BREVE:

Árbol ramoso que llega hasta los 20 m, de hojas caducas, pecioladas, opuestas, orbiculares, más o menos dentadas y extremidad obtusa, de matiz verde oscuro. Las flores masculinas, en forma de amentos y color amarillo, van en pequeños ramilletes. Florece entre febrero y abril. Las hojas suelen ser muy viscosas en los primeros meses.

## COMPONENTES ACTIVOS:

Las hojas contienen azúcar, glutanol, glutinol (ácidos glutínico y glutinólico) y amorfas resinas; también llevan una sustancia que hace calmar el dolor de los pies. La corteza contiene mucho tanino, aceite fijo (ácidos palmítico y esterático), así como un colorante rojo (pigmento).

| Localización | Propiedades medicinales | Contraindicaciones |
|---|---|---|
| En los terrenos húmedos, bosques ribereños, cursos de ríos, arroyos y manantiales. | Es astringente, febrífugo, antirreumático y antihemorrágico. | Irritaciones estomacales, gastritis, obstrucción de las vías biliares, úlcera gastroduodenal, y los que sigan tratamientos con alcaloides o sales de hierro, ya que son interferidos en su absorción, por el tanino. |

# RECETARIO
Usado por los antiguos peregrinos de los Caminos de Santiago

## APLICACIONES

### Cansancio de los pies, dolor de pies, malestar por sudar mucho los pies

Coger un buen montón de hojas frescas, cuanto más viscosas mejor, colocarlas como si fuese una plantilla debajo del pie, y también por encima; cubrir con una tela o bien con los calcetines; dormir con ello, y por la mañana, antes de comenzar el camino, se quita. Si se hace durante varios días, dan un gran alivio.

### Heridas, llagas y úlceras varicosas

Hervir un trozo de corteza fresca (20-30 g) en 1 litro de agua durante 20 minutos; dejar templar, colar y emplearlo en lavados y aplicación directa de compresas humedecidas en el líquido. Se hace 2 veces al día, por la noche y por la mañana.

### Heridas, úlceras y llagas

Las hojas frescas machacadas se aplican directamente sobre la herida y se sujetan con una venda; se pone por la noche y por la mañana, antes de comenzar la peregrinación.

### Forma de que no le molesten a uno las moscas, después de terminar el día

Coger una partida de ramas frescas con sus hojas, hacer un manojo y colgar en la habitación donde uno va a descansar; todas las moscas de la habitación van hacia el manojo de hojas. Algunos peregrinos cogían este manojo lleno de moscas, lo metían en un saco y lo sacudían en el agua.

# ALMIZCLERA

GERANIÁCEAS *Erodium moschatum*

| | | | |
|---|---|---|---|
| EUSKERA: | Musketa-belarra. | FRANCÉS: | Erodium musqué. |
| | Baraxka. | ITALIANO: | Giacinto muschiato. |
| CATALÁN: | Almescat. | ALEMÁN: | Moschusblume. |
| GALLEGO: | Aguleira moscada. | HOLANDÉS: | Reigersbek. |
| INGLÉS: | Musk Storksbill. | PORTUGUÉS: | Agulheira moscada. |

## PARTES UTILIZADAS

La planta entera fresca.

## DESCRIPCIÓN BREVE:

Planta herbácea, variable, bienal o anual. Hojas pinnadas con foliolos ovales, divididas. Hasta menos de la mitad de su anchura van provistas de glándulas que despiden olor a almizcle. Las flores son de color rosa púrpura; carpelos hirsutos con fosa; pico de 2 a 4 cm. Florece desde abril hasta septiembre. Tiene de 25 a 55 cm de altura.

## COMPONENTES ACTIVOS:

Los tallos y hojas contienen materias tánicas y un poco de esencia volátil, así como tanino.

| Localización | Propiedades medicinales | Contraindicaciones |
|---|---|---|
| En terrenos baldíos, bordes de caminos y senderos, y herbazales. | Hemostática, astringente y emenagoga. | En la úlcera gastroduodenal y en la gastritis, a veces puede afectar a algunas personas. |

# RECETARIO
Usado por los antiguos peregrinos de los Caminos de Santiago

## APLICACIONES

### Afecciones de garganta y boca (úlceras, irritaciones, llagas)

Cocer 1 litro de agua con 40 g de la planta troceada durante 5 minutos. Dejar reposar durante 15 minutos y, a continuación, colar. Se emplea para hacer enjuagues y gargarismos. Los enjuagues se realizan 3 o 4 veces al día e incluso más veces si se trata de úlceras y llagas en la boca. Para la irritación de garganta se realizan de 3 a 4 gargarismos, cuya duración será de 3 minutos cada vez. También se puede preparar esta tisana con 100 g de miel de romero. Ayuda mucho a limpiar y cicatrizar las heridas. Esta planta fue bastante empleada por los peregrinos para encorar las llagas y úlceras de los pies. Con la misma tisana se solía lavar la úlcera de los pies y luego aplicar compresas humedecidas en la tisana, para finalmente poner unos emplastos de miel. Esto se repetía hasta que se lograba cicatrizar las heridas.

### Esputos de sangre e inflamación de riñones

Poner 7 g de la planta fresca en infusión de 200 cm$^3$ de agua hirviendo. Dejar reposar durante 10 minutos. Colar y tomar 3 tazas al día: una por la mañana, otra al mediodía y otra por la noche, siempre fuera de las comidas.

### Menstruaciones excesivas

Se recogen unos 80 g de las hojas y tallos frescos. Se lavan bien y se colocan en un recipiente. Se les añade un poco de agua y se trituran machacándolas. Después se filtra la mezcla exprimida mediante un colador de tela. Una vez exprimido bien, se recogen los residuos y se les echa un poco de agua para volver a filtrar a un vaso. Se añaden 50 g de miel y se toma en ayunas. También se puede tomar por la noche, pero sólo con 40 g de la planta fresca. Si aún persiste la hemorragia uterina excesiva, se volverá a repetir la dosis.

# AMAPOLA

**PAPAVERÁCEAS** *Papaver rhoeas*

| | | | |
|---|---|---|---|
| EUSKERA: | Mitxoleta. | HOLANDÉS: | Klaproos. |
| CATALÁN: | Rosella. | POLACO: | Mak. |
| GALLEGO: | Papoula. | SUECO: | Kornros Vilde. |
| INGLÉS: | Corn Poppy. | DANÉS: | Klapperose. |
| FRANCÉS: | Coquelicot. | PORTUGUÉS: | Papoula-ordinària. |
| ITALIANO: | Rosolaccio. | HÚNGARO: | Pipacs. |
| ALEMÁN: | Klatschmohn. | | |

## PARTES UTILIZADAS

Las flores y las semillas (granos).

## DESCRIPCIÓN BREVE:

Planta herbácea anual, de tallo erguido, poco ramificado, cubierto de pelos. Hojas vellosas, pinnadas o binninadas con segmentos agudos. Las inferiores son pecioladas y las superiores sentadas. Las flores son solitarias, con sépalos vellosos y pétalos de color rojo escarlata. Estos pétalos pueden tener una mancha oscura en la base. Frutos en cápsula ovoidal. Florece desde la primavera hasta el verano. Su tallo y sus cápsulas tienen un látex blanco, pero las cápsulas no contienen morfina. Alcanza una altura de 15 a 90 cm.

## COMPONENTES ACTIVOS:

Glucósidos (antocianina, cuya genina es la cianidina, que es la que da el color a los pétalos); alcaloides (readina y reagenina), y lleva mucílago y ácido papavérico.

| Localización | Propiedades medicinales | Contraindicaciones |
|---|---|---|
| En terrenos baldíos, cultivos, escombreras, caminos y taludes. | Calmante, emoliente, antitusiva y sedante. | En el embarazo y la lactancia, cuando se vaya a tomar dosis extractivas concentradas, debe hacerse bajo control médico. |

# RECETARIO
Usado por los antiguos peregrinos de los Caminos de Santiago

## APLICACIONES

### Insomnio

Infusión de los pétalos frescos de 10 flores en 200 cm³ de agua durante 10 minutos. Colar y endulzar con 2 cucharadas de miel. Tomar todo el líquido antes de acostarse.

### Tos, bronquitis, asma y tos ferina

Poner en un recipiente 10 g de flores secas o 20 g de flores frescas en medio litro de agua hirviendo. Retirar del fuego y dejar reposar durante 10 minutos. Colar por expresión y agregar 5 cucharadas de miel de brezo. Se toma toda la tisana en un mismo día, repartiéndola en 3 veces: una en ayunas, otra al mediodía o por la tarde y la otra por la noche, antes de acostarse. Cuando la tos se repite y se irrita la garganta, la infusión debe tomarse poco a poco a sorbos durante el día.

### Insomnio y, al mismo tiempo, como tonificante del organismo

Poner 50 g de semillas frescas o 30 g de las secas en un recipiente. Triturarlas y agregarles 150 g de miel. Se mezcla bien de forma que quede una masa. Se guarda en un frasco. Cuando uno nota que no descansa bien debido a la falta de sueño, debe tomar varias veces durante el día un poco de este preparado y, sobre todo, la última vez al acostarse. También se aplica para estados de cansancio. Esta antigua receta fue empleada por los peregrinos que procedían de África y Arabia, pues los árabes la usaban como remedio para el insomnio machacando las semillas y mezclándolas con miel. Lo tomaban varias veces durante el día. Las referencias que datan del siglo xix muestran que esta receta se empleaba tomando más semillas, 50 g de las secas por 200 g de miel, y se aplicaba para aliviar y calmar dolores producidos por el reuma de las articulaciones. Tomaban de 4 a 6 cucharadas al día, bien solas o disueltas en agua o leche.

# ANDROSEMO

HIPERICÁCEAS *Hypericum androsaemum*

| | | | |
|---|---|---|---|
| EUSKERA: | Orkatza. | ITALIANO: | Androssemo. |
| CATALÁN: | Fulles de bàlsam. | ALEMÁN: | Joaniskrautblumen. |
| GALLEGO: | Alevao. | HOLANDÉS: | St. Janskruid. |
| INGLÉS: | Tutsan. | POLACO: | Ziele pochybka. |
| FRANCÉS: | Androséme. Tou-saine. | PORTUGUÉS: | Androsemo. |

## PARTES UTILIZADAS
Hojas y flores.

## DESCRIPCIÓN BREVE:
Planta arbustiva de tallos erectos, caducos con dos líneas. Hojas ovales, opuestas, ovales acorazonadas, traslúcidas por el envés al ser estrujadas, sentadas y, a veces, abrazadoras. Flores amarillas doradas, reunidas en ramilletes al extremo o en los tallos. Florecen entre junio y agosto. Frutos en bayas rojizas, negras cuando maduran, de sabor amargo, y no comestibles. Es purgante. Tiene de 35 a 100 cm de altura.

## COMPONENTES ACTIVOS:
Xantona, colorante del grupo de las flavonas.

| Localización | Propiedades medicinales | Contraindicaciones |
|---|---|---|
| En lugares sombríos y húmedos, bosques, barrancos, bordes de caminos, y cercanías de arroyos y manantiales. | Aperitivo, digestivo, resolutivo y vulnerario. | En el embarazo, incompatible con alimentos y plantas que contengan tiramina (puede producir fuerte elevación de la presión sanguínea). Puede producir también fotosensibilización, por la exposición a los rayos solares. |

# RECETARIO
Usado por los antiguos peregrinos de los Caminos de Santiago

## APLICACIONES

### Rozaduras y heridas de los dedos de los pies

Coger unas hojas, lavarlas bien y dejar escurrir. Después se aplican directamente sobre las rozaduras como cataplasma. Se sujetan con una venda o esparadrapo. Debe cambiarse la cura de 3 a 4 veces al día. Sobre todo, poner bien en las heridas de los dedos de los pies. Da buenos resultados. Fue empleado por los peregrinos alemanes, italianos, holandeses, polacos y franceses, entre los siglos XVII y XIX.

### Dolores fuertes de costado, quemaduras y hemorragias

Coger un buen puñado de hojas frescas. Machacarlas con un puñado de sal y una vez hecha la masa ponerla en una gasa. A continuación, se aplica sobre la parte afectada como si fuese una cataplasma. Se debe procurar aplicar 2 veces al día y, sobre todo, al terminar de hacer la caminata. Alivia el dolor de costado. Fue usado por los peregrinos alemanes, franceses e italianos. Para las quemaduras solares, como de otra índole, sólo se aplican las hojas frescas machacadas en forma de emplastos. En caso de hemorragias, el método a seguir es el mismo que para las quemaduras.

### Úlceras, heridas, quemaduras, reuma, artritis, gota y ciática

Se prepara un aceite de androsemo poniendo 500 cm³ de aceite de oliva en un frasco. Se agregan 250 g de flores frescas, las cuales se habrán tenido previamente al sol durante media hora. Una vez todo junto se cierra bien el frasco y se deja macerar durante 3 meses (todo el verano). Una vez que el aceite tome color rojo, se filtra por expresión y se pasa a una botella. Este aceite se aplica sobre las partes afectadas en suaves lociones y fricciones, de 2 a 3 veces al día. En caso de quemaduras y úlceras se ponen compresas humedecidas en el aceite. Este aceite se preparaba meses antes de iniciar la peregrinación y lo solían llevar los peregrinos en un botellín por si su uso fuese necesario durante el viaje. Solía dar buenos resultados, sobre todo en caso de reuma. Como dato de interés citaremos un ejemplo: en la peregrinación jacobea de 1993, este aceite fue utilizado por peregrinos navarros que hicieron el viaje de ida y vuelta.

# ANGÉLICA SILVESTRE

UMBELÍFERAS *Angelica Silvestris*

| | | | |
|---|---|---|---|
| EUSKERA: | Mendiko aingeru-belarra. | FRANCÉS: | Angélique des bois. |
| | | ITALIANO: | Angelica. |
| CATALÁN: | Angèlica borda. | ALEMÁN: | Wald-Engelwurz. |
| GALLEGO: | Angelica silvestre. | HOLANDÉS: | Wilde Engelwortel. |
| INGLÉS: | Wild Angelica. | PORTUGUÉS: | Angelica silvestre. |

## PARTES UTILIZADAS

La raíz, las hojas y semillas. Algunas veces, también los tallos.

## DESCRIPCIÓN BREVE:

Planta herbácea vivaz, de tallos erectos huecos y ramosos, bienal o perenne. Hojas con peciolos envainantes; las superiores reducidas a vainas inflamadas, bipinnadas o tripinnadas, con lóbulos oblicuos y aserrados. Las flores son pequeñas, con pétalos blancos o rosados que van reunidos en umbelas semiglobosas, de radios numerosos. Florece desde mayo hasta septiembre. Frutos ovales con costillas provistas de alas, papiráceas. Alcanza una altura de 50 cm a 2 m.

## COMPONENTES ACTIVOS:

Toda la planta contiene aceite esencial y cumarina; las semillas llevan más aceite esencial.

| Localización | Propiedades medicinales | Contraindicaciones |
|---|---|---|
| Vegeta espontáneamente en lugares húmedos o sombríos: bosques, barrancos, terrenos baldíos y bordes de caminos. | Estomacal, antiespasmódica, carminativa, tónica y antiepiléptica. | No tiene, al menos conocidas. |

# RECETARIO
Usado por los antiguos peregrinos de los Caminos de Santiago

## APLICACIONES

### Malas digestiones (fermentaciones pútridas)

Infusión de 6 a 8 g de la raíz fresca en 150 cm³ de agua durante 10 minutos. Filtrar y tomar una infusión después de cada comida.

### Afecciones intestinales

Poner 100 g de las flores y tallos frescos troceados en medio litro de agua. Dejar hervir durante 5 minutos y dejar reposar durante 10 minutos. Colar y tomar 3 veces al día antes de las comidas: una en ayunas, otra al mediodía y la otra por la noche. Esta receta la usaron los peregrinos alemanes, italianos, griegos, holandeses, ingleses y franceses. La utilizaban como sustituto de la *Angelica archangelica*, en aquellos lugares donde no era posible hallar este último ejemplar. La angélica silvestre tiene propiedades un poco menos fuertes.

### Inapetencia y dolores digestivos

Poner en infusión 200 cm³ de agua con 1 cucharada de semillas frescas (tomar unos 12 g de semillas frescas, y si son secas, 5 g). Dejar reposar durante unos 20 minutos y colar. A continuación, endulzar con miel. Para casos de inapetencia, se toma media hora antes de la comida. Como tónico de los nervios se toman 3 tazas al día: una por la mañana, otra al mediodía y la otra por la noche. En caso de dolores digestivos, se toma una taza después de la comida, pero también se puede tomar fuera de las comidas. Generalmente es mejor tomarla inmediatamente después de las principales comidas.

### Tónico nervioso

Poner medio litro de agua en un recipiente. Añadir 100 g de las flores y hojas frescas. Dejar hervir durante 10 minutos. Colar y agregar 500 g de miel (si es de romero, mejor). Tras diluirlo bien, queda ya listo para ser tomado. Se toman de 3 a 4 vasitos (50 cm³) al día o bien en varias cucharadas fuera de las comidas. Esta antigua fórmula es excelente para recuperar fuerzas, al mismo tiempo que mejora el tono nervioso de nuestro organismo. Lo usaron los peregrinos alemanes, italianos, holandeses e ingleses.

# APIO CABALLAR

UMBELÍFERAS *Smymium olusatrum*

| | | | |
|---|---|---|---|
| EUSKERA: | Apio zaldi. | ITALIANO: | Macerone. |
| CATALÁN: | Api de cavall. | ALEMÁN: | Smyrnerkraut. |
| GALLEGO: | Aipo dos cavalos. | HOLANDÉS: | Zwartmoes-Kervel. |
| | Alexanders. | POLACO: | Selery. |
| INGLÉS: | Black Lovage. | PORTUGUÉS: | Salsa-de-cavalo. |
| | Alexanders. | | Cegùdes. |
| FRANCÉS: | Maceron. Persil de | | |
| | Cheval. | | |

## PARTES UTILIZADAS
La planta entera fresca.

## DESCRIPCIÓN BREVE:
Planta herbácea bianual, recia, con olor a apio, de tallo ramoso acanalado, hueco sólido, hasta viejo. Hojas pecioladas, lisas,
segmentadas, ovaladas, festoneadas las basales y algo envainadas las caulinarias o extremas; las superiores menos divididas.
Hojas de color verde oscuro brillante. Sus flores son pequeñas,
de color verde-amarillo, y van reunidas en umbelas terminales
sostenidas por muchos radios, pocas brácteas y bracteolas. Florece desde marzo hasta julio. Su fruto es ovalado y anguloso, de
color negro. Puede alcanzar de 50 a 150 cm de altura.

## COMPONENTES ACTIVOS:
Aceites esenciales, glucósidos y otros componentes parecidos
al apio común, y ácidos orgánicos.

| Localización | Propiedades medicinales | Contraindi- caciones |
|---|---|---|
| En terrenos baldíos cercanos al mar, en acantilados, setos, lugares húmedos y sombríos, cerca de los poblados y case- ríos del litoral. Tam- bién tierra adentro. Cultivada en la an- tigüedad como plan- ta comestible. | Diurético, aperitivo y antiescorbútico. | En las afecciones renales y cistitis. Tam- bién en el embara- zo, pues provoca contracciones ute- rinas. |

# RECETARIO
Usado por los antiguos peregrinos de los Caminos de Santiago

## APLICACIONES

### Gota, reuma y nefritis

Coger unos 50 g de raíces y tallos frescos. Limpiar bien, trocear y poner a hervir junto con 1 litro de agua durante 10 minutos. Dejar reposar durante otros 10 minutos. Colar y tomar 3 tazas al día (200-250 cm³ de líquido por taza): una toma en ayunas, otra al mediodía y la otra por la noche. También existe otra forma de preparación: mediante una cocción de las hojas y los tallos frescos con un poco de agua, como si se tratase de verdura. Se toman de 150 a 200 g por comida. Una vez hechas se toman acompañadas de un poco de aceite y ajos. Lo tomaban 2 veces al día los peregrinos ingleses, holandeses, franceses, belgas y alemanes. También los italianos, pero éstos empleaban más las hojas jóvenes para hacer ensaladas.

### Goteo de la orina

Se ponen 250 cm³ de vino blanco en un vaso. Se le añaden 50 g de miel. Se disuelve bien la mezcla y se agrega 1 cucharada de semillas secas de apio caballar. Se deja reposar toda la noche y se toma durante el día a pequeños sorbos. También se puede tomar 2 veces: una en ayunas y la otra al atardecer. Esta receta antiquísima fue empleada por los peregrinos italianos, griegos y franceses hacia los siglos xv y xvi.

### Cálculos (arenillas) del riñón y el hígado

Poner a hervir 1 litro de agua con 30 g de la raíz fresca y 30 g de los tallos y hojas frescas de la *Parietaria officinalis*. Poner a hervir a fuego lento durante 10 minutos. Dejar enfriar y colar. El tratamiento consiste en lo siguiente: tomar 3 tazas (150-200 cm³ de líquido por taza), una en ayunas, otra al mediodía y la tercera por la noche. También se puede aplicar en 2 tomas: una taza por la mañana en ayunas y la otra por la noche (200 cm³ de líquido cada vez). Ayuda a expulsar las arenillas. Es un buen auxiliar medicinal.

# ARÁNDANO

ERICÁCEAS *Vaccinium myrtillus*

| | | | |
|---|---|---|---|
| EUSKERA: | Ahabia. | ALEMÁN: | Heidelbeere. |
| CATALÁN: | Mirtil. | HOLANDÉS: | Blauwe Bosbes. |
| GALLEGO: | Arandeira. | | Borowkie zarna. |
| | Arande. | SUECO: | Blaebar. |
| INGLÉS: | Bilberry. | DANÉS: | Blabaer Blábär |
| FRANCÉS: | Myrtille. | PORTUGUÉS: | Arando. |
| ITALIANO: | Mirtillo. | | Uva-do-monte. |

## PARTES UTILIZADAS

Las hojas y frutos, que maduran en agosto
y septiembre.

## DESCRIPCIÓN BREVE:

Planta arbustiva vivaz o subarbustiva, de tallos muy ramificados,
ramillas con tres ángulos agudos verdes, con rizoma rastrero. Hojas caducas, ovales agudas, algo dentadas, planas y de color
verde. Las flores son pequeñas, de color blanco, verdosas algunas veces, pero generalmente rosáceas. Florecen de mayo a junio. Los frutos son bayas subglobulosas de color negro azulado
y de sabor algo ácido y un poco azucarado. Son comestibles,
nutritivos y tónicos. Tienen de 20 a 60 cm de altura.

## COMPONENTES ACTIVOS:

Las hojas contienen bastantes taninos catéquicos; son ricas en
hierro y manganeso, así como en ácidos orgánicos, flavonoides,
ácidos ursólicos, mirtilina, y provitaminas A y vitaminas A y C. Los
frutos llevan azúcares invertidos, taninos gálicos, antocianinas,
mirtilina, y vitaminas A y C. Azúcares, pectina, caroteno y flavonoides (rutósido).

| Localización | Propiedades medicinales | Contraindicaciones |
|---|---|---|
| En bosques de montañas, landas, sotobosques, turberas y bosques de coníferas. | Antidiabético, tónico, antiséptico, nutritivo, diurético, hemostático y astringente. | El abuso en las dosis preparadas con las hojas puede producir intoxicaciones, y en casos de úlcera gastroduodenal o gastritis, puede provocar irritación. |

# RECETARIO
Usado por los antiguos peregrinos de los Caminos de Santiago

## APLICACIONES

### Diabetes

Cocer 70 g de hojas frescas o 35 g de las secas en 1 litro de agua durante 5 minutos. Dejar reposar durante 15 minutos y colar. Queda listo para ser tomado. El tratamiento consiste en tomar de 3 a 4 tazas al día (contenido de líquido por taza: 150-200 cm³) fuera de las comidas. Suele rebajar el azúcar expulsado en la orina.

### Diarrea, disentería y úlcera de garganta

Cocer 40 g de frutos maduros en 1 litro de agua durante 5 minutos. Dejar enfriar. Después de colarlo, queda listo. Tomar la tisana libremente durante el día. Para afecciones de garganta se realizan de 3 a 4 gargarismos diarios.

### Tonificante y nutritiva

Durante el transcurso de la peregrinación, comer 200 g de frutos secos durante el día, o también 100 g de mermelada, que se prepara cociendo los frutos y el azúcar en cantidades iguales. Una vez hecha la masa se suele colar por un colador. Hoy en día se comercializan buenas mermeladas de arándano. El arándano es un excelente reconstituyente de las fuerzas orgánicas. Antiguamente los pastores solían recoger bastantes bayas para comerlas durante su andadura y de esta forma proveerse de fuerzas para los largos recorridos de la peregrinación. También solía tomarse machacado con vino tinto en casos de afecciones intestinales. Antiguamente era común para los peregrinos estivales aprovisionarse de este fruto durante los meses de agosto y septiembre. Los que más emplearon este fruto fueron los peregrinos navarros y franceses.

### Afecciones intestinales alteradas (regulación)

Coger un puñado de frutos secos, lavarlos y comerlos. Se toma 2 o 3 veces al día. En poco tiempo regula las funciones intestinales.

# AZUCENA

IRIDÁCEAS *Lilium candidum*

| | | | |
|---|---|---|---|
| EUSKERA: | Zitoro zuri. | ITALIANO: | Giglio bianco. |
| CATALÁN: | Lliri blanc. | ALEMÁN: | Weisse Lilie. |
| GALLEGO: | Açucena. | HOLANDÉS: | Witte Leile. |
| INGLÉS: | White Lily. | PORTUGUÉS: | Cajado-de-são-jose, |
| FRANCÉS: | Lis blanc. | | Irio. |

## PARTES UTILIZADAS

La raíz (bulbo) y las flores frescas.
Algunas veces, las hojas.

## DESCRIPCIÓN BREVE:

Planta herbácea vivaz, de raíz bulbosa, redonda y escamosa.
Tallo simple y erguido. Hojas radicales, las de la parte inferior alternas y alargadas, y las de la parte superior, opuestas y lanceoladas, de color verde glauco. Las flores son de color blanco, grandes, de forma campanulada. Van reunidas en penachos al
extremo del ramo. Despiden un fuerte y agradable perfume. Florecen en primavera hasta el verano. Los tallos alcanzan una altura de 80 a 150 cm. Toda la planta despide un fuerte aroma. Su
fruto tiene forma capsular; es carnoso y algo valvoso.

## COMPONENTES ACTIVOS:

Contiene esterinoplastos, liliosterina, antocianina y minerales de
hierro y boro; el bulbo lleva mucílago, una especie de aceite.

| Localización | Propiedades medicinales | Contraindi- caciones |
|---|---|---|
| Hoy en día se culti- va poco en jardine- ría, pero antigua- mente se cultivó en bastantes países de Europa. | Desinfectante, ci- catrizante, antisép- tica, madurativa. | No se debe tomar por vía oral, es tóxi- ca. |

# RECETARIO
Usado por los antiguos peregrinos de los Caminos de Santiago

## APLICACIONES

### Forúnculos, panadizos y eccemas

Asar una raíz (bulbo) en ceniza caliente. Después cortar en rebanadas y aplicar éstas directamente sobre las partes afectadas por el mal. Esta cura se aplica por la noche y por la mañana antes de ponerse a caminar.

### Llagas, úlceras, heridas, quemaduras, grietas de la piel y eccemas

Coger un puñado de flores frescas. Quitarles los estambres. Introducirlas en 100 cm³ de aceite puro de oliva. Revolver bien y majarlas. Tenerlas media hora. Después se aplica como cataplasma sobre las partes afectadas por el mal. Se cambia de cataplasma cada 6 horas. Se seguirá esta cura durante el tiempo que dure el mal. Mitigan el dolor de las quemaduras y limpian más rápidamente las escamas de los eccemas. Algunos también solían mezclar las hojas frescas cortadas en trocitos con las flores, colocándolas en una compresa, que a su vez se sujetaba con una venda. Para los viajes se aprovisionaban de un aceite preparado con las flores, que consistía en lo siguiente: introducían 250 g de flores en medio litro de aceite de oliva y lo dejaban macerar durante un mes. Después lo filtraban por expresión y quedaba ya listo para llevar de viaje en un botellín. Lo empleaban también para heridas de los pies, durezas, rozaduras y llagas. También calmaba el dolor de oídos echando de 4 a 6 gotas durante 3 veces al día.

### Callos y durezas del pie

Cocer el bulbo con un poco de vino tinto durante 5 minutos. Después cortarlo en rodajas y aplicar como cataplasma sobre los callos o durezas. Se aplica durante la noche para ablandar el callo o la dureza y así poder caminar durante el día.

# BARDANA MENOR

COMPUESTAS *Arctium minus*

| | | | |
|---|---|---|---|
| EUSKERA: | Lapa-belar txiki. | ITALIANO: | Lappola minore. |
| CATALÁN: | Cuspinera. | ALEMÁN: | Klissenkraut. |
| GALLEGO: | Herba do costado. | HOLANDÉS: | Kleine. Klissen. |
| | Pegamas. | SUECO: | Spetsborre. |
| INGLÉS: | Small Burdock. | DANÉS: | Gaasekreppe. |
| FRANCÉS: | Lampourde. | PORTUGUÉS: | Bardane menor. |

## PARTES UTILIZADAS

Las hojas frescas y la raíz.

## DESCRIPCIÓN BREVE:

Planta herbácea vivaz, de tallo estriado, erguido, velloso y muy ramificado. Su raíz es gruesa. Las hojas son muy grandes, alternas, pecioladas, redondeadas, puntiagudas, ligeramente acorazonadas en su base. Tienen matiz verde oscuro por el haz y son algo grisáceas y vellosas por el envés. Flores en capítulos esféricos de 1 a 2 cm de diámetro, dispuestas en ramilletes al extremo de los tallos; de color púrpura. Florece desde junio hasta septiembre. Alcanza hasta los 130 cm de altura.

## COMPONENTES ACTIVOS:

Contiene minerales (ricas en potasio); la raíz contiene aceite esencial (aceite de bardana). Sales potásicas, resinas, inulina, tanino, sales de magnesio en pequeña cantidad, y en las semillas, un aceite graso, además del glucósido arcticina.

| Localización | Propiedades medicinales | Contraindicaciones |
|---|---|---|
| En caminos, junto a las paredes y muros, en escombreras y terrenos baldíos. | Diurética, purgante, sudorífica, astringente y cicatrizante. | En caso de hipertensión o cardiopatía, la toma por vía oral debe ser controlada por un médico o especialista. |

# RECETARIO
Usado por los antiguos peregrinos de los Caminos de Santiago

## APLICACIONES

### Llagas y úlceras, así como heridas en los pies

Coger unas hojas y lavarlas bien. Después machacarlas y colocarlas sobre la parte afectada del cuerpo. Se sujeta con una venda o hilo. Cambiar 3 veces al día.

### Dolores producidos por la artritis

Recoger unas hojas y lavarlas bien. Machacarlas hasta hacer una pasta y colocar en una gasa. Después aplicar esta cataplasma sobre la parte afectada por la artritis y sujetar con una venda o esparadrapo. Se cambia 2 veces al día.

### Dolores de reuma, gota y artritis

Tomar 60 g de la raíz fresca. Lavarla bien y, a continuación, trocearla. Introducir en 1 litro de agua y cocer durante 5 minutos. Dejar reposar durante 15 minutos y colar. Añadir 100 g de miel. Tomar 3 tazas al día. Seguir con la toma hasta que desaparezca el dolor. Antiguamente, cuando a los peregrinos les atacaban estas afecciones de gota y reuma durante el viaje, tenían que descansar unos días en las posadas y el remedio más común para recuperarse era ingerir esta receta, que era la más utilizada por los curanderos.

### Úlceras, llagas, heridas, forúnculos y pruritos

Coger una raíz fresca. Lavarla, trocearla y cocerla durante 5 minutos. Después machacarla bien hasta hacer una pasta y aplicar sobre la parte afectada 2 veces al día. El agua resultante de la cocción se utiliza para limpiar las llagas.

# BELEÑO NEGRO

SOLANÁCEAS *Hyoscyamus niger*

| | | | |
|---|---|---|---|
| EUSKERA: | Erabelar beltza. | ALEMÁN: | Schwarzes Bilsenkraut. |
| CATALÁN: | Jusquiam. Xuclamel. | HOLANDÉS: | Bilzenkruid. |
| GALLEGO: | Moimendro. | POLACO: | Bielun. |
| INGLÉS: | Henbane. | SUECO: | Bolmœrt. |
| FRANCÉS: | Jusquiame noire. | DANÉS: | Fandennosser. |
| ITALIANO: | Giusquiamonero. | PORTUGUÉS: | Moimendro-negro. |

## PARTES UTILIZADAS

Las hojas, raíces y semillas frescas y secas.

## DESCRIPCIÓN BREVE:

Planta herbácea anual o bienal, de tallo robusto, ramoso, visco-so y pubescente. Raíz larga, gruesa, oscura por fuera y blanca por dentro. Hojas pecioladas, persistentes y alternas, gruesas, lo-badas, vellosas y viscosas. Las caulinares superiores son senta-das, y las basales reunidas en rosetón. Las flores carecen de pe-dúnculo; son grandes y tuberosas. Los pétalos tienen manchas purpúreas. Florece desde mayo hasta septiembre. Los frutos, en cápsula. Puede llegar a los 2 m de altura. Toda la planta exha-la un olor desagradable y es altamente tóxica.

## COMPONENTES ACTIVOS:

Las hojas contienen alcaloides ésteres derivados tropánicos: más del 50 % de escopolamina o hioscina, y atropina; flavonas: ruti-na. Y lleva también taninos y sales potásicas. Las semillas llevan también alcaloides parecidos a los de las hojas.

| Localización | Propiedades medicinales | Contraindi-caciones |
|---|---|---|
| En terrenos baldíos, bordes de cami-nos, huertos, es-combreras, terra-plenes y taludes. | Sedante, analgési-co, espasmolítico y, en dosis eleva-das, estupefacien-te y narcótico. Sólo debe administrarse para uso externo, por ser una plan-ta altamente peli-grosa. | Hipertensión, hiper-trofia prostática y glaucoma. Solamen-te debe ser usado por vía externa; oralmente, bajo con-trol y prescripción médica, por ser una planta tóxica. |

# RECETARIO
Usado por los antiguos peregrinos de los Caminos de Santiago

## APLICACIONES

### Golpes o dislocación de las articulaciones

Coger unas hojas frescas y hervirlas durante 2 minutos en un poco de agua. Retirar del fuego y dejar que se enfríe. Aplicar sobre la parte afectada y sujetar con una venda. Esta cataplasma se cambia varias veces al día. Otra receta consiste en hervir las hojas sólo durante 1 minuto y machacarlas. A continuación, se coloca sobre la parte afectada.

### Infección de heridas, forúnculos, granos y llagas

Coger 40 g de la parte aérea de la planta fresca. Cocerla durante 5 minutos en 1 litro de agua. Dejar reposar durante 10 minutos y colar. Se emplea para hacer lavados y para la aplicación de compresas humedecidas en el líquido. Aplicar de 2 a 3 veces al día sobre la parte afectada por el mal.

### Dolores de la gota, neuralgias y reuma

Introducir 25 g de las hojas, semillas y raíces secas en medio litro de aceite de oliva de 1°. Poner a calentar y dejar hervir durante media hora a fuego moderado. A continuación, dejar reposar durante 12 horas. Después filtrar a una botella. Este aceite de beleño se aplica de 3 a 4 veces al día dando un suave masaje con unas gotas del aceite en la parte afectada. Es una antigua receta que también la aplicaban los gitanos, pero éstos empleaban las hojas y raíces frescas y lo preparaban de la siguiente forma: tomaban 100 g de hojas y raíces frescas. Las picaban muy bien y las introducían en medio kilo de manteca de cerdo derretida. Calentaban todo a fuego lento durante 1 hora y luego lo filtraban. Después lo dejaban enfriar en un tarro. Esta pomada o ungüento tenía mucho crédito entre ellos.

### Ataques de asma

Coger un puñado de hojas y colocarlas sobre brasas o sobre una chapa muy caliente. Aspirar el humo durante poco tiempo. Se repite esta acción cada vez que se empieza a notar que viene un ataque de asma. En caso de notar soñolencia, se debe dejar de tomar estos humos. Algunos solían hacer cigarrillos con las hojas secas; cuando tenían un acceso de tos encendían el cigarro y aspiraban un poco de humo. Fue empleada por los peregrinos alemanes, holandeses, ingleses, polacos, italianos, griegos y franceses.

# BERENJENA

SOLANÁCEAS *Solanum melongena*

| | | | |
|---|---|---|---|
| EUSKERA: | Alberjinia. | ALEMÁN: | Eierfrucht. |
| CATALÁN: | Albergínia. | HOLANDÉS: | Aubergine. |
| GALLEGO: | Beringela. | SUECO: | Agg-plante. |
| INGLÉS: | Brinjal. | DANÉS: | Aegplante. |
| FRANCÉS: | Aubergine. | PORTUGUÉS: | Beringela. |
| ITALIANO: | Melanzana. | | |

## PARTES UTILIZADAS

El fruto y la piel, así como los tallos y peciolos.

## DESCRIPCIÓN BREVE:

Planta herbácea anual, de tallos ramosos. Hojas pecioladas, alternas, cordadas y enteras. Flores solitarias de color violeta. Florece durante el verano. Su fruto es bayoso, largo, grueso o redondeado, de color viola o blanco. Su carne, de color blanco, es comestible cuando está madura.

## COMPONENTES ACTIVOS:

Contiene glucoalcaloides (solasonina y solasodina), también lleva glucósidos antocíanos (nasunina, que va en la piel del fruto), así como el glucósido (delfinina).

| Localización | Propiedades medicinales | Contraindicaciones |
|---|---|---|
| Es originaria de la India y fue introducida en Europa en el siglo XVI. Cultivada por sus frutos comestibles. | Diurética, vulneraria y un poco narcótica. | No hay referencias. |

# RECETARIO
Usado por los antiguos peregrinos de los Caminos de Santiago

## APLICACIONES

### Almorranas

Freír 100 g de los tallos y peciolos frescos cortados en trocitos en 250 cm³ de aceite de oliva durante 30 minutos a fuego lento. Después filtrar a un frasco. En caso de almorranas, aplicar el aceite 2 o 3 veces al día poniendo una turunda (gasa) mojada en el líquido como compresa. Se repite la aplicación durante varios días.

### Dolores del reuma y neurálgicos, y para las durezas de los pies

Freír 100 g de las peladuras (piel) de los frutos frescos en 250 g de aceite de oliva de 1° durante 30 minutos a fuego lento. Después colar a un frasco. Se aplica de 2 a 3 veces mediante un suave masaje con un poco del aceite o ungüento sobre las partes afectadas por el mal. Esta receta fue empleada por los peregrinos griegos, polacos, alemanes, franceses y portugueses. Durante la peregrinación, solían llevar un frasco que contenía este ungüento. Algunos lo empleaban también para ablandar durezas que salían en los pies, aplicando un suave masaje por las noches y antes de comenzar la caminata. Según referencias, daba buen resultado.

### Forúnculos y abscesos

Coger un fruto fresco. Cortarlo en trozos y machacarlos. Después aplicarlo como cataplasma sobre el forúnculo. Se sujeta con una gasa o venda. Se cambia de 3 a 4 veces al día hasta hacer madurar y reventar el forúnculo. Para los abscesos, se aplica 3 veces al día y se repite hasta que desaparezcan.

### Insomnio

Cocer 100 g del fruto pelado en un poco de agua durante 10 minutos. Después retirar del fuego y comerlo durante la cena, media hora antes de acostarse. Se sigue comiendo durante varios días. Alivia muy bien la falta de sueño.

### Retención de líquido, es decir, para aumentar la cantidad de orina

Coger una berenjena fresca y extraer todo su jugo. Se debe tomar en ayunas durante 7 días. Su uso se extendió durante los siglos XVIII y XIX por algunos peregrinos que sufrían de retención de orina. Durante un tiempo se creyó que, si se comían sus frutos, podía incitar a la lujuria.

# BERRO

CRUCÍFERAS *Nasturtium officinale*

| | | | |
|---|---|---|---|
| EUSKERA: | Ur-berroa. | ALEMÁN: | Brunneekresse. |
| CATALÁN: | Créixens. | POLACO: | Rzezucha. |
| GALLEGO: | Berrago. Agrion. | SUECO: | Kioelkorssa. |
| INGLÉS: | Watercress. | DANÉS: | Wandkresse. |
| FRANCÉS: | Cresson des fontaines. | PORTUGUÉS: | Agrião. |
| ITALIANO: | Crescione. | | |

## PARTES UTILIZADAS
Las hojas frescas y los tallos.

## DESCRIPCIÓN BREVE:
Planta herbácea perenne, de tallos ramosos, gruesos y carnosos, radicantes en los nudos, a menudo tendidos y medio sumergidos. Hojas alternas y lustrosas, con 1-4 pares de foliolos ovales, flores pequeñas, blancas, a veces algo purpúreas. Florece desde abril hasta agosto. Puede alcanzar una altura de 10 a 80 cm. Toda la planta tiene un suave sabor a mostaza.

## COMPONENTES ACTIVOS:
Contiene glucósidos (gliconasturciína), sales minerales, hierro, sodio, yodo, fósforo, manganeso y vitaminas A, C, $B_2$, PP y E. Lleva también un principio amargo.

| Localización | Propiedades medicinales | Contraindicaciones |
|---|---|---|
| En arroyos, manantiales, riberas, ríos, pantanos, acequias, lagunas y lugares húmedos. | Depurativo, diurético, béquico y estimulante. | Gastritis, úlcera gastroduodenal, inflamación de las vías urinarias e hipotiroidismo; quienes tengan problemas de cardiopatías o hipertensión, es mejor que no lo tomen por vía oral, o bien que lo hagan bajo control médico. |

# RECETARIO

Usado por los antiguos peregrinos de los Caminos de Santiago

## APLICACIONES

### Inflamaciones y dolores producidos por el reuma

Coger un buen puñado de hojas y tallos frescos, machacarlos y, una vez hecha una pasta, colocarla en una gasa y aplicar directamente la cataplasma sobre la parte afectada por el dolor o inflamación; se sujeta con una venda. También se hace esta cataplasma empleando sólo las hojas frescas. Se ponen 2 o 3 cataplasmas por día de tratamiento.

### Grietas de la piel, heridas, grietas en las manos, grietas de labios

Coger un buen puñado de hojas (a poder ser más hechas) y tallos frescos, triturarlo bien en un recipiente y colocar en un lienzo, estrujándolo bien hasta que se saque todo el zumo. (Se calcula unos 100 g de la planta fresca para sacar 50 g de zumo.) A este zumo se le añade el doble de miel y se revuelve. Se aplica sobre las partes afectadas una loción con dicho compuesto, y si es en las manos o grietas de los dedos de los pies, se suele poner unos guantes o calcetines, o bien envolver con una tela; también se suele embadurnar con dicho compuesto las manos, que se cubren con unos guantes; en poco tiempo cicatrizan las heridas y la piel se regenera.

# BOCA DE DRAGÓN

ESCROFULARIÁCEAS *Antirrhinum majus*

| | | | |
|---|---|---|---|
| EUSKERA: | Dragoi-mutur. | FRANCÉS: | Muflier. |
| | Kukupraka. | ITALIANO: | Bocca di leone. |
| CATALÁN: | Boca de dragó. | ALEMÁN: | Löwenamaul. |
| GALLEGO: | Herba do can. | HOLANDÉS: | Leewenbek. |
| INGLÉS: | Snapdragon. | PORTUGUÉS: | Erva bezerra. |

## PARTES UTILIZADAS

Las hojas y las flores frescas.

## DESCRIPCIÓN BREVE:

Planta herbácea perenne de tallo erecto y leñoso en la base. Hojas pecioladas, alternas, largas, obtusas, lanceoladas y enteras. Flores grandes de color púrpura rojizo (blanco amarillento o amarillo, más raramente) que van dispuestas en espigas densas y alargadas, tuberosas con divisiones ovales. Florece desde abril hasta noviembre. Fruto galbuloso peloso. Puede alcanzar de 30 a 85 cm de altura.

## COMPONENTES ACTIVOS:

Epigenina, luteolina, flavonas, antocianinas, cloruro de antirrina, cloruro de cianidina y ramnoglucosa.

| Localización | Propiedades medicinales | Contraindicaciones |
|---|---|---|
| En terrenos secos, muros viejos, rocas y escombreras. Cultivada como planta ornamental en parques, jardines y huertos. | Emoliente, resolutiva, astringente, vulneraria y estimulante. | Sin referencias. |

# RECETARIO

## APLICACIONES

### Heridas y abscesos

Poner a calentar 100 g de hojas frescas troceadas en 1 litro de agua. Dejar hervir durante 5 minutos. Dejar reposar durante 10 minutos y colar. Se emplea para hacer lavados y para aplicarlo en compresas. El modo de aplicación consiste en lo siguiente: primero se realiza un lavado profundo de la herida y después se coloca sobre la parte afectada una compresa humedecida en el líquido. Se sujeta con una venda, tela o esparadrapo y se repite la aplicación 3 veces al día, cambiando la compresa. Para los abscesos, se colocan las compresas impregnadas en el líquido sobre las zonas doloridas, procurando que éstas queden bien cubiertas por la compresa.

### Tumores (para reducir la inflamación)

Introducir una partida de hojas frescas en un recipiente. Machacarlas bien hasta hacer una pasta homogénea, la cual se coloca sobre los abscesos cubriéndola con una gasa. Se repite la aplicación varias veces al día. Suele reducir la inflamación.

### Inflamación de la lengua (glositis)

Poner a hervir en un recipiente 100 g de las hojas y flores frescas con 1 litro de agua. Dejar hervir durante 10 minutos y, a continuación, colar. Se emplea para hacer enjuagues bucales. Con el líquido templado, enjuagarse varias veces al día. La duración de cada enjuague oscilará entre 3 y 4 minutos. Esta tisana resulta un remedio muy eficaz para reducir la inflamación de la lengua, inflamación que suele ser muy molesta.

### Grietas de la piel producidas por el frío u otras causas

Poner a hervir en un recipiente 100 g de flores y hojas frescas en 1 litro de agua durante 3 minutos. Dejar enfriar y colar. El tratamiento consiste en la aplicación de compresas humedecidas en el líquido sobre las partes de la piel afectadas por las grietas. Se repite la aplicación varias veces al día. Los peregrinos italianos, holandeses y franceses usaron esta receta durante los siglos XVII y XVIII. Después se dejó de usar y hacia 1900 algunos peregrinos franceses emplearon nuevamente este remedio.

# CALCÍTRAPA

## COMPUESTAS *Centaurea calcitrapa*

| | | | |
|---|---|---|---|
| EUSKERA: | Izar-gardu. | FRANCÉS: | Chausse-trape. |
| | Lubeazuna. | ITALIANO: | Calcatreppola. |
| CATALÁN: | Calcitrapa. | ALEMÁN: | Sterndistel. Fussangel-F. |
| GALLEGO: | Cardo estrelado. | HOLANDÉS: | Kalketrip. |
| INGLÉS: | Star Thistle. | PORTUGUÉS: | Calcitrapa. |

## PARTES UTILIZADAS

Las flores y las raíces, frescas o secas.

## DESCRIPCIÓN BREVE:

Planta herbácea bienal o perenne de raíz gruesa y tallos ramosos, casi lampiña. Hojas opuestas, ásperas, pinnatífidas, las superiores con segmentos lineales agudos. Las flores, capitulares, en forma de cabezuelas bracteadas de color púrpura rojizo pálido. Fruto sin vilano y blanquecino. Florece desde julio hasta septiembre. Puede alcanzar de 25 a 50 cm de altura.

## COMPONENTES ACTIVOS:

Contiene principios amargos: la lactona sesquiterpénica, sustancia que, cuando se analizó hace más de 140 años, se denominó ácido calcitrápico, y otra más que descubrieron, la onicina.

| Localización | Propiedades medicinales | Contraindicaciones |
|---|---|---|
| En terrenos baldíos, bordes de caminos, arcenes y en zonas soleadas y secas. | Diurética, antinefrítica y febrífuga. | Los que tengan problemas cardíacos y la tensión alta deben tomar la calcítrapa por vía oral, bajo control médico. |

# RECETARIO
Usado por los antiguos peregrinos de los Caminos de Santiago

## APLICACIONES

### Estados febriles (calenturas intermitentes)

Poner a hervir en 1 litro de agua 40 g de flores frescas o 35 g de las secas. Dejar hervir durante 3 minutos y, a continuación, dejar reposar durante 15 minutos. Colar y tomar toda la tisana durante el día, repartiéndola en varias tomas.

### Cólicos nefríticos

Cocer 35 g de la corteza de la raíz seca en 1 litro de agua durante 8 minutos. Dejar reposar durante 10 minutos y colar. Tomar varios vasos durante el tiempo que duren los dolores del cólico.

### Dilatación estomacal (por estancamiento de los alimentos)

Introducir en medio litro de agua hirviendo 15 g de flores y raíces secas o 30 g de las frescas. Retirar del fuego y dejar reposar durante 15 minutos. Colar y beber la tisana repartida en 3 tomas antes de las principales comidas. Esta receta data del siglo XVIII y fue empleada por los peregrinos alemanes, holandeses, ingleses, franceses e italianos.

### Hidropesía abdominal

Poner a hervir en medio litro de agua 10 g de raíz seca o 20 g de raíz fresca. Dejar hervir durante 5 minutos. Después dejar reposar durante 20 minutos. Colar y beber toda la tisana repartida en 3 tomas fuera de las comidas.

### Retenciones de líquido

Poner a calentar 65 g de la raíz y flores frescas en 1 litro de vino blanco. Dejar hervir durante 8 minutos. Dejar reposar durante 30 minutos y colar. Tomar 3 vasitos durante el día: uno en ayunas, otro al mediodía y el otro por la noche. El contenido de la tisana será de 50 a 75 cm³ por vasito. Algunos peregrinos solían prepararlo con vino (dulce) de Aragón o de Málaga.

# CALÉNDULA o Maravilla

COMPUESTAS *Calendula officinalis*

| | | | |
|---|---|---|---|
| EUSKERA: | Illen. Ilherrilili. | HOLANDÉS: | Goudsbloem- |
| CATALÁN: | Calèndula. | | Wrattenkruid. |
| GALLEGO: | Maravilhas. | POLACO: | Nogrelek. |
| INGLÉS: | Marigold. | SUECO: | Ring blomma. |
| FRANCÉS: | Souci des jardins. | DANÉS: | Solsikkeblomster. |
| ITALIANO: | Cappuccina dei | PORTUGUÉS: | Maravilhas. |
| | campi. Calenzola. | HÚNGARO: | Kerti körömvirag |
| ALEMÁN: | Ringelblume. | | |

## PARTES UTILIZADAS

Las flores y las hojas frescas.

## DESCRIPCIÓN BREVE:

Planta herbácea anual o bienal, ramosa. Hojas sésiles, opuestas, enteras, algo dentadas y vellosas por el envés. Flores solitarias grandes, en capítulos amarillos o naranjas. El fruto es un aquenio espinoso. Florece desde mayo hasta agosto. Puede alcanzar de 30 a 50 cm de altura. Toda la planta despide un aroma desagradable.

## COMPONENTES ACTIVOS:

En las flores hay un aceite esencial, que lleva compuestos carotinoides (calendulina, caroteno y licopina), una resina, una saponina, un principio amargo y una pequeña cantidad de ácido salicílico.

| Localización | Propiedades medicinales | Contraindicaciones |
|---|---|---|
| Se cultiva en parques, jardines y cementerios. También se halla en estado cimarrón en algunos terrenos cercanos a poblados. Es originaria de Egipto. | Resolutiva, antitusígena, antiespasmódica, emenagoga y sudorífica. | En los casos de embarazo y lactancia (siempre y cuando se tomen por vía oral dosis altas o extractos concentrados muy fuertes). |

# RECETARIO
Usado por los antiguos peregrinos de los Caminos de Santiago

## APLICACIONES

### Picaduras de insectos, irritaciones de la piel, úlceras, llagas, acné o quemaduras solares

Coger unos 50 g de flores y 60 g de hojas frescas. Poner a hervir con 1 litro de agua durante 3 minutos. Dejar reposar durante 15 minutos y colar. Para las picaduras de insectos, se aplicará una loción del líquido sobre las partes afectadas varias veces al día. Para las irritaciones de la piel, en primer lugar se realizan unas friegas suaves y a continuación se aplica una compresa humedecida en el líquido. Se sujeta con una venda o tela. Para las llagas y úlceras, primero han de lavarse con el líquido, y después se aplica una compresa humedecida en el mismo líquido. Se repite la aplicación 2 o 3 veces al día. Para las quemaduras solares u otras menores, se humedece la parte afectada con el líquido varias veces al día, haciendo un suave masaje. Ayuda bastante, sobre todo para dar frescura a la zona quemada.

### Reducir las verrugas, callos y tumores

Se recoge un montoncito de hojas y se machacan hasta conseguir una masa homogénea. Después se aplica sobre la verruga o callo 2 o 3 veces al día. La aplicación consiste en poner una cataplasma y sujetarla con una gasa o venda y esparadrapo. Sobre todo, se debe poner una por la noche al ir a descansar y otra por la mañana, antes de comenzar el recorrido diario. Esta antigua receta fue empleada por los peregrinos alemanes, austríacos, polacos, holandeses e italianos.

### Varices, flebitis, torceduras, esguinces, grietas y quemaduras

Coger un puñado de hojas y flores frescas (80 g). Lavar bien las hojas y escurrir. Poner 400 g de manteca de cerdo sin sal en un frasco grande. Agregar las hojas y las flores troceadas. Una vez todo junto, poner al baño María calentando a fuego moderado durante media hora, hasta que se derrita la manteca. Pasado dicho período, filtrar a un frasco. El modo de aplicación consiste en coger un poco de la pomada y dar un suave masaje sobre la zona afectada. Se repite la aplicación por lo menos 3 veces al día. En casos de flebitis y varices, siempre debe hacerse una aplicación por la noche, al terminar la jornada de peregrinación. Para los esguinces, se pone una gasa humedecida en la pomada y se sujeta con una venda o esparadrapo. Este antiguo remedio lo emplearon peregrinos alemanes, holandeses e ingleses. Lo preparaban antes de comenzar la peregrinación y lo llevaban encima como antiinflamatorio de los pies. Normalmente se preparaba con sebo o tuétano. En el siglo XVIII se comenzó a preparar con manteca.

# CÁÑAMO

CANNABÁCEAS *Cannabis sativa var. indica*

| | | | |
|---|---|---|---|
| EUSKERA: | Kalamu. | ALEMÁN: | Anfsamen. |
| CATALÁN: | Cànem. | HOLANDÉS: | Hennepkruid. |
| GALLEGO: | Canhamo. | POLACO: | Konopie. |
| INGLÉS: | Hemp. | SUECO: | Hampa. |
| FRANCÉS: | Chanvre. | DANÉS: | Kamp. |
| ITALIANO: | Caapa. | PORTUGUÉS: | Canhamo. |

## PARTES UTILIZADAS

Las hojas frescas y secas, las semillas y las cortezas del tallo.

## DESCRIPCIÓN BREVE:

Planta herbácea anual, de tallos ramosos. Hojas alternas y pe-cioladas, segmentadas, dentadas y lanceoladas, de color ver-de y vellosas por el envés. Flores femeninas y masculinas, ama-rillas verdosas, pequeñas y en racimos en el extremo del tallo. Florece en verano. Su fruto, el cañamón, es globoso. Alcanza de 50 a 250 cm de altura. Toda la planta despide un fuerte aroma. Es variable y muy tóxica.

## COMPONENTES ACTIVOS:

Contiene una resina blanda (cannabina), cuyo principal cons-tituyente es el cannabinol, aceite viscoso rojizo de acción nar-cótica, que con el aire se hace resina; colina, esencia, grasa y cera. Lleva también ácido cannabiodiol-carboxílico (cannabi-diol y cannabigerol), un aceite sedante y vitamina K. El canna-bidiol y el cannabigerol son los componentes del hachís.

| Localización | Propiedades medicinales | Contraindi-caciones |
|---|---|---|
| Su cultivo está pro-hibido en varios paí-ses. Se puede ha-llar en matorrales y lugares húmedos. Hay diversas varie-dades preparadas ya sin elementos tóxicos que se em-piezan a cultivar para diversos usos. | Analgésico, estomá-tico, anticonvulsivo y resolutivo. | En la hipersensibili-dad individual, em-barazo, epilepsia y enfermedades neu-rológicas nerviosas. Cuando se admi-nistre por vía oral, debe hacerse bajo prescripción médi-ca. Es tóxica. |

# RECETARIO
Usado por los antiguos peregrinos de los Caminos de Santiago

## APLICACIONES

### Heridas y úlceras

Coger un puñado de hojas frescas, lavarlas y machacarlas. Se aplica colocando como emplasto sobre la herida o úlcera. Se repite la aplicación 3 veces al día.

### Abscesos y forúnculos

Poner un manojo de hojas frescas bien lavadas en un mortero y machacarlas. Después se coloca en un paño o tela y se aplica directamente sobre el absceso o forúnculo. Repetir la aplicación 2 veces al día. En poco tiempo esta cataplasma hace madurar el divieso.

### Afecciones renales y catarro vesicular

Poner en infusión de 500 cm³ de agua 30 g de semillas trituradas o molidas. Dejar reposar durante 30 minutos y filtrar. Beber todo el líquido en un día, repartiéndolo en 2 o 3 tomas. Seguir tomándolo durante 9 días.

### Malestar y debilidad estomacal

En un vaso de vino tinto de 125 cm³ introducir 1 cucharadita de la corteza (tallo) seca pulverizada. Este remedio lo utilizaban los peregrinos que procedían del sur (Ruta de la Plata).

### Estimulante para los organismos agotados

Poner en un frasquito 10 g de hojas secas pulverizadas. Añadir 250 g de miel. Una vez todo junto, revolverlo bien y, una vez hecho esto, cerrar el frasco. Queda listo para ser tomado. El tratamiento para estimular las energías del organismo consiste en tomar al día de 3 a 4 cucharadas soperas del preparado: una en ayunas, otra al mediodía, otra por la tarde y la última por la noche. Este tratamiento se sigue durante 9 días como máximo. El tiempo regular es de 3 días. En este período se recupera uno. Se debe tener cuidado para no habituarse a esta planta, considerada como una droga que provoca sensación agradable y voluptuosa.

# CAPUCHINA

TROPEOLÁCEAS *Tropaeolum majus*

EUSKERA: Amatxi-lore.
CATALÁN: Caputxina.
GALLEGO: Chagas.
INGLÉS: Indian Cress.
FRANCÉS: Capucine grand.

ITALIANO: Nasturcio d'India.
ALEMÁN: Kapuziner-Kresse.
HOLANDÉS: Oost-Indische Kers.
PORTUGUÉS: Mastruco-do-Perú.

## PARTES UTILIZADAS
Toda la planta fresca.

## DESCRIPCIÓN BREVE:
Planta anual herbácea de tallos ramosos, trepadores, que pueden alcanzar más de 1 m de altura. Hojas pecioladas, lisas y redondeadas, opuestas y lobuladas, de matiz verde amarillento. Las flores son grandes, pedunculadas, de color rojo amarillento, y van reunidas en ramilletes en las axilas foliares. Florece en la primavera y verano. Cambia de color según la variedad: rojo, anaranjado o amarillento. El fruto es globuloso indehiscente.

## COMPONENTES ACTIVOS:
En las hojas, el principal es el aceite esencial, con los heterósidos sulfurados, tiocianato de bencilo, ácido oxálico, flavonoides, sales minerales, ácido ascórbico e isoquercitrósido. Y en las flores, helenina.

| Localización | Propiedades medicinales | Contraindicaciones |
|---|---|---|
| Se cultiva en jardines, parques y huertos. Es originaria del Perú y fue introducida en Europa en el siglo XVI. La capuchina asilvestrada tiene flores de color naranja. | Antiescorbútica, expectorante, depurativa, diurética y cicatrizante. | Insuficiencia cardíaca o renal, embarazo, hipotiroidismo, gastritis, úlcera gastroduodenal, cardiopatías o hipertensión; en estos dos últimos casos, si se toma por vía oral, debe ser bajo prescripción médica y controlando la tensión. |

# RECETARIO
Usado por los antiguos peregrinos de los Caminos de Santiago

## APLICACIONES

### Heridas infectadas

Coger un puñado de hojas frescas y lavarlas bien. A continuación, machacarlas. Este emplasto se coloca sobre la herida y se sujeta con una venda. Se cambia de emplasto 3 veces al día.

### Heridas producidas por caídas, cortaduras o rozaduras

Coger unos 40 g de hojas frescas y poner a hervir en 1 litro de agua durante 2 minutos. Dejar reposar durante 15 minutos. Lavar la herida con el líquido y colocar las hojas en una gasa o paño. Aplicar sobre la zona afectada. Cambiar la cataplasma 2 o 3 veces al día. Este remedio lo aplicaban antiguamente los peregrinos que venían de la llamada Ruta o Camino de la Plata, que comenzaba en Cádiz. Su uso se extendió durante los siglos XVIII y XIX. Después ya no se ha empleado.

### Depurativa de la sangre

Cocer 30 g de hojas frescas en medio litro de agua durante 5 minutos. Dejar reposar durante 10 minutos y colar por expresión. Agregar 50 g (4 cucharadas) de miel. Disolver bien y tomar la mitad antes de acostarse y la otra mitad en ayunas, antes de comenzar la peregrinación. Se toma durante una semana. Esta receta fue empleada en el año 1954 por algunos peregrinos alemanes y franceses. Proporciona excelentes resultados en la eliminación de toxinas de la sangre.

### Estados de carencia, así como para síntomas de bronquitis y asma

Cocer 25 g de flores frescas en medio litro de agua durante 1 minuto. Dejar reposar durante 10 minutos y colar por expresión. Agregar 4 cucharadas de miel de brezo. Tomar la mitad de la tisana (el líquido debe estar templado) por la noche y la otra mitad en ayunas, por la mañana.

### Insomnio

Coger un buen puñado de hojas jóvenes frescas, lavarlas bien y trocearlas. Agregar 1 cucharada de zumo de limón y mezclar con unas hojas de lechuga. Revolver todo bien y agregarle un poco de aceite de oliva. Tomar durante la cena. Combate el insomnio. También funciona como estimulante.

# CARDO CORREDOR

UMBELÍFERAS *Eryngium campestre*

| | | | |
|---|---|---|---|
| EUSKERA: | Gardutxa. | ALEMÁN: | Brachdistel. |
| CATALÁN: | Card panical. | HOLANDÉS: | Kruisdistel. |
| GALLEGO: | Cardo corredor. | POLACO: | Mikolajek polny. |
| INGLÉS: | Field Eryngo. | SUECO: | Krustelke. |
| FRANCÉS: | Chardon Roland. | DANÉS: | Mandstroe. |
| ITALIANO: | Eringio. | PORTUGUÉS: | Cardo corredor |

## PARTES UTILIZADAS

La raíz fresca y la planta florida.

## DESCRIPCIÓN BREVE:

Planta herbácea perenne, de tallos delgados. Las hojas son basales, pinnadas. Las hojas inferiores, con largo peciolo y segmentos estrechos espinosos; las superiores, abrazadoras al tallo. Las flores, en cabezuelas pequeñas de color blanco verdoso. Florece desde junio hasta octubre. El fruto es ovoidal, cubierto de escamas puntiagudas. Puede alcanzar de 35 a 60 cm de altura.

## COMPONENTES ACTIVOS:

La raíz contiene saponinas, taninos, cinesina, inulina, resina, goma y sales de potasio.

| Localización | Propiedades medicinales | Contraindicaciones |
|---|---|---|
| En praderas secas, caminos, lugares pedregosos, terrenos baldíos, declives, laderas soleadas y barbechos. | Diurético, expectorante, sudorífico, emenagogo y aperitivo. | Cuando se administre por vía oral, quienes sean hipertensos y tengan problemas cardiopáticos, procurarán tomar esta planta por prescripción y control del médico. |

# RECETARIO

Usado por los antiguos peregrinos de los Caminos de Santiago

## APLICACIONES

### Hidropesía, gota, reuma y para las afecciones de vejiga

Introducir en un recipiente 35 g de la raíz fresca cortada en trocitos. Agregar 600 cm³ de agua hirviendo y tapar. Dejar reposar hasta que se haya enfriado. Colar. Para la hidropesía, el tratamiento consiste en tomar la tisana repartida en 2 o 3 tomas durante el día. Para la gota, beber toda la tisana repartida en 4 tomas, todas ellas endulzadas con 1 cucharada de miel de brezo. Para calmar los dolores producidos por el reuma, ha de beberse la tisana repartida en 3 tomas durante el día. Por cada toma se le añade 1 cucharada de miel, pero también se puede tomar sin ella. Para las afecciones de vejiga y riñones, beber toda la tisana repartida en 3 o 4 tomas fuera de las comidas. Esta antigua fórmula la emplearon los peregrinos alemanes, holandeses, austríacos, italianos y franceses. Solían usar también aguamiel para combatir los dolores de gota y reuma. La preparación de esta tisana consistía en tomar 50 g de la raíz fresca o 20 g de la seca, cortarla en trocitos y ponerla a hervir con 500 cm³ de agua durante 1 minuto. Después se dejaba reposar durante 1 hora. Se colaba y se agregaba medio kilo de miel de brezo. Se disolvía bien y quedaba ya listo para ser usado. Se tomaba todo el jarabe o aguamiel repartido en 3 días: por cada día se solía tomar la tercera parte, bien en porciones de cucharadas o en vasitos de 100 cm³ fuera de las comidas. Otros lo preparaban con 100 g de miel y lo tomaban todo durante el día.

### Rebajar el azúcar (glucosa) en la orina de los diabéticos

Cocer 30 g de la raíz fresca o 15 g de la seca en medio litro de agua durante 5 minutos. Dejar reposar hasta que se enfríe y colar. Este tratamiento se toma todo en un mismo día, repartido en 3 o 4 tomas fuera de las comidas. Seguir tomándolo durante 2 semanas. Es un buen auxiliar y, según referencias, suele hacer disminuir la glucosa de la orina en los diabéticos.

# CARDO MARIANO

COMPUESTAS *Silybum marianum*

| | | | |
|---|---|---|---|
| EUSKERA: | Astalikardu. | ALEMÁN: | Mariendistel. |
| CATALÁN: | Escardot de la Mare de Déu. | HOLANDÉS: | Mari-Distel. |
| | | POLACO: | Ostropest. |
| GALLEGO: | Cardo de Santa María. | SUECO: | Mariendistel. |
| INGLÉS: | Marian Thistle. | DANÉS: | Mariendistel. |
| FRANCÉS: | Chardon Marie. | PORTUGUÉS: | Cardo-de-Nossa- |
| ITALIANO: | Cardo di Maria. | | Senhora. |

## PARTES UTILIZADAS

Hojas, frutos y raíces frescas.

## DESCRIPCIÓN BREVE:

Planta herbácea bianual, de tallo estriado y robusto. Hojas grandes, con vetas blancas a lo largo de los nervios, lampiñas y dentadas-espinosas. Flores tubulosas, en capítulos solitarios, de color rojo púrpura. Los frutos son aquenios, gruesos, negros y brillantes, con vilano. Florece de mayo a julio. Mide de 40 a 150 cm de altura.

## COMPONENTES ACTIVOS:

Contiene flavonoides (silibina y silimarina, kenferol y taxifolina), aceites linoleico, oleico y palmítico, así como otros elementos: tiramina, proteínas y mucílagos.

| Localización | Propiedades medicinales | Contraindicaciones |
|---|---|---|
| En bordes de caminos, terrenos baldíos y al pie de muros. | Tónico, antihemorrágico, colagogo, diurético, digestivo, depurativo y febrífugo. | Hipertensión arterial (sobre todo los que estén con tratamiento de IMAO: inhibidor de la monoaminooxidaxa). En ese caso, se debe tomar bajo control médico, con las dosis bien reguladas. |

# RECETARIO
Usado por los antiguos peregrinos de los Caminos de Santiago

## APLICACIONES

### Contra el cáncer de cara, llagas y úlceras

Coger unas cuantas hojas de cardo. Lavarlas bien y extraerles el zumo triturándolas. Este zumo se emplea directamente sobre la parte afectada por el mal, colocando planchuelas de hilas de gasa bien empapadas en el zumo. Repetir la aplicación 4 o 5 veces al día. Antiguamente se solía usar como auxiliar para frenar los efectos del cáncer de piel de la cara. Para las llagas y úlceras daba buen resultado. Esta antigua receta la emplearon peregrinos alemanes, ingleses, italianos, suizos, polacos y portugueses; pero estos últimos le añadían al zumo hiedra con un poco de vinagre puro de vino tinto (1 cucharada de vinagre por 5 de zumo). Solían preparar la cantidad suficiente para que les durase para varios días de viaje.

### Contra las afecciones de hígado, hepatitis o cirrosis

Cocer 60 g de las raíces, tallos y hojas frescas en 1 litro de agua durante 10 minutos. Colar y tomar 3 tazas al día, media hora antes de las comidas. Tomar una en ayunas, otra al mediodía y la otra antes de acostarse.

### Antihemorrágica (epistaxis, hematurias y metrorragias)

Cocer 45 g de semillas (frutos) machacadas en 1 litro de agua durante 3 minutos y dejar reposar durante 20 minutos. Colar. Para la epistaxis, el modo de aplicación consiste en empapar una tira de gasa o algodón en el líquido y meter por el orificio de la nariz sangrante. Poner la cabeza boca arriba. Repetir la aplicación varias veces, cambiando de gasa. Para las hematurias, se aplican compresas humedecidas en el líquido varias veces al día, y para la metrorragia, lavados vaginales, también varias veces al día. Hace detener las hemorragias. Este mismo preparado puede ser tomado también en dosis de 3 tazas al día: una en ayunas, otra media hora antes de la comida y la tercera antes de acostarse.

### Falta de apetito y digestiones pesadas

Poner en infusión 8 g de hojas frescas cortadas en trocitos con 150 cm$^3$ de agua durante 10 minutos. Colar y agregar 1 cucharada de miel. Tomar 2 infusiones: una al mediodía y la otra antes de la cena.

# CEBOLLA

LILIÁCEAS *Allium cepa*

| | | | |
|---|---|---|---|
| EUSKERA: | Tipula. | FRANCÉS: | Oignon. |
| CATALÁN: | Ceba. | ITALIANO: | Cipolla. |
| GALLEGO: | Cebola. | ALEMÁN: | Zwiebel. |
| INGLÉS: | Onion. | PORTUGUÉS: | Cebola. |

## PARTES UTILIZADAS

El bulbo fresco.

## DESCRIPCIÓN BREVE:

Planta herbácea bianual, de raíz bulbosa, ovoide, gruesa, carnosa, que da un olor penetrante y a la vez picante; flores en ramillete globuloso, de color blanco verdoso, sobre largos pedúnculos. Hojas largas y cilíndricas. Florece en verano. El tallo mide entre 50 y 120 cm de altura.

## COMPONENTES ACTIVOS:

Contiene aceite esencial compuesto por disulfuro de alilpropilo, principalmente; vitaminas (A, complejo B y D), sales minerales, calcio, hierro, sodio, potasio, flúor, fósforo, azufre, enzimas (oxidasas), aminoácidos (arginina, lisina, leucina) y glucoquina.

| Localización | Propiedades medicinales | Contraindicaciones |
|---|---|---|
| Cultivada en todas las partes como hortaliza comestible. | Rubefaciente, diurética, antirreumática, hipoglucemiante, antihelmíntica, balsámica, antiinflamatoria, hipocolesterolemiante, hipotensora, febrífuga y anticatarral. | Deberán tener cuidado los que tengan hipertensión o cardiopatías; cuando se tome por vía oral, las dosis deberán ser prescritas y controladas por el médico. Los diabéticos deberán llevar control de la glucemia, cuando tomen por vía oral las dosis, para regular la cantidad de insulina, si fuese necesario. |

# RECETARIO
Usado por los antiguos peregrinos de los Caminos de Santiago

## APLICACIONES

### Forúnculos, hematomas, debidos a golpes u operaciones, ántrax, así como inflamaciones

Coger una cebolla mediana roja (blanca) y poner a asar en el horno o fuego; una vez asada, se le quita la piel y se colocan los trozos cortados de la cebolla en una tela o paño; se aplica la cataplasma directamente sobre el forúnculo o hematoma, se sujeta con una venda y se tiene toda la noche, si es para el hematoma, y si se trata del forúnculo o ántrax, se procura poner otra por la mañana, hasta lograr que el forúnculo se abra; después se lava éste y se aplica la pomada o ungüento que se tenga. Los hematomas desaparecen en poco tiempo poniendo el preparado sobre ellos durante unas cuantas noches.

### Lombrices

Coger una cebolla mediana y cortar en rodajas; ponerlas en un recipiente con 250-300 g de agua; dejar en maceración toda la noche; después, colar y estrujar bien la cebolla, para extraer el máximo zumo. Tomar el preparado en ayunas durante unos días, hasta que desaparezcan las lombrices.

Antiguamente, las lombrices eran un problema común entre los viajeros, y uno de los remedios que empleaban era el de la cebolla. Y se puede decir que hoy en día sigue siendo muy eficaz, sobre todo una fórmula que consiste en poner en maceración una cebolla con medio litro de vino blanco durante 5 días; después se filtra y se toma un vaso en ayunas durante 4 o 5 días; en ese tiempo suelen desaparecer las lombrices. Es uno de los mejores remedios caseros para eliminarlas.

### Tratamiento de la hemorragia nasal

Coger una cebolla fresca y partirla por la mitad. Aplicarla en el orificio de la nariz y aspirar fuertemente su zumo. Este remedio es, quizás, uno de los pocos que hoy en día se consideran buenos para detener las hemorragias nasales.

# CICUTA

UMBELÍFERAS *Conium maculatum*

| | | | |
|---|---|---|---|
| EUSKERA: | Astaperrexil handia. | ALEMÁN: | Echerling. Geflechter |
| CATALÁN: | Cicuta. | | Giftschierling. |
| GALLEGO: | Prixel das bruxas. | HOLANDÉS: | Dolle Kervel. |
| INGLÉS: | Poison Hemloch. | POLACO: | Swinia welz. |
| FRANCÉS: | Ciguë officinale. | SUECO: | Odört. Sprohling odört. |
| | Cicutine. | DANÉS: | Sharatyde. |
| ITALIANO: | Cicuta maggiore. | PORTUGUÉS: | Cicuta. |

## PARTES UTILIZADAS

Las hojas y el fruto fresco.

## DESCRIPCIÓN BREVE:

Planta herbácea bianual, de tallo hueco, estriado y con manchas rojizas. Hojas pecioladas, grandes, muy divididas, de contornos triangulares, muy brillantes. Flores pequeñas, blancas, agrupadas en umbelas con 10 a 20 radios, desiguales, que llevan cada una de ellas un involucro con 3 o 5 pequeñas hojas bracteales. Florece desde mayo hasta julio. Frutos ovoides, comprimidos, con costillas. Puede medir entre 30 cm y 2 m de altura, aunque generalmente alcanza 130 cm. Toda la planta despide un aroma muy desagradable. La planta entera es altamente tóxica.

## COMPONENTES ACTIVOS:

Contiene cinco alcaloides (g-coniceína, d-coniína o a-propilpiperidina, N-metilconiína, conhidrina y seudoconhidrina). Lleva también un aceite esencial y glucósidos flavónicos y cumarínicos.

| Localización | Propiedades medicinales | Contraindicaciones |
|---|---|---|
| Vegeta espontáneamente en lugares frescos y húmedos: bordes de caminos, orillas de ríos, arroyos y manantiales, en escombros y caminos rurales. | Antineurálgica, antirreumática, antiespasmódica, resolutiva y analgésica. | En casos de embarazo y lactancia. También los deben evitar los niños. |

# RECETARIO
Usado por los antiguos peregrinos de los Caminos de Santiago

## APLICACIONES

### Dolores neurálgicos (ciática, lumbago)

Coger una partida de hojas frescas y machacarlas hasta hacer una pasta homogénea. Colocarla en una gasa y aplicar el emplasto sobre la parte afectada. Sujetar con una venda. Se cambia 2 o 3 veces al día. Esta receta fue utilizada por los peregrinos alemanes, franceses, italianos, griegos, suizos, ingleses y portugueses para aliviar los dolores del reuma.

### Tumores dolorosos y neuralgias

Coger un puñado de hojas frescas (o más si es necesario) y reducirlas a pasta fina en un mortero o recipiente. Después pasar por un colador fino o tamiz. A continuación, coger unos 300 g de raíz de zanahoria cultivada y reducirla por medio de un rallador a pulpa. Mezclarla con la cicuta hasta conseguir una masa homogénea y aplicar sobre los tumores colocando esta cataplasma con una gasa. Alivia el dolor producido por el tumor, sea canceroso o no. Antiguamente algunos peregrinos empleaban sólo las hojas machacadas de la cicuta. Cambiaban la cataplasma varias veces al día. En el siglo XIX se empezó a utilizar el polvo de hojas secas, así como el de los frutos, para la preparación de esta receta de cicuta con zanahoria.

### Dolores de tumores, ciática o lumbago

Introducir en un recipiente 150 g de hojas frescas machacadas y 150 g de manteca de cerdo (sin sal). Poner a calentar a fuego lento hasta que suelte totalmente el vapor de agua. Después se filtra a un tarro. El tratamiento consiste en aplicar 3 veces al día una loción suave sobre la parte afectada. También se suele poner un poco de manteca en una gasa y se aplica sobre la parte afectada. Se repite la aplicación 3 veces al día. Esta receta se empleó durante los siglos XIX y XX. Puede afirmarse que es un buen auxiliar para aliviar los dolores neurálgicos.

# CIPRÉS

## CUPRESÁCEAS *Cupresus sempervirens*

| | | | |
|---|---|---|---|
| EUSKERA: | Altzifre arrunt. | ALEMÁN: | Cypress. |
| CATALÁN: | Xiprer. | HOLANDÉS: | Cypress. |
| GALLEGO: | Alcipreste. | POLACO: | Cyprys. |
| INGLÉS: | Cypress. | SUECO: | Cypres. |
| FRANCÉS: | Cyprès. | DANÉS: | Cypres. |
| ITALIANO: | Cipresso. | PORTUGUÉS: | Cipreste. |

## PARTES UTILIZADAS

Corteza, hojas y conos (gálbulos) frescos.

## DESCRIPCIÓN BREVE:

Árbol ramoso de porte piramidal. En estado silvestre tiene porte más desparramado, con las ramas horizontales, hojas escamosas perennes, pequeñas e imbricadas. Flores masculinas en forma de amentos al extremo de los ramos, y flores femeninas pedunculadas en axilas foliares. Florece en primavera, dando lugar a un gálbulo (cono-ovoidal) que al principio es verde y tarda 18 meses en madurar. Las escamas son pentagonales y sinuosas. Puede alcanzar una altura de hasta 20 m.

## COMPONENTES ACTIVOS:

Las hojas contienen flavonoides (amentoflavona y cupresuflavona). Los brotes tiernos, aceite esencial, d-pineno, d-camfeno, terpineol y cedrol (llamado también alcanfor de ciprés), y taninos catéticos.

| Localización | Propiedades medicinales | Contraindicaciones |
|---|---|---|
| Cultivado en jardines, parques, cementerios y montes. A veces, se encuentra en estado silvestre. | Astringente, diurético y sudorífico. | El uso por vía oral del aceite esencial está contraindicado en embarazadas, lactantes y niños, y en quienes tengan problemas neurológicos. |

# RECETARIO
Usado por los antiguos peregrinos de los Caminos de Santiago

## APLICACIONES

### Incontinencia de orina, es decir, para la fortificación de la próstata de los ancianos

Cocer durante 10 minutos 65 g de hojas frescas troceadas en medio litro de moscatel. Después retirar del fuego y dejar reposar durante 20 minutos. Filtrar y agregar otro medio litro de moscatel o vino de Málaga. El tratamiento consiste en tomar 2 o 3 copitas al día fuera de las comidas: una en ayunas, otra al mediodía y la tercera por la noche. También se puede preparar esta receta triturando las hojas y dejándolas macerar por la noche en un vaso de vino rancio o moscatel. Tomar la mitad en ayunas por la mañana y la otra mitad al mediodía. Esta receta fue empleada por los peregrinos griegos, italianos y franceses. Hacia mediados del siglo xix se deja de tener constancia del uso de esta receta.

### Reuma (dolores articulares)

Cocer 20 g de corteza fresca de las ramas en medio litro de agua durante 10 minutos. Colar y agregar 50 g de miel de brezo. Beberlo durante el día en 3 o 4 tomas: la primera en ayunas, la segunda al mediodía, la tercera por la tarde y la última por la noche. Se continúa tomando mientras duren los dolores. Fue usada por los peregrinos alemanes, daneses, ingleses, austríacos, holandeses e italianos.

### Varices, flebitis y hemorroides

Cocer 90 g de conos o gálbulos no muy maduros y troceados en 1 litro de agua durante 10 minutos. Dejar reposar durante 15 minutos y colar. Se emplea para lavados y aplicado con compresas. El modo de aplicación consiste en hacer un lavado sobre la parte afectada y después aplicar una compresa humedecida en el líquido sujetándola con una venda. Se repite la aplicación de 2 o 3 veces al día, sobre todo por la noche. Para las hemorroides se toman baños de asiento, cuya duración será de 10 minutos, 2 veces al día.

### Heridas recientes

Coger unas hojas frescas, lavarlas y machacarlas. Después ponerlas sobre la herida reciente para parar la hemorragia. Además, ayuda a cicatrizar la herida. Se repite la aplicación de la cataplasma varias veces al día.

# CLAVELINA

CARIOFILÁCEAS *Dianthus monspessulanus*

| | | | |
|---|---|---|---|
| EUSKERA: | Krabelin. | FRANCÉS: | Oeillet. |
| CATALÁN: | Clavell de pastor. | ITALIANO: | Garofano. |
| GALLEGO: | Craven do monte. | ALEMÁN: | Nelke. |
| INGLÉS: | Pink. | PORTUGUÉS: | Craven. |

## PARTES UTILIZADAS

Las flores frescas y secas.

## DESCRIPCIÓN BREVE:

Planta herbácea vivaz, de tallos poco ramosos y endebles. Hojas lineares o linear-lanceoladas, delgadas y en punta. Flores de pedúnculos cortos con el limbo de los pétalos hendidos en flecos de color rosa o blanco, muy olorosas. Florece desde mayo hasta finales de otoño y principio de invierno (zonas costeras). Puede alcanzar hasta 50 cm de altura.

## COMPONENTES ACTIVOS:

Las flores pequeñas contienen una esencia muy olorosa; las hojas, tallos y raíces, saponina.

| Localización | Propiedades medicinales | Contraindicaciones |
|---|---|---|
| En montes, landas, bosques, caminos forestales y bordes de caminos montañosos. | Colírica, tónica, antiinflamatoria y para combatir resfriados. | No están descritas. |

# RECETARIO

Usado por los antiguos peregrinos de los Caminos de Santiago

## APLICACIONES

### Irritación e inflamación de ojos

Introducir 10 g de pétalos secos o 20 g de los frescos en un recipiente que contenga 200 cm³ de agua recién hervida. Dejar reposar durante 20 minutos y colar por expresión. El tratamiento consiste en aplicar compresas humedecidas en la tisana sobre la inflamación de los párpados. Se repite la aplicación varias veces al día. En caso de irritación, debe procurarse aplicar muy suavemente con el líquido frío.

### Disminución de las fuerzas (cansancio y agotamiento)

Poner en infusión 35 g de flores secas o 70 g de las frescas en 1 litro de agua. Dejar reposar durante 15 minutos y colar por expresión. Agregar 100 g de miel y diluir bien. El tratamiento consiste en tomar de 3 a 4 tazas (200 cm³) durante el día, fuera de las comidas. También se puede emplear esta receta como refresco durante la peregrinación si sale un día caluroso. Repone bien el organismo y hace que la persona camine con más ganas. Esta antigua receta la emplearon los peregrinos italianos, yugoslavos, alemanes, franceses y austríacos, pero utilizaban otra planta del mismo género, la *Dianthus superbus*. Cuando llegaban a la Península Ibérica, la confundían con la *Dianthus monspessulanus*, de propiedades parecidas. Hoy en día su uso está ya olvidado, pero hasta el siglo XIX fue empleada como colirio.

### Receta para aliviar la sed

Poner a hervir en un recipiente 1 litro de agua. En otro recipiente, preparar 30 cabezuelas florales frescas de clavelina. Una vez hervida el agua, se vierte en el recipiente donde están las flores. Acto seguido, se tapa y se deja reposar durante 15 minutos. Después se filtra a una botella y se agregan 3 cucharadas de azúcar moreno. Se disuelve bien y ya queda listo. Se toma todo el líquido preparado, a pequeños sorbos, durante la caminata diaria. Suele aliviar muy bien la sed.

# CLINOPODIO

LABIADAS *Clinopodium vulgare*

| | | | |
|---|---|---|---|
| EUSKERA: | Klinopodio. | FRANCÉS: | Rouette. |
| CATALÁN: | Alfàbrega boscana. | ITALIANO: | Menta dei greppi. |
| | Clinopodi. | ALEMÁN: | Wirbeldosten. |
| GALLEGO: | Clinopodio. | PORTUGUÉS: | Clinopodio. |
| INGLÉS: | Wild Basil. | | |

## PARTES UTILIZADAS
Toda la planta fresca.

## DESCRIPCIÓN BREVE:
Planta herbácea vivaz, de tallos ramosos, vellosos y flexibles. Hojas perennes, pecioladas, opuestas, aovadas, puntiagudas, poco dentadas, vellosas, de matiz verde glauco. Flores pequeñas de color rosa purpúreo, reunidas en densos verticilos terminales y axilares. Florece desde junio hasta septiembre. Mide de 30 a 80 cm de altura. Toda la planta despide un aroma agradable.

## COMPONENTES ACTIVOS:
Contiene estaquiosa (azúcares).

| Localización | Propiedades medicinales | Contraindicaciones |
|---|---|---|
| En bosques, setos, bordes de caminos forestales, matorrales, arcenes y caminos. | Estomacal, emenagogo, vulnerario y febrífugo. | No se conocen. |

# RECETARIO
Usado por los antiguos peregrinos de los Caminos de Santiago

## APLICACIONES

### Grietas de los dedos de los pies

Poner a hervir 200 g de la planta entera fresca con 2 litros de agua durante 15 minutos. Dejar reposar durante 10 minutos y colar. Se emplea para lavados, baños de pies (pediluvios) y compresas. Primero se practica un lavado de las grietas y después se toma un baño de pie cuya duración será de 10 minutos. A continuación, se humedecen unas compresas en el líquido y se aplican sobre las grietas. Esto se lleva a cabo por la tarde, al terminar el día de peregrinación. Después se efectúa otra aplicación por la mañana, antes de comenzar otra nueva andadura. Fue empleada entre los siglos XV y XVIII. Después se dejó de usar y se comenzó a utilizar de nuevo en el siglo XX.

### Grietas de los labios, pezones y alrededor del orificio anal

Poner a calentar en un recipiente 1 litro de agua con 120 g de la planta entera fresca cortada en trozos. Hervir durante 15 minutos. Dejar enfriar y colar. Se emplea para hacer lavajes y poner compresas. Para las grietas de los labios se emplea una gasa o compresa humedecida en el líquido y se repite la aplicación varias veces al día, sobre todo durante la peregrinación, si los caminos son secos y polvorientos. Se suele llevar un botellín con el líquido ya preparado para hacer uso de él en caso necesario. Ayuda mucho a refrescar la piel y, a la vez, cicatriza las grietas. Para los pezones se aplican compresas varias veces durante el día. Para las grietas dolorosas del orificio anal se aplican primero unos baños con una gasa o esponja. Después se coloca una compresa humedecida en el líquido sobre el orificio anal. Se repite la aplicación 2 o 3 veces al día (se recomienda una aplicación al acostarse).

### Fiebres o estados febriles (debido a resfriados)

Poner a hervir durante 10 minutos 50 g de las sumidades floridas frescas con 1 litro de vino. Dejar reposar durante 15 minutos y colar. Tomar de 3 a 4 vasitos (de 50 a 100 cm³ por vaso) durante el día. Algunos peregrinos lo preparaban con agua y después de colarlo le añadían 125 g de miel. Tomaban 4 tazas diarias de 100 cm³ por taza.

# COL o Berza

CRUCÍFERAS *Brassica oleracea*

| | | | |
|---|---|---|---|
| EUSKERA: | Aza. | FRANCÉS: | Chou. |
| CATALÁN: | Col. | ITALIANO: | Cavolo. |
| GALLEGO: | Couve. | ALEMÁN: | Kohl. |
| INGLÉS: | Wild Cabbage. | PORTUGUÉS: | Couve. |
| | Cabbage. | | |

## PARTES UTILIZADAS

Las hojas frescas.

## DESCRIPCIÓN BREVE:

Planta herbácea perenne o bienal, robusta, con tallo leñoso. Hoja basal ancha y redondeada, gruesa. Flores numerosas, en inflorescencias ramosas. Hay gran variedad de coles. Las flores son pequeñas, de color blanco. Florece en primavera. Según la variedad, el tallo puede alcanzar más de 1 m de altura.

## COMPONENTES ACTIVOS:

Contiene principalmente bromuro de metioninmetilsufonio (vitamina U); lleva también sales minerales, hierro, yodo, vitamina C, ácidos, entre ellos el ácido fosfórico, algo de esencia y aceite en las semillas.

| Localización | Propiedades medicinales | Contraindicaciones |
|---|---|---|
| Cultivada como verdura en toda Europa. | Febrífuga, antirreumática y vulneraria. | En los casos de bocio, flatulencias o meteorismo, se debe procurar no tomarla, o hacerlo en pequeñas dosis, por vía oral. |

# RECETARIO

Usado por los antiguos peregrinos de los Caminos de Santiago

## APLICACIONES

### Dolor de reuma y gota

Coger 1 o 2 hojas y recalentarlas al vapor. Después ponerlas sobre una gasa o tela y, una vez que alcancen el calor del cuerpo, colocarlas sobre la parte dolorida. Se repite la aplicación varias veces.

### Reuma

Coger 1 o 2 hojas y quitarles el nervio central. Colocarlas en una gasa o tela de forma que la cubran del todo. Después se le pasa varias veces una plancha muy caliente y, cuando está ya bien caliente, se aplica directamente sobre la zona afectada. Para sujetar la hoja se suele coser a la gasa. También se puede preparar pasando primero la plancha caliente sobre la hoja y aplicando después directamente esta hoja, sujetándola con una venda o tela. Esta cataplasma se aplica varias veces al día: cuando se finaliza la caminata, para quitar el dolor de forma rápida, y por la mañana, antes de comenzar la peregrinación.

### Fiebre

Las hojas frescas se aplican sobre la frente varias veces al día; producen una sensación de frescura agradable sobre el enfermo. Debe procurarse que las hojas sean las del repollo, y se les debe quitar el nervio.

### Inflamaciones de heridas

Cocer unas hojas en un poco de agua durante 5 minutos. Después hacer una masa homogénea y aplicar como cataplasma sobre la herida, sujetándola con una venda o gasa. Se cambia varias veces al día. Reduce las inflamaciones en poco tiempo. Esta receta la empleaban los peregrinos alemanes, austríacos, holandeses, italianos y franceses.

### Durezas de los pies (talones)

Coger unas hojas y quitarles el nervio central. Ponerlas a remojo con vinagre durante 1 hora y después colocar las hojas en el suelo. Poner los talones de los pies sobre ellas durante media hora, antes de acostarse. Una vez realizada esta operación, se vuelven a introducir las hojas en el vinagre, y por la mañana, antes de emprender la peregrinación, se vuelven a aplicar las hojas sobre los talones durante media hora, tal y como se efectuó la noche anterior. Antiguamente algunos solían sujetar las hojas con vendas o telas. Resultaba un tónico estimulante para los pies cuando éstos quedaban endurecidos como consecuencia de largas caminatas en las que el ritmo descendía cuando comenzaban a doler los pies. Lo emplearon los peregrinos ingleses, holandeses y alemanes.

# COLA DE CABALLO MAYOR

EQUISETÁCEAS *Equisetum telmateia*

| | | | |
|---|---|---|---|
| EUSKERA: | Azeribuztana handia. | ALEMÁN: | Rosschwanz. |
| CATALÁN: | Cua de cavall. | HOLANDÉS: | Akkerig paardestaart. |
| GALLEGO: | Rabo do cavalo. | POLACO: | Koszcka. |
| INGLÉS: | Horsetail. | SUECO: | Rœ frumpa. |
| FRANCÉS: | Queue-de-cheval. | DANÉS: | Hestehad. |
| ITALIANO: | Coda de cavallo. | PORTUGUÉS: | Rabo-de-cavalo. |

## PARTES UTILIZADAS

La planta (hierba) entera fresca.

## DESCRIPCIÓN BREVE:

Planta sin flores, con tallo en parte subterráneo, en cuyo caso es de color oscuro, pubescente, y en parte aéreo, de color verde claro. La parte aérea es asurcada, con verticilo de hojas largas, finas y estrechas, que van reunidas en el verticilo, en cada articulación. En primavera salen los tallos fértiles, en los cuales se forman las esporas. Alcanza una altura de hasta 135 cm.

## COMPONENTES ACTIVOS:

Contiene sílice, ácido aconítico (ácido equisetólico), ácido gálico, sales potásicas, una resina, una porción pequeña de grasa y un saponósido (equisetósido).

| Localización | Propiedades medicinales | Contraindicaciones |
|---|---|---|
| En lugares húmedos, cunetas de carreteras y caminos húmedos, márgenes de arroyos, ríos y manantiales. | Remineralizante, diurética, hemostática y cicatrizante (consolidación de fracturas, reumatismo, obesidad, oliguria, hemorragias, celulitis). | Embarazo y lactancia. También en quienes padezcan gastritis y úlcera gastroduodenal. Los que sean hipertensos y tengan cardiopatías procurarán dosificar las tomas por vía oral, que harán bajo prescripción y control médico naturista. |

# RECETARIO

Usado por los antiguos peregrinos de los Caminos de Santiago

## APLICACIONES

### Heridas, úlceras, llagas

En caso de producirse una herida, con algún objeto o debido a una caída, coger un puñado de la planta entera fresca, machacarla y aplicar sobre la herida, taponándola bien con la hierba; sujetar con una venda o tela. Cambiar 3 o 4 veces al día la cura. Seguir con el mismo tratamiento hasta que cicatrice; lo mismo se hace para las úlceras varicosas y llagas.

### Varices ulcerosas, llagas y heridas infectadas

Cocer unos 150-200 g de la planta fresca en 1 litro de agua durante 4 minutos; dejar enfriar, colar y lavar las úlceras varicosas, llagas o heridas con ese líquido 2 o 3 veces durante la noche y al amanecer; después aplicar cataplasmas con la planta fresca machacada sobre las partes afectadas, 2 veces al día.

### Hemorragias nasales y las producidas por heridas

Coger un manojo de las hojas y tallo fresco, machacarlos y colocar sobre la herida cubriéndola muy densamente; sujetar bien con una tela o también con hilo; cambiar en un tiempo prudencial. Para la nariz, aplicar un tapón hecho con las hojas frescas machacadas.

# CONSUELDA MAYOR

BORAGINÁCEAS *Symphytum officinale*

| | | | |
|---|---|---|---|
| EUSKERA: | Zolda-belar handia. | ALEMÁN: | Schwarzwurz. |
| CATALÁN: | Consolda major. | HOLANDÉS: | Smeerwortel. |
| GALLEGO: | Consolda grande. | POLACO: | Zywokost. |
| INGLÉS: | Common Comfrey. | SUECO: | Valloerte. |
| FRANCÉS: | Grand consoude. | DANÉS: | Kul sukkerod. |
| ITALIANO: | Consolida maggiore. | PORTUGUÉS: | Consolda-maior. |

## PARTES UTILIZADAS

Las raíces frescas.

## DESCRIPCIÓN BREVE:

Planta herbácea vivaz, de tallos huecos, angulosos y ramosos, y raíz gruesa. Hojas lanceoladas, grandes en la base del tallo y menores arriba. Las flores son campanuladas, van en racimos y son de color rosado, blanquecino o violáceo. Florece desde mayo hasta julio. Puede medir de 50 a 100 cm de altura.

## COMPONENTES ACTIVOS:

Contiene mucílagos (fructosanas), alantoína, aceite esencial, taninos, alcaloides pirrolizidínicos (consolicina, consolidina, sinfitoglosina), fitosteroles, ácidos litospérmico y rosmarínico.

| Localización | Propiedades medicinales | Contraindicaciones |
|---|---|---|
| En terrenos húmedos, baldíos, prados, hondonadas, cerca de los arroyos y manantiales. | Vulneraria, cicatrizante y antiinflamatoria. | Embarazo, lactancia y hepatopatías (disfunciones hepáticas), debido a sus alcaloides hepatotóxicos. |

# RECETARIO
Usado por los antiguos peregrinos de los Caminos de Santiago

## APLICACIONES

### Úlceras, llagas y heridas

Coger unas raíces, limpiarlas bien y triturarlas. Después ponerlas sobre una compresa y añadir 1 cucharada de miel. Aplicarla directamente sobre la úlcera o herida. Sujetar con una venda. Se cambia de compresa 2 o 3 veces al día. Ayuda a que las heridas cicatricen más rápidamente.

### Golpes, inflamaciones y tumores

Coger unas raíces frescas, lavarlas bien y después machacarlas. Se le agrega 1 cucharada de aceite de oliva y se hace una pasta homogénea. Ésta se coloca sobre una gasa o tela y se aplica sobre la parte afectada por el mal, sujetándola con una venda. Se debe cambiar de cataplasma 2 o 3 veces al día. Este remedio reduce las inflamaciones de la piel, las contusiones y los tumores.

### Quemaduras solares, grietas de la piel y luxaciones

Coger 100 g de raíces frescas, lavarlas bien y machacarlas. Introducirlas en un recipiente que contenga 250 cm$^3$ de aceite de oliva de 1° y poner al baño María durante 1 hora. Después agregarle 50 g de cera virgen y, una vez que se disuelva, colar a un frasco. En el siglo XIX, algunos acostumbraban a añadirle 120 gotas de esencia de romero. Se aplican unas lociones sobre la parte afectada 3 o 4 veces al día dando un suave masaje y colocando después un poco en una gasa para aplicar como emplasto sobre las quemaduras o grietas.

### Mala circulación de los pies (varices, pesadez)

Se cogen 250 g de raíces frescas, se lavan bien y se trocean. Después se introducen en un recipiente con 2 litros de agua recién hervida. Se deja reposar durante unas 12 horas y se cuela. El tratamiento consiste en tomar unos baños aplicando compresas húmedas sobre la parte afectada de los pies y, al final, tomar un baño de pies en el que el agua llegue hasta el tobillo. Este baño, que durará 15 minutos, se repetirá durante 5 días. Ayuda mucho a la circulación sanguínea de los pies y hace desaparecer la pesadez. Es conveniente efectuar estos baños media hora antes de empezar la peregrinación diaria.

# CUESCO DE LOBO

LICOPERDÁCEAS *Lycoperdon perlatum*

| | | | |
|---|---|---|---|
| EUSKERA: | Astaputz perladun. | FRANCÉS: | Vesse de loup perlés. |
| CATALÁN: | Pet de llop. | ITALIANO: | Vessia gemmata. |
| GALLEGO: | Pedo de veillo. | ALEMÁN: | Flaschen-Stäubling. |
| INGLÉS: | Warteer Puff-ball. | | |

## PARTES UTILIZADAS

La masa parda o negruzca.

## DESCRIPCIÓN BREVE:

Hongos sin laminillas. La cabeza (carpóforo) está formada por basidiocarpos redondeados, recubiertos de verrugas, de color blanco a blanco grisáceo y pardo sucio, esto en cuanto pasa de joven a viejo. Pie de blanco a pardo grisáceo, pasando cuando envejece a pardo tierra. Mide de 2 a 7 cm de longitud, y de 2 a 5 cm de anchura. Cuando es muy joven, su carne es totalmente blanca y maciza, como la de los champiñones; sólo entonces es aprovechable y es comestible. Nota: Antiguamente empleado como remedio para los tratamientos de heridas, úlceras, llagas y para curar almorranas sangrantes.

## COMPONENTES ACTIVOS:

Contiene sustancias antibacterianas.

| Localización | Propiedades medicinales | Contraindicaciones |
|---|---|---|
| Prados, caminos forestales, en bosques mixtos, tanto de robles y hayales como de pinares. | Hemostático. Aplicar la masa o polvo sobre las heridas 2 veces al día; esto hace que se seque y se detenga la hemorragia. Se puede guardar el polvo o la seta entera. | Sin referencias. |

# RECETARIO
Usado por los antiguos peregrinos de los Caminos de Santiago

## APLICACIONES

### Heridas, úlceras, almorranas

El remedio es rociar bien con el polvo seco toda la herida para detener la salida de sangre. Para secar las úlceras, se solía aplicar una porción de este polvo sobre ellas; con este remedio se lograba que la úlcera no supurara. Se aplicaba varias veces durante el día. Para parar la hemorragia de las hemorroides externas se aplicaban sobre el ano, puestos en una gasa o paño, montoncitos de polvo; mantenían esta cura cierto tiempo, y la cambiaban de 2 a 3 veces al día o, a veces, más.

### Afecciones de garganta (úlceras)

El remedio era poner en 1 vaso agua templada, 1 cucharada de miel y 1 cucharadita de café con el polvo; se disolvía todo bien y después se hacían gárgaras 3 o 4 veces al día, sobre todo al acostarse. La duración de las gárgaras era de 3 minutos por gárgara. Según referencias, es un remedio que da buenos resultados en algunas personas.

Los peregrinos franceses llamaban a este hongo «hongo cirujano», por lo bien que hacía detener la sangre de las heridas y cicatrizar las llagas que no secaban bien. Cuando recogían este hongo, solían guardar el polvo en frasquitos de cristal; otros solían llevarlo en bolsitas de cuero. Muchos peregrinos emplearon este hongo para curar las heridas sangrantes que se producían durante la peregrinación.

# CULANTRILLO DE POZO

ADIANTÁCEAS *Adiantum capillus-veneris*

| | | | |
|---|---|---|---|
| EUSKERA: | Iturri-belar arrunta. | ITALIANO: | Capelvenere. |
| CATALÁN: | Capil·lera. Falzia. | ALEMÁN: | Venushaar. |
| GALLEGO: | Capilaria. | HOLANDÉS: | Venushaar. |
| INGLÉS: | Venus' Hair. | SUECO: | Kindehaar. |
| FRANCÉS: | Capillaire de | DANÉS: | Kvindehaar. |
| | Montpellier. | PORTUGUÉS: | Capilária. |

## PARTES UTILIZADAS
Las frondas (hojas) frescas.

## DESCRIPCIÓN BREVE:
Planta herbácea vivaz rizomatosa, de tallos largos divididos y subdivididos en grandes ramificaciones. Hojas lampiñas con soros en el margen, divididas en segmentos con forma de abanico, de base en cuña, peciolos capilares negros y borde superior dentado. Alcanza de 5 a 50 cm de altura.

## COMPONENTES ACTIVOS:
Es rica en mucílagos; lleva también taninos, principios amargos, ácido gálico y aceite esencial, en pequeña cantidad.

| Localización | Propiedades medicinales | Contraindicaciones |
|---|---|---|
| En grutas, muros húmedos y sombríos, en rocas y peñascos húmedos. | Béquico, expectorante, pectoral, estimulante, diaforético y emenagogo. | Sin referencias. |

# RECETARIO
Usado por los antiguos peregrinos de los Caminos de Santiago

## APLICACIONES

### Catarro, resfriado o tos

Infusión de 20 g de hojas frescas en medio litro de agua durante 15 minutos. Filtrar y agregar 4 cucharadas de miel. Disolver bien y tomar todo el líquido en 2 tomas: la mitad en ayunas y la otra mitad al acostarse. Para la tos se suele tomar durante el día poco a poco, a sorbos.

### Caída del cabello y contra la caspa

Cocer 100 g de hojas secas en 1 litro de agua durante 30 minutos. Filtrar y agregar 1 copa de ron negro. El tratamiento consiste en aplicar una fricción diaria en el cuero cabelludo. Algunos lo preparan sin el ron. Esta antigua receta fue preparada en el siglo XVIII por peregrinos ingleses, quienes comprobaron que el resultado era más eficaz añadiendo ron negro.

### Asma, bronquitis (catarro, resfriados, ronquera, tos)

Cocer 50 g de hojas frescas en medio litro de agua durante 15 minutos. Dejar reposar durante 10 minutos y filtrar. Agregar 500 g de miel (si es miel de espliego o tomillo, mejor). Disolver bien. Tomar de 4 a 6 tacitas (100 cm³ por tacita) durante el día: una en ayunas, otra al mediodía, otra por la tarde y la última al acostarse.

### Heridas y cortes

Coger unas hojas frescas de la parte aérea. Lavarlas y masticarlas bien. Hacer una masa con la misma saliva y aplicarla como cataplasma sobre la herida. Se sujeta con una venda o gasa. Se efectúa esta acción 3 veces al día. Este remedio se empleó por los peregrinos para cerrar las heridas que se formaban entre los dedos de los pies como resultado de las largas caminatas. Según referencias, se solía mezclar con miel. Una vez hecha la masa homogénea, se colocaba como emplasto entre los dedos. La primera cura solía efectuarse al acostarse, y las otras durante los descansos del viaje. En poco tiempo se cerraban bien las heridas.

# DONDIEGO DE NOCHE

NICTAGINÁCEAS *Mirabilis jalapa*

| | | | |
|---|---|---|---|
| EUSKERA: | Gau-lore. | FRANCÉS: | Belle de nuit. |
| CATALÁN: | Flor de nit. | ITALIANO: | Bella di notte. |
| GALLEGO: | Herba triste. | ALEMÁN: | Jalapenwunderblume. |
| INGLÉS: | Marvel of Peru. Four o'clock Plant. | HOLANDÉS: | Vieruur-plant. |
| | | PORTUGUÉS: | Boas-noites. |

## PARTES UTILIZADAS

Las hojas, flores y raíces, frescas o secas.

## DESCRIPCIÓN BREVE:

Planta herbácea vivaz, de tallos ramosos abarquillados, caducos y de raíz gruesa. Hojas pecioladas, largas y anchas, enteras y puntiagudas. Flores grandes campanuladas, pedunculadas, en ramilletes axilares y terminales, y cuyo color varía: pueden ser de color rojo, amarillo, blanco o rosa púrpura. Su fruto es capsular y valvoso. Florece entre el verano y el otoño. La flor se abre por la tarde y despide un riquísimo aroma fuerte durante la noche. Puede alcanzar 1,5 m de altura. En Chile puede llegar a los 3 m.

## COMPONENTES ACTIVOS:

Las flores llevan bastante esencia, las raíces diversos hidratos de carbono, que dan galactosa y arabinosa. También contiene betaína y trigonelina (metilbetaína del ácido nicotínico).

| Localización | Propiedades medicinales | Contraindicaciones |
|---|---|---|
| Se cultiva en jardines, parques, huertos y en macetas. En algunas zonas, se hallan escapadas de los cultivos, en estado silvestre. Esta bella planta procede de Chile, Perú y México. | Antiséptico, purgante, antiinflamatorio y antieccematoso. | No hay referencias. |

# RECETARIO

Usado por los antiguos peregrinos de los Caminos de Santiago

## APLICACIONES

### Eccemas, herpes y manchas de la piel

Se coge un puñado de flores. Se colocan directamente sobre la zona afectada, sujetándolas con una gasa. También se puede aplicar el jugo exprimido de las flores como cataplasma. Se repite la aplicación 3 veces al día.

### Llagas, heridas y golpes

Poner a cocer durante 10 minutos 60 g de hojas secas o 120 g de las frescas en 1 litro de agua. Dejar enfriar. El modo de aplicación consiste en hacer un lavado con el líquido y, a continuación, colocar las hojas cocidas sobre la parte afectada a modo de cataplasma. Las hojas se colocan sobre una gasa y se aplican sobre la llaga o contusión. Se repite la aplicación 2 o 3 veces al día. Es conveniente que la última aplicación tenga lugar por la noche. Disminuyen la inflamación.

### Purgante para los empachos

Poner en un vaso 100 cm$^3$ de agua y añadirle 3 g de la raíz seca pulverizada. Se disuelve y se toma en ayunas. Puede aumentarse la cantidad de raíz hasta los 4 g.

### Dolor de oídos (especialmente indicado para los niños)

Se recogen unas cuantas flores y se exprimen hasta sacar el jugo suficiente para preparar la dosis. Una vez exprimido el jugo, se echa en el conducto auditivo dolorido hasta que éste se llene. Al cabo de 15 minutos se vacía el contenido, volviendo a rellenar otra vez con más jugo. Se tapa el oído con un algodón humedecido en ese mismo jugo. En poco tiempo el dolor va desapareciendo. Si no fuese así, se vuelve a repetir la aplicación. Da buen resultado en aquellos dolores de oído causados por los cambios de estación, vientos y frío, que afectan de forma especial a los niños. También resulta un remedio eficaz para los adultos. Esta planta fue introducida en Europa por los españoles en los siglos XVI y XVII. Se cree que se empezó a utilizar como medicina auxiliar por los peregrinos del siglo XVIII.

# DORADILLA

ASPLENIÁCEAS *Ceterach officinarum*

| | | | |
|---|---|---|---|
| EUSKERA: | Xardin-belar horia. | FRANCÉS: | Céteach officinal. |
| CATALÁN: | Dauradella. | ITALIANO: | Citracca. |
| GALLEGO: | Herba de ouro. | ALEMÁN: | Schriftfarn. |
| INGLÉS: | Rusty Bach. | PORTUGUÉS: | Doiradinha. |

## PARTES UTILIZADAS

La planta entera, fresca o seca.

## DESCRIPCIÓN BREVE:

Planta herbácea (helecho) vivaz que forma pequeñas matas de frondas pinnatisectas, pinnadolobuladas y escamosas por el envés; las frondas se agrupan en rosetas que se enrollan, en tiempo seco, en segmentos romos, cortos y gruesos; las escamas del envés son claras en ejemplares jóvenes y de color herrumbre al final. Mide de 10 a 20 cm de altura.

## COMPONENTES ACTIVOS:

Contiene ácidos orgánicos, mucílagos y taninos.

| Localización | Propiedades medicinales | Contraindicaciones |
|---|---|---|
| Muy difundida entre los muros secos, rocas y grietas de muros viejos y sombríos. | Astringente, calmante, pectoral, diaforética y diurética. | No se conocen. |

92

# RECETARIO
Usado por los antiguos peregrinos de los Caminos de Santiago

## APLICACIONES

### Resfriados, catarros y toses irritantes

Introducir en un recipiente 70 g de la planta entera fresca troceada y 1 litro de agua. Poner a hervir durante 15 minutos y después colar. Agregar 125 g de miel. Diluir bien y ya queda listo. Tomar durante el día de 3 a 4 tazas de 150 a 200 cm$^3$ cada una: una en ayunas, otra al mediodía, otra por la tarde y la última al acostarse.

### Retención de líquido (diurética)

Poner a hervir en un recipiente durante 15 minutos 80 g de la planta fresca o 35 g de la seca. Dejar reposar durante 10 minutos y colar. Se toman de 4 a 5 tazas durante el día, fuera de las comidas. El contenido de líquido por taza es de 200 a 250 cm$^3$.

### Granos o úlceras de la boca (estomatitis)

Poner a hervir durante 15 minutos 100 g de la planta fresca en 1 litro de agua. Colar una vez que la tisana esté templada. Se emplea efectuando enjuagues bucales, entre 6 y 8 al día. Algunos peregrinos solían cocer la planta con 100 g de *Plantago mayor* y otros 100 g de *Plantago lanceolata*. Otros solían añadir a la tisana 250 g de miel y, según referencias, daba buen resultado.

### Tensión alta (hipertensión)

Introducir en un recipiente de 4 a 6 hojas (frondas) cortadas en trocitos y 12 hojas frescas de *Menta aquatica*. Aparte, poner a hervir 200 cm$^3$ de agua y, una vez hervida, verter sobre el recipiente donde se hallan las plantas. Tapar y dejar reposar durante 20 minutos. Colar y agregar 1 o 2 cucharadas de miel. Disolver bien y tomar sólo 1 vez al día, bien por la noche o en ayunas, por la mañana, que resulta más efectivo. Continuar el tratamiento durante 9 días. Esta receta se empezó a utilizar por los peregrinos en el siglo xx.

# DROSERA

DROSERÁCEAS *Drosera rotundifolia*

| | | | |
|---|---|---|---|
| EUSKERA: | Eguzki-ihintz. Drosera. | ITALIANO: | Rosolida. |
| CATALÁN: | Herba de la gota. | ALEMÁN: | Rundblättriger. |
| GALLEGO: | Rorella. | HOLANDÉS: | Zonnedauw. |
| INGLÉS: | Common Sundew. | DANÉS: | Soldug. |
| FRANCÉS: | Droséra. | PORTUGUÉS: | Rorela. |

## PARTES UTILIZADAS

La planta entera, seca o fresca.

## DESCRIPCIÓN BREVE:

Planta herbácea vivaz, de tallos cortos. Es carnívora. Con roseta de hojas pequeñas, con largos peciolos redondeados cubiertos de pelos glandulares, viscosos, rojos, traslúcidos, que retienen y aprisionan los insectos inmovilizándolos y devorándolos. Sus flores pedunculares, de color blanco o rosado, van reunidas en racimos al extremo de un tallo o bohordo. Florece desde mayo hasta septiembre. Los tallos floríferos alcanzan una altura de 8 a 20 cm.

## COMPONENTES ACTIVOS:

Contiene naftoquinonas (plumbagona), tanino, ácidos orgánicos, flavonoides y colorante antociánico.

| Localización | Propiedades medicinales | Contraindicaciones |
|---|---|---|
| En los terrenos húmedos de las ciénagas, turberas, brezales de tierras silíceas y bordes de senderos forestales húmedos. | Antiespasmódica, antitusiva, antimicrobiana, antiasmática y rubefaciente. | No hay referencias claras sobre ello, pero las personas con problemas nefríticos no deben tomarla por vía oral. |

# RECETARIO
Usado por los antiguos peregrinos de los Caminos de Santiago

## APLICACIONES

### Hemorragia de bronquios y pulmones

Poner en infusión 25 g de la planta seca en medio litro de agua. Dejar reposar durante 30 minutos y colar. Tomar toda la tisana durante el día repartida en 2 o 3 tomas fuera de las comidas: una en ayunas, otra al mediodía y la otra por la noche. Procurar no seguir durante mucho tiempo con el tratamiento y, en caso de que provocara irritación o vómitos, suspenderlo.

### Bronquitis, asma, catarros y tos ferina

Poner en infusión una cucharadita de la planta fresca cortada en trocitos, con 100 cm³ de agua. Dejar reposar durante 10 minutos y colar. Agregar 1 cucharada de miel de brezo. Queda ya preparado. Se toman de 3 a 4 infusiones durante el día fuera de las comidas. La última toma se efectuará al acostarse por la noche. Esta receta se puso en práctica por los peregrinos alemanes, austríacos y franceses hacia el siglo XVIII.

### Resfriados, catarros, bronquitis, tos ferina y asma

Poner a macerar durante 10 días 150 g de la planta fresca en 250 cm³ de alcohol de 70°. Agitar el frasco de vez en cuando. Una vez transcurridos los 10 días filtrar y queda ya preparada la tintura. Aparte se prepara un jarabe simple poniendo a calentar 200 cm³ de agua con 400 g de azúcar. Justo cuando esté a punto de ebullición, se retira del fuego y se filtra a una botella o frasco. También se puede preparar en frío, pero se tarda más. Una vez que el jarabe esté templado, se le añaden 50 cm³ de la tintura. Se disuelve bien y queda ya preparado. La dosis consiste en 3 o 4 cucharadas al día para los adultos y de 3 a 5 cucharaditas para los niños. Las tomas se efectuarán siempre fuera de las comidas. Este jarabe se empleó en el siglo XIX por los peregrinos del norte de Europa que cruzaban el territorio francés.

# ESCROFULARIA ACUÁTICA

ESCROFULARIÁCEAS *Scrophularia auriculata*

| | | | |
|---|---|---|---|
| EUSKERA: | Igebeltz-belarra. | ITALIANO: | Scrofularia acquatica. |
| CATALÁN: | Setge bord. | ALEMÁN: | Wasser-Braunwurz. |
| GALLEGO: | Escrofularia da agoa. | HOLANDÉS: | Speenkruid. Water- |
| INGLÉS: | Water Figwort. | | Helmkruid. |
| FRANCÉS: | Scrofulaire aquatique. | PORTUGUÉS: | Escrofularia dos rios. |

## PARTES UTILIZADAS
Las hojas frescas, raíces y sumidades floridas

## DESCRIPCIÓN BREVE:
Planta herbácea perenne, de tallo hueco con 4 ángulos y peciolos alados. Hojas ovales, dentadas y opuestas, las inferiores romas. Sus flores son pequeñas y numerosas, de color verdoso, con el labio superior pardo-purpúreo, y van reunidas en una larga espiga al extremo de los ramos. Florece desde mayo a octubre. Fruto capsular y membranoso. Puede alcanzar más de 1 m de altura.

## COMPONENTES ACTIVOS:
Contiene saponina, lecitina, resina, azúcar y principios amargos.

| Localización | Propiedades medicinales | Contraindicaciones |
|---|---|---|
| En terrenos húmedos, riberas, arroyos, manantiales, caminos y senderos húmedos. | Vulneraria, refrescante, antihemorroidal, antiinflamatoria, laxante y purgante. | No se conocen. |

# RECETARIO

Usado por los antiguos peregrinos de los Caminos de Santiago

## APLICACIONES

### Heridas, llagas, úlceras y hemorroides

Recoger unas cuantas hojas frescas, lavarlas bien y machacarlas. Después ponerlas sobre una gasa y aplicar la cataplasma sobre la parte afectada. Cambiar de cataplasma 2 o 3 veces al día. Para las hemorroides se repite la aplicación más veces y, sobre todo, después de las deposiciones fecales. Provoca la disminución de la inflamación. Esta fórmula fue usada en el siglo XVIII por los peregrinos alemanes, ingleses, holandeses e italianos.

### Llagas, úlceras, heridas infectadas y almorranas

Cocer 100 g de raíces y sumidades floridas frescas en medio litro de agua durante media hora a fuego lento. Después colar. Se emplea para hacer lavajes y favorecer la cicatrización de las heridas. Se efectúan de 2 a 3 lavados durante el día. Se suelen aplicar también compresas humedecidas en el líquido. Actúa bajando la inflamación de las hemorroides. También se puede aplicar sobre las hemorroides una cataplasma que consiste en colocar una hoja fresca machacada sobre un trocito de tela o gasa y ponerla sobre el ano.

### Llagas y hemorroides

Preparar el siguiente ungüento: mezclar 30 g de la raíz seca reducida a polvo con 100 g de manteca de cerdo fresca. Después poner en un recipiente al baño María hasta que se derrita la manteca y se haga homogénea con el polvo de la raíz. Se deja enfriar y ya queda listo el ungüento. Se aplica 2 o 3 veces al día una pequeña loción sobre las partes afectadas. Es refrescante y emoliente.

### Escrófulas y hemorroides

Preparar el siguiente ungüento: coger una partida de raíces frescas en el mes de octubre. Lavarlas bien, trocearlas y triturarlas. Mezclarlas con manteca fresca de vaca o cerdo. Se majará bien hasta lograr que quede una pasta homogénea. Las cantidades suelen ser las siguientes: 100 g de raíz por 200 g de manteca. Después se deja en un frasco o tinaja de barro y se cierra bien. Dejar reposar durante 15 días en un lugar fresco y oscuro (hoy en día, en una nevera). Después se pone al baño María y, una vez que se derrita la manteca, se cuela a un tarro. Se deja enfriar y queda ya listo para ser usado. El tratamiento consiste en aplicar 2 o 3 lociones del ungüento en las partes afectadas por las escrófulas (tumores) o almorranas. Es refrescante y, a la vez, ablanda los tumores y forúnculos. Es una antigua receta que data del siglo XVI. Fue empleada por los peregrinos italianos, alemanes y suizos. Esta receta proviene de la escrofularia (*Scrophularia nudosa*). Esta misma receta se hace con las dos plantas, la escrofularia (*Scrophularia nudosa*) y la escrofularia acuática (*Scrophularia auriculata*).

# EUFRASIA

ESCROFULARIÁCEAS *Euphrasia rostkowiana*

| | | | |
|---|---|---|---|
| EUSKERA: | Begi-belarra. | ALEMÁN: | Augentrost. |
| CATALÁN: | Eufràsia. | HOLANDÉS: | Ogentroost. |
| GALLEGO: | Eufrasia. | POLACO: | Swiettik. |
| INGLÉS: | Eyebright. | SUECO: | Agentroeest. |
| FRANCÉS: | Euphraise. | DANÉS: | Ôientrost. |
| ITALIANO: | Eufrasia. | PORTUGUÉS: | Eufrasia. |

## PARTES UTILIZADAS

La planta entera, fresca o seca.

## DESCRIPCIÓN BREVE:

Planta herbácea anual, semiparásita de las raíces de otras plantas, muy variable. De tallos erguidos, generalmente ramificados, de color un poco rojizo y vellosos. Las hojas son sésiles, ovales y dentadas, pubescentes. Las flores, en espigas hojosas, corola bilabiada, blanquecina, con estrías violáceas o rojizas. También pueden ser azules, con garganta amarilla en el labio superior. Florece desde mayo hasta septiembre. Mide de 5 a 30 cm de altura.

## COMPONENTES ACTIVOS:

Contiene ácidos fenólicos, flavonoides, aucubina, heterósidos, algo de alcaloides y taninos gálicos.

| Localización | Propiedades medicinales | Contraindi-caciones |
|---|---|---|
| Entre matorrales, bosques claros, collados, landas, prados y pastizales de montes. | Astringente, antiinflamatoria y oftálmica. | Gastritis y úlcera gastroduodenal; en algunos pacientes produce fuertes irritaciones debido a los taninos, sobre todo si se administra en tinturas. |

# RECETARIO

Usado por los antiguos peregrinos de los Caminos de Santiago

## APLICACIONES

### Inflamaciones de los ojos (conjuntivitis)

Poner en infusión 10 g de la planta fresca o 5 g de la seca en 125 $cm^3$ de agua. Dejar reposar durante 10 minutos y colar. Se emplea para hacer baños oculares y para aplicarlo mediante compresas humedecidas en la infusión. Se aplica de 3 a 4 veces al día, sobre todo por la noche y por la mañana. Esta receta también se empleó preparándola de la siguiente forma: poner para la infusión 250 $cm^3$ de agua y 20 g de la planta fresca. Se empleaba toda la tisana oftálmica durante el día para hacer los baños oculares aplicando compresas humedecidas en el líquido sobre los párpados.

### Conjuntivitis, orzuelos, irritación y lagrimeo

Poner en infusión 60 g de la planta entera fresca en medio litro de agua. Dejar reposar durante 30 minutos y colar. Se aplica en lavajes y compresas. Se debe procurar hacer bien los lavados oculares para después aplicar las compresas humedecidas sobre los párpados. Se repite la aplicación 3 o 4 veces al día. Antiguamente, algunos peregrinos solían preparar esta infusión hirviendo primero en medio litro de agua 30 g de hojas frescas de llantén menor. Dejaban hervir durante 3 minutos y le añadían otros 30 g de la eufrasia fresca. A continuación, dejaban reposar durante 30 minutos. Colaban y quedaba ya listo para hacer lavajes y compresas.

### Catarros, coriza, resfriados e inflamación de la boca

Poner en infusión en 1 litro de agua 100 g de la planta entera fresca o 45 g de la seca. Dejar reposar durante 30 minutos y colar. Queda ya listo. Se aplican de 3 a 4 lociones diarias con el líquido en las cavidades nasales. Para la inflamación de la boca y garganta se efectúan enjuagues y gargarismos. Los enjuagues se repiten 4 veces al día, y los gargarismos, 3 veces. También se puede preparar añadiendo 1 cucharada de miel por cada 100 $cm^3$ de tisana.

# GATUÑA

LEGUMINOSAS *Ononis spinosa*

| | | | |
|---|---|---|---|
| EUSKERA: | Itxiokorri. | ALEMÁN: | Dornige Hauhechel. |
| CATALÁN: | Abrull. | HOLANDÉS: | Ossenbhreche. |
| GALLEGO: | Gatunha. Resta-boi. | | Stalkruid. |
| INGLÉS: | Thorny Restharrow. | POLACO: | Korzen. Wilzyny. |
| FRANCÉS: | Bugrane épineuse. | DANÉS: | Krageklo. |
| ITALIANO: | Bonaga. Bulinaca. | PORTUGUÉS: | Gatinha. Gatunha. |

## PARTES UTILIZADAS

La planta entera, fresca o seca.
Generalmente, las raíces.

## DESCRIPCIÓN BREVE:

Planta matosa, postrada o ascendente, vivaz, perenne, de tallos delgados ramosos y espinosos. Las hojas superiores son unifoliadas, y las demás trifoliadas, con espinas dispuestas por pares en las axilas. Son redondeadas, dentadas y elípticas. Las flores pequeñas, solitarias, pedunculadas, de color rosa, reunidas en ramilletes axilares. Florece de abril a septiembre u octubre. Legumbre de forma romboidal parda o negruzca, con 1-3 semillas. Puede alcanzar los 80 cm de altura.

## COMPONENTES ACTIVOS:

La raíz contiene almidón, resinas, goma, aceite esencial, azúcar, tanino, un glucósido flavónico (la ononina), onocerina, ononida y sales minerales, así como principios amargos.

| Localización | Propiedades medicinales | Contraindicaciones |
|---|---|---|
| En terrenos herbosos y baldíos, cunetas, bordes de caminos y lugares secos. | Antirreumática, diurética y astringente. | Disfunciones renales e insuficiencias cardíacas. |

# RECETARIO

Usado por los antiguos peregrinos de los Caminos de Santiago

## APLICACIONES

### Dolores articulares del reuma y la gota

Poner a hervir medio litro de agua y, una vez que esté hirviendo, agregar 35 g de la raíz seca cortada en trocitos, o 60 g de la raíz fresca. Tapar y retirar del fuego. Dejar enfriar y colar. Agregar de 50 a 100 g de miel de brezo. Diluir bien y ya queda listo para ser tomado. El tratamiento consiste en tomar toda la tisana durante el día repartida en 2 o 3 tomas: una en ayunas, otra al mediodía y la otra por la noche. Antiguamente, esta receta la emplearon, sobre todo, peregrinos alemanes y suizos. La preparaban poniendo a hervir 40 g de la corteza seca en 1 litro de agua. Dejaban hervir durante 6 minutos y, a continuación, la dejaban enfriar. Colaban y tomaban todo el líquido durante el día, repartido en varias dosis. También solían endulzarlo con miel, o le añadían un puñado de hojas de menta o hinojo fresco.

### Cistitis (aumento de la micción)

Poner 250 cm$^3$ de agua caliente en un recipiente. Agregar 2 cucharaditas de la raíz seca muy picada. Dejar reposar durante media hora y colar. Añadir 1 cucharada sopera de miel. Tomar una taza por la mañana en ayunas y otra por la tarde. Da resultados en casos de cistitis (inflamación de la vejiga). Los datos son óptimos en casos de retención de orina. Fue empleada por los peregrinos alemanes, austríacos y holandeses.

### Anginas (estomatitis) e inflamaciones de la boca y garganta

Coger unos 60 g de las sumidades floridas y de hojas frescas. Introducir en 1 litro de agua hirviendo y tapar. Dejar enfriar y colar. Agregar 100 g de miel de romero. Se emplea para hacer enjuagues y gárgaras. Para las inflamaciones se repiten los enjuagues 4 o 6 veces al día. Para las anginas se efectúan de 3 a 4 gargarismos al día.

# GORDOLOBO

ESCROFULARIÁCEAS *Verbascum thapsus*

| | | | |
|---|---|---|---|
| EUSKERA: | Apo-belar. | HOLANDÉS: | Toorts. Wollekruid. |
| CATALÁN: | Cua de guilla. | POLACO: | Dziewanna. |
| GALLEGO: | Verbasco. Seoane. | SUECO: | Kungaljres. |
| INGLÉS: | Mullein. | DANÉS: | Kongelys. |
| FRANCÉS: | Moléne. | PORTUGUÉS: | Verbasco. |
| ITALIANO: | Verbasco. | HÚNGARO: | Okörfarkkóró. |
| ALEMÁN: | Wollkraut. | | |

## PARTES UTILIZADAS

Las hojas y flores frescas.

## DESCRIPCIÓN BREVE:

Planta herbácea bienal, de tallo grueso y tomentoso. Hojas basales pecioladas, y las superiores abrazadas al tallo, ovadas, lanceoladas, con bordes festoneados y cubiertas de una pelusa blanquecina. Las flores van en espigas altas, grandes, densas, de color amarillo. Florece desde mayo hasta octubre. El fruto es una cápsula ovoide. Tiene una altura variable, que puede alcanzar los 2 m.

## COMPONENTES ACTIVOS:

Las flores contienen mucílagos, aceite esencial, saponinas, azúcar, colorantes amarillos (xantofila) y ácidos. Las hojas contienen saponina, mucílago, resina y principios amargos.

| Localización | Propiedades medicinales | Contraindicaciones |
|---|---|---|
| En terrenos baldíos y cultivados, terraplenes, caminos, senderos y carreteras. | Pectoral, antiespasmódico, antineurálgico, digestivo y emoliente. | No se conocen. |

# RECETARIO
Usado por los antiguos peregrinos de los Caminos de Santiago

## APLICACIONES

### Rozaduras, heridas y dolor de articulaciones

Cocer unos 50 g de hojas y flores en 1 litro de agua durante 2 minutos. Dejar reposar durante 10 minutos y colar. El tratamiento consiste en aplicar compresas calientes sobre las partes afectadas. Lavar bien las heridas con el líquido y colocar de 2 a 3 compresas durante el día. A veces, también se aplican las hojas hechas una pasta sobre la parte afectada de las articulaciones y se sujeta con una venda. Esta receta la empleaban los peregrinos holandeses, alemanes y franceses.

### Quemaduras, flemones y dolores reumáticos

Cocer unas hojas en 1 litro de vino blanco durante 3 minutos. Dejar reposar durante 10 minutos y retirar las hojas del líquido. A continuación, hacer una pasta con ellas y añadirle la yema de un huevo crudo. Se mezcla bien la masa y se coloca en un paño o tela. Se aplica sobre la quemadura 2 o 3 veces al día. Para los flemones y dolores reumáticos se aplican compresas calientes empapadas en el líquido sobre las partes afectadas, y después se aplican las hojas rehogadas del líquido, sujetándolas con una venda. Se cambia 2 veces: una a la medianoche y la otra por la mañana, antes de comenzar la peregrinación.

### Bronquitis, asma e irritación de las vías digestivas

Preparar una infusión con 6 g de flores y 200 cm³ de agua durante 12 minutos. Filtrar y añadir 1 cucharada de miel. Tomar antes de acostarse, por la mañana en ayunas, antes de comenzar la peregrinación, y al mediodía. El tratamiento se repetirá durante unos días.

### Hemorroides

Coger unas hojas, lavarlas y hervirlas en medio litro de agua durante 10 minutos. Retirar las hojas del líquido y hacer una pasta con ellas. El tratamiento consiste en lavar con el líquido la parte externa de las hemorroides; después se hace un canuto o bola con la pasta de hojas y se aplica sobre las hemorroides. También se puede emplear un pañito o compresa colocada sobre el ano. Se repite la aplicación 2 o 3 veces al día, especialmente después de las deposiciones fecales. La pasta se suele llevar guardada en un frasco para seguir las curas durante el día. Esta receta fue empleada por los peregrinos italianos, griegos, alemanes, belgas, franceses y navarros.

# GORDOLOBO CENIZO

## ESCROFULARIÁCEAS

| | | | |
|---|---|---|---|
| EUSKERA: | Apo-belar hauskara. | ALEMÁN: | Wollkraut. |
| CATALÁN: | Candelera. | HOLANDÉS: | Wollekruid. |
| GALLEGO: | Verbasco. | POLACO: | Dziewanna. |
| INGLÉS: | Mullein. | SUECO: | Kungaljres. |
| FRANCÉS: | Molène. | DANÉS: | Kongelys. |
| ITALIANO: | Verbasco. | PORTUGUÉS: | Verbasco. |

## PARTES UTILIZADAS

Las flores y hojas frescas.

## DESCRIPCIÓN BREVE:

Planta herbácea bienal, de tallos no angulosos. Toda la planta está revestida de una pubescencia que le da un aspecto harinoso. Las hojas son lanceoladas, las caulinares, oval-oblongas y puntiagudas. Las flores, amarillas, van en una inflorescencia piramidal abierta con grupos de flores. Florece desde junio hasta agosto. Pueden alcanzar de 50 a 200 cm de altura.

## COMPONENTES ACTIVOS:

Las hojas contienen mucílago, principios amargos, resina y saponina. Las flores, aceite esencial, mucílago, saponina, colorantes amarillos (xantofila) y ácidos.

| Localización | Propiedades medicinales | Contraindicaciones |
|---|---|---|
| En terrenos secos, bordes de caminos, terrenos baldíos, calveros y arenas. | Expectorante, antiséptico y emoliente. | No se conocen. |

# RECETARIO
Usado por los antiguos peregrinos de los Caminos de Santiago

## APLICACIONES

### Hemorroides y sabañones

Coger flores frescas y llenar un vasito con ellas. Introducirlas en un recipiente con aceite, cuya cantidad duplicará el contenido de las flores (1 parte de flores y 2 de aceite de oliva). Revolver bien y calentar un poco. Después se coloca en una gasa o tela y se aplica directamente sobre la parte afectada por el mal. Esta cataplasma se aplica varias veces al día sobre la zona dolorida. Reduce la inflamación y alivia el dolor.

### Dolores agudos producidos por las almorranas y sabañones

Coger una partida de hojas frescas e introducirlas en un recipiente con 250 cm³ de agua. Cocer durante 3 minutos y retirar del fuego. Sacar las hojas del líquido y, una vez que estén a la temperatura de la piel, aplicarlas como cataplasma sobre las partes afectadas por el dolor. Se repite la aplicación varias veces al día. Suele hacer desaparecer el dolor. Esta receta fue empleada por los peregrinos navarros y burgaleses entre los siglos XVII y XIX. Hoy en día su uso ha desaparecido.

### Llagas y úlceras infectadas

Cocer 100 g de hojas frescas troceadas en medio litro de agua durante 3 minutos. Dejar reposar durante 20 minutos y ya queda listo. El tratamiento consiste en lavar las llagas y colocar compresas humedecidas en el líquido, que se sujetan con una venda. Se cambia de compresa 2 o 3 veces al día. Algunos peregrinos solían hacer una pasta con las hojas para colocar después sobre la llaga en forma de cataplasma.

### Resfriados, catarros o tos

Poner en infusión 2 cucharadas de flores frescas con 200 cm³ de agua durante 10 minutos. Colar y añadir 1 cucharada de miel. Se toman 3 infusiones al día: una en ayunas, otra al mediodía y la tercera al acostarse. Esta planta es poco conocida en medicina casera, lo cual no implica que sus efectos sean menos beneficiosos que los de otros tipos de gordolobo.

# HELECHO REAL

OSMUNDÁCEAS *Osmunda regalis*

| | | | |
|---|---|---|---|
| EUSKERA: | San Joan iratzea. | FRANCÉS: | Fougère royal. |
| CATALÁN: | Falguera de rei. | ITALIANO: | Osmonda regale. |
| GALLEGO: | Feto. | ALEMÁN: | Frauhenfarn. |
| INGLÉS: | Flowering Fern. | | |

## PARTES UTILIZADAS
El rizoma.

## DESCRIPCIÓN BREVE:
Planta herbácea, de tallos simples y erguidos. Hojas divididas dos veces. Los foliolos superiores llevan esporangios que parecen espigas. Es de color verde claro. Puede alcanzar de 35 a 170 cm de altura.

## COMPONENTES ACTIVOS:
Su rizoma y raíz contienen abundantes sales minerales.

| Localización | Propiedades medicinales | Contraindicaciones |
|---|---|---|
| En lugares húmedos, bordes de arroyos, manantiales, arboledas sombrías y húmedas, bosques, barrancos y pantanos. | Astringentes y vulnerarias. Además, se emplea para las escrófulas, la hidropesía y el mal de piedra. | Embarazo, lactancia e hiperestrogenia (excesiva cantidad de estrógenos en la sangre). |

# RECETARIO
Usado por los antiguos peregrinos de los Caminos de Santiago

## APLICACIONES

### Contra las llagas (úlceras) y heridas

Poner a hervir durante 15 minutos 75 g del rizoma fresco con 1 litro de agua. Dejar enfriar y colar. Se emplea para lavajes y compresas locales. Primero se lava bien la llaga y después se humedece una compresa en el líquido. Se aplica sobre la parte afectada y se sujeta con una venda. Se repite la aplicación 2 o 3 veces al día. Se empleó por peregrinos alemanes, suizos, franceses e italianos.

### Antiescrofulosa y contra el mal de piedra (arenillas)

Poner a hervir durante 12 minutos 500 $cm^3$ de agua con 20 g de rizoma seco. Colar y tomar 3 vasos (vaso de 100 $cm^3$ para las escrófulas y de 150 $cm^3$ para el mal de piedra) al día. Se toma fuera de las comidas: en ayunas, al mediodía y por la noche.

### Inflamaciones de los ganglios

Poner en infusión 125 $cm^3$ de agua con 4 g de rizoma seco. Dejar reposar durante 15 minutos y colar. Tomar 3 infusiones durante el día: una en ayunas, otra al mediodía y la otra por la noche. Seguir con las tomas hasta que desaparezca la inflamación.

### Molestias e inflamaciones de las articulaciones

Poner a hervir durante 15 minutos 100 g de rizomas frescos en 1 litro de agua. Dejar reposar durante 30 minutos y colar. Se emplea aplicando compresas humedecidas en el líquido. Éstas deben cubrir bien la parte afectada por la inflamación. Se sujetan con una venda o tela. Se cambia de compresa varias veces al día. Esta antigua receta se empleó por peregrinos alemanes, suizos, austríacos, italianos y franceses. Como consecuencia de las largas caminatas los peregrinos sufrían molestias muy seguidas en las articulaciones. Esta receta resultaba ser un remedio eficaz para combatir este mal y, así, poder seguir con la peregrinación.

# HIEDRA COMÚN

ARALIÁCEAS *Hedera helix*

| | | | |
|---|---|---|---|
| EUSKERA: | Huntz. | ALEMÁN: | Epheu. |
| CATALÁN: | Heura. | HOLANDÉS: | Klimoy. |
| GALLEGO: | Hedera. | POLACO: | Bluscz. |
| INGLÉS: | Ivy. | SUECO: | Murgroema. |
| FRANCÉS: | Lierres. | DANÉS: | Vintergrout. |
| ITALIANO: | Edera. | PORTUGUÉS: | Hédera. |

## PARTES UTILIZADAS

Las hojas frescas.

## DESCRIPCIÓN BREVE:

Arbustillo vivaz, ligmanoso y ramoso, trepador, de hojas perennes, pecioladas, coriáceas, palmadas, lisas y enteras, brillantes, de color verde oscuro. Flores en umbelas, de pétalos amarillos verdosos. Florece de septiembre a octubre. Frutos (bayas) de forma apiculada, de 5 a 8 mm de diámetro. De color negro azulado cuando madura, tiene sabor amargo y es altamente tóxica. Puede llegar a los 30 m de altura.

## COMPONENTES ACTIVOS:

En las hojas y tallos lleva saponinas triterpénicas, hederinas y una hormona estrógena, y en los frutos, hederina, saponina, colesterina, pectina, ácidos, grasa y un heterósido hemolítico.

| Localización | Propiedades medicinales | Contraindicaciones |
|---|---|---|
| Vegeta espontáneamente en las paredes, rocas, muros, árboles, casas, terrenos forestales frescos y umbrosos, así como en las cunetas de caminos y carreteras. | Es antiespasmódica, vulneraria y analgésica. | En caso de embarazo. No es recomendable su uso por vía oral, por ser una planta tóxica. |

# RECETARIO
Usado por los antiguos peregrinos de los Caminos de Santiago

## APLICACIONES

### Durezas y callos

Poner en un frasquito pequeño 100 g de vinagre y añadir 6 hojas frescas. Tener esta mezcla 24 horas y después aplicar las hojas machacadas, o sólo una sobre el callo o dureza; sujetar con una venda o tela. Se hace 2 veces al día, sobre todo antes de acostarse, para tenerla toda la noche. Cada vez que se usan las hojas se meten otras en el mismo vinagre, que también se puede emplear empapando con él una gasa colocada a modo de compresa sobre el callo; en poco tiempo se ablanda y se puede quitar bien; las durezas también se ablandan y no molestan tanto al caminar.

### Forúnculos (diviesos)

Cocer unas hojas, en cantidad variable, según el tamaño del divieso, en un poquito de agua; después aplicarlas en forma de cataplasma sobre el forúnculo, sujetándolo con una gasa, 2 veces al día.

### Llagas y úlceras varicosas

Coger unas cuantas hojas, lavarlas bien y triturarlas hasta que les salga un poco de zumo; ponerlas en una gasa o tela y colocarla sobre la llaga o úlcera, sujetándola con una venda o tela; aplicar 2 veces al día. En poco tiempo se suelen curar algunas llagas.

# HIERBABUENA

LABIADAS *Mentha sativa*

| | | | |
|---|---|---|---|
| EUSKERA: | Mendabeltz. | ALEMÁN: | Grüne-Minze. |
| CATALÁN: | Herba bona. | HOLANDÉS: | Groene munt. |
| GALLEGO: | Hortela. Herba buena. | POLACO: | Mieta. |
| INGLÉS: | Spearmint. | SUECO: | Mynta. |
| FRANCÉS: | Menthe verte. | DANÉS: | Mynte. |
| ITALIANO: | Menta verde. | PORTUGUÉS: | Hortela. |

## PARTES UTILIZADAS

Toda la planta fresca.

## DESCRIPCIÓN BREVE:

Planta herbácea vivaz rizomatosa, de tallos ramosos caducos. Hojas pecioladas, opuestas, largas, anchas y dentadas, de color verde oscuro en el haz. Las flores son pequeñas, numerosas, reunidas en espiga, y de color blanco morado. Florece desde julio hasta octubre. Es una planta muy aromática. Alcanza una altura de 35 a 90 cm.

## COMPONENTES ACTIVOS:

Contiene aceite esencial, cineol, principios amargos, carvona y acetato de mentilo (en la esencia).

| Localización | Propiedades medicinales | Contraindicaciones |
|---|---|---|
| En lugares húmedos y terrenos baldíos. Muy cultivada como planta condimentaria. | Es tónica, estimulante, carminativa, antiespasmódica, analgésica y refrescante. | El aceite esencial no se debe tomar durante el embarazo, por vía oral, así como si se padecen enfermedades hepáticas, colitis ulcerosa y crisis nerviosas (neuralgias). |

# RECETARIO
Usado por los antiguos peregrinos de los Caminos de Santiago

## APLICACIONES

### Estimulante contra el agotamiento del organismo

Poner a cocer 100 g de pan troceado, con 3 dientes de ajo, 1 cucharada de aceite de oliva y el agua suficiente para preparar la sopa. Cuando lleve 10 minutos cociendo, se le agregan 10 hojas frescas bien limpias y troceadas. Se deja cocer durante 5 minutos más, a fuego moderado y con la tapa puesta. Una vez transcurrido este período se retira del fuego y ya queda listo. Se tomará esta sopa preferentemente por la noche y en ayunas por la mañana, antes de comenzar la caminata. Da buenos resultados. Además contribuye a que no aparezcan gases. Esta antigua receta se empleó mucho por peregrinos austríacos, alemanes, holandeses e italianos durante sus largas peregrinaciones desde sus países de origen hasta Santiago.

### Refrescante contra los estados febriles y de mucha sed

Coger unos puñados (unos 60 g) de la planta entera fresca y lavarla bien. Después trocearla. Introducir en un recipiente que contenga 1 litro de agua recién hervida y tapar. Dejar reposar durante 20 minutos y filtrar. Para la sed, tomar de 4 a 6 vasos durante el día, y para los estados febriles, añadir a 1 litro de infusión 80 g de miel o 1 cucharada por toma. Como refrescante en días de canícula, ayuda mucho a aliviar la sed en los largos recorridos. Pero no se debe abusar de estas tomas. Algunos peregrinos la preparaban añadiendo a cada vaso de tisana otro de agua y la endulzaban con un poco de miel.

### Indisposiciones estomacales

Poner en infusión 10 hojas frescas en 150 cm$^3$ de agua durante 10 minutos. Colar y tomar después de las principales comidas. Por norma general, se toman 3 infusiones al día. Se puede endulzar con 1 cucharada de azúcar o miel.

# HIERBA CALLERA

CRASULÁCEAS *Sedum telephium ssp. maximum*

| | | | |
|---|---|---|---|
| EUSKERA: | Eritsitona. | ALEMÁN: | Fettehenne. |
| CATALÁN: | Bàlsam. | HOLANDÉS: | Hemels leutel. |
| GALLEGO: | Herba do calos. | POLACO: | Wronie masla. |
| INGLÉS: | Orpine. | SUECO: | Kaeringkal. |
| FRANCÉS: | Joubarbe des vignes. | DANÉS: | Kraefurt. |
| ITALIANO: | Telefio. Erba di S. Giovanni. | PORTUGUÉS: | Erva-dos-calos. |

## PARTES UTILIZADAS

Las hojas frescas.

## DESCRIPCIÓN BREVE:

Planta herbácea perenne, crasa, erecta, lampiña, con cepa engrosada, con hojas planas, anchas, dentadas y carnosas, ovalado-oblongas. Flores pequeñas, muy numerosas, de color blanquecino a pardo rojizo. Florece en julio, agosto y septiembre. Puede alcanzar de 20 a 60 cm de altura.

## COMPONENTES ACTIVOS:

Contiene un glucósido (telephina), esencia con aroma a geniol, malato cálcico, óxidos de calcio, potasio, hierro y magnesio (en las cenizas) y mucílagos.

| Localización | Propiedades medicinales | Contraindicaciones |
|---|---|---|
| En cunetas de caminos, lindes de bosques, peñascales, riscos, setos, huertos y jardines, ya que se cultiva en macetas y tiestos. | Vulneraria. | No se conocen. |

# RECETARIO
Usado por los antiguos peregrinos de los Caminos de Santiago

## APLICACIONES

### Callos, durezas, heridas, rozaduras, llagas, úlceras y quemaduras

Coger las hojas frescas, lavarlas bien y quitar la piel de la parte superior; seguidamente aplicar sobre la herida o el mal correspondiente y sujetar con una venda. Cambiar tres veces al día, sobre todo por la noche. Activa la cicatrización y el encoramiento y ablanda las durezas y callos.

### Almorranas externas y cortaduras

Coger unas cuantas hojas para el día. Lavar una o dos hojas frescas, quitar la piel fina de la parte superior y aplicar sobre el ano, como si fuese un tapón. Se lleva durante unas horas y después se vuelve a poner otra. Se repite la aplicación 3 o 4 veces al día, la última por la noche, antes de ir a dormir. Para las cortaduras se aplica como si fuese una cataplasma, que se cambia 3 veces al día; también se hace con el zumo extraído, empapando en una gasa o algodón, que se sujeta con una venda. Era un remedio muy apreciado por los peregrinos, por los grandes servicios que les daba, sobre todo en el tratamiento de los callos y durezas de los pies, que les producían las largas caminatas.

# HIERBA DE
# LOS CANÓNIGOS

## VALERIANÁCEAS *Valerianella locusta*

| | | | |
|---|---|---|---|
| EUSKERA: | Kalonge-belarra. | ALEMÁN: | Gemeine Rapunze. |
| CATALÁN: | Herba dels canonges. | | Nüsslisalat. |
| GALLEGO: | Herba de canonigo. | HOLANDÉS: | Veldsla. |
| INGLÉS: | Lamb's Lettuce. | SUECO: | Varklynna. |
| FRANCÉS: | Mâche. Doucette. | DANÉS: | Värsalat. |
| ITALIANO: | Agnellino. Locusta. | PORTUGUÉS: | Alface-de-cordeiro. |

## PARTES UTILIZADAS

La planta entera, pero generalmente,
las hojas frescas.

## DESCRIPCIÓN BREVE:

Planta herbácea anual, muy ramificada, de tallos frágiles. Hojas
basales espatuladas, y las del tallo opuestas, aovadas o lanceoladas, con bordes enteros o ligeramente ciliados. Flores diminu-
tas de color lila pálido, en ramilletes terminales, redondeados o
de superficie plana, muy numerosas. Florece desde abril hasta
julio. Fruto redondeado, algo comprimido y acorchado en el dor-
so. Alcanza de 6 a 40 cm de altura.

## COMPONENTES ACTIVOS:

No se conocen.

| Localización | Propiedades medicinales | Contraindicaciones |
|---|---|---|
| Se halla en terrenos baldíos, cultivos, rocas, muros, bordes de caminos, huertos, matorrales y taludes. También se cultiva como planta comestible. | Depurativa, sedante de los estados nerviosos, antiescorbútica y antiafrodisíaca. | No se conocen. |

# RECETARIO
Usado por los antiguos peregrinos de los Caminos de Santiago

## APLICACIONES

### Excitación sexual (erotismo sexual), así como contra estados nerviosos

Coger 2 puñados (50 g) de hojas frescas y lavarlas bien. Escaldarlas en un poco de agua hirviendo: sólo meter las hojas en el agua y retirarlas rápidamente. A continuación se colocan en un plato y se les echa un poco de vinagre y aceite de oliva. Se mezcla bien y ya queda listo para comer. El líquido de la escaldadura se bebe. Esta operación se efectúa media hora antes de acostarse. Debe procurarse tomar por lo menos varias noches seguidas para que disipe la excitación. También se solían tomar en ensalada las hojas frescas recién cogidas y bien lavadas, añadiendo un poco de aceite. Se tomaba 2 veces al día: una ración al mediodía y la otra por la noche. La propiedad antiafrodisíaca procede de una creencia popular muy antigua, incluso esotérica, que establece que esta planta hace desaparecer los efectos de la mente excitada por el deseo libidinoso. Esta idea perduró durante siglos. La planta pasó a ser cultivada en los conventos, allá por el siglo XVII, con el fin de pacificar las mentes de los frailes y alejarles de todo atisbo de pensamiento sexual. Antiguamente los peregrinos la empleaban como planta calmante de la excitación. A raíz del comienzo de su cultivo en los conventos tomó el nombre de «hierba de los canónigos». Lo emplearon peregrinos daneses, suecos, alemanes, austríacos, holandeses, belgas y franceses. Para los estados de crisis nerviosa, existe una receta antigua de una ensalada que emplea 100 g de hojas frescas, escaldadas o crudas, con un poco de vinagre de vino tinto, aceite de oliva y 2 dientes de ajo muy picados. Esta ensalada se tomaba por la noche antes de acostarse, durante 2 o 3 noches.

### Depurativa de la sangre (purificación de la sangre)

Poner a hervir en un recipiente 100 g de la planta entera fresca en 1 litro de agua. Hervir durante 5 minutos. Dejar reposar durante 15 minutos y colar. Agregar 100 g de miel de romero. Tomar 3 o 4 vasitos durante el día, fuera de las comidas. Seguir el tratamiento durante 9 días.

# HIERBA DE SAN ROBERTO

GERANIÁCEAS *Geranium robertianum*

| | | | |
|---|---|---|---|
| EUSKERA: | San Robertoren zaingorri. | ITALIANO: | Erba roberta. |
| | | ALEMÁN: | Ruprechtskraut. |
| CATALÁN: | Herba de Sant Robert. | POLACO: | Pyxhawiec. |
| GALLEGO: | Herba da agulla. | PORTUGUÉS: | Erva-de-São-Roberto. |
| FRANCÉS: | Herbe-à-Robert. | | |

## PARTES UTILIZADAS
La planta entera fresca.

## DESCRIPCIÓN BREVE:
Planta herbácea anual, de tallos rojizos, ramosos, hojas opuestas, estipuladas, con 3 a 5 divisiones bipinnadopartidas, con segmentos salientes. Flores pequeñas, rojas, con frecuencia en grupos de dos. Florece entre abril y septiembre. Mide de 20 a 50 cm de altura.

## COMPONENTES ACTIVOS:
Contiene taninos, ácidos cítrico y málico, principios amargos y aceite esencial.

| Localización | Propiedades medicinales | Contraindicaciones |
|---|---|---|
| Vegeta espontáneamente en paredes, muros de caminos, tierras baldías, rocas, setos, lugares sombríos y húmedos. | Astringente, hemostática, algo diurética y tónica, así como calmante. | Gastritis y úlceras gastroduodenales. |

# RECETARIO
Usado por los antiguos peregrinos de los Caminos de Santiago

## APLICACIONES

### Tratamiento de heridas, llagas y úlceras, rozaduras y ampollas

Coger un manojo de la planta entera fresca y lavar bien. Después escurrir bien el agua y machacarla. Colocar la masa en una gasa o tela y aplicar directamente sobre la parte afectada por el mal. Repetir esta operación 2 o 3 veces al día, sobre todo por la noche y antes de comenzar la caminata.

### Inflamación de garganta y boca, heridas, cortaduras, llagas viejas y grietas

Coger un buen puñado de la planta fresca (50-60 g) y cocerla durante 5 minutos en 1 litro de agua. Dejar templar. Para bajar la inflamación, hacer gargarismos y enjuagues 3-4 veces al día. Para las llagas, se lava la herida y después se ponen unas hojas frescas machacadas mezcladas a partes iguales con miel y se aplica esta cataplasma directamente, cubriéndola con una gasa y atándola con una venda; se cambia 2 veces al día. Es importante aplicar la última cataplasma por la noche. Para las grietas, sobre todo en los pliegues de los dedos de los pies, se pone a partes iguales las hojas más frescas y tiernas, se hace una pasta con la miel y se pone ésta en pliegues o hilos de lana, y se coloca cubriendo bien la herida. Se cambiará de 2 a 3 veces al día. Da muy buen resultado.

### Acné y granos sangrantes

Coger un puñado de hojas frescas, lavarlas bien y dejar que escurra el agua. Después se machaca bien y se hace una pasta. Ésta se pone sobre una gasa o venda y se coloca directamente en la zona afectada de la piel. El tratamiento consiste en cambiar de cataplasma de 3 a 4 veces al día. Seguir con el remedio hasta que desaparezca el mal. También se suelen preparar dos cataplasmas, una para poner por la noche y la otra por la mañana, antes de empezar el recorrido diario. Este último remedio ayuda mucho en la recuperación de la piel enferma.

# HIERBA DE SANTIAGO

COMPUESTAS TUBULIFLORAS *Senecio jacobaea*

| | | | |
|---|---|---|---|
| EUSKERA: | Jakobe-belar. | FRANCÉS: | Sénecon jacobée. |
| CATALÁN: | Herba de Sant Jaume. | ITALIANO: | Herba jacobea. |
| | | ALEMÁN: | Jakobskraut. |
| GALLEGO: | Herba do sapo. | PORTUGUÉS: | Tasna. |
| INGLÉS: | Common Ragwort. | | |

## PARTES UTILIZADAS

Hojas y flores frescas.

## DESCRIPCIÓN BREVE:

Planta bienal herbácea, de tallo ramificado en la parte alta. Hojas sésiles, alternas, profundamente pennatífidas, largas, festoneadas y segmentadas. Flores capitulares, amarillas, reunidas en ramilletes, axilares o solidarias y terminales. Florece entre junio y septiembre. Alcanza de 35 a 120 cm de altura.

## COMPONENTES ACTIVOS:

Contiene alcaloides pirrolizidínicos (alcaloides hepatotóxicos), fuchesisenecionina, sececionina, flavonoides, heterósidos cumarínicos, ácidos clorogénico y fumárico, cinarina, tanósidos y ácidos grasos.

| Localización | Propiedades medicinales | Contraindicaciones |
|---|---|---|
| Vegeta espontáneamente en los caminos de montes, senderos, praderas y valles de alturas. | Emenagoga, emoliente, resolutiva y vulneraria. | Está contraindicada en los trastornos hepáticos, embarazo y también en los niños. Los tratamientos por vía oral serán en curas discontinuas o en períodos breves. |

# RECETARIO
Usado por los antiguos peregrinos de los Caminos de Santiago

## APLICACIONES

### Llagas, heridas y úlceras

Coger un puñado de hojas frescas, lavarlas bien, machacarlas, colocarlas en una gasa o tela y aplicar después de lavar la llaga; sujetar con una venda o tela. Cambiar la cataplasma 2 o 3 veces al día.

### Rozaduras y heridas en los pliegues de los dedos de los pies o manos

Coger un puñado de hojas y flores frescas, cortar en trocitos y, en una sartén con un poco de aceite, freír a fuego lento durante 2 o 3 minutos; después dejar enfriar y colocar la masa frita en un trocito de tela. También se puede poner directamente sobre la herida por la noche y al comienzo de la caminata diaria. Con el aceite se suele lavar y dar fricciones sobre las heridas y rozaduras.

### Bajas inflamaciones de tejidos (pies, manos, rodillas y pantorrillas)

Coger un puñado de hojas frescas y flores; hervir durante 3 minutos, en un poco de vino tinto o blanco. Dejar templar. Hacer unas fricciones sobre la parte afectada con el vino y después poner la cataplasma compuesta con las hojas y flores hervidas en una gasa o tela; sujetar con una venda. Hacer 2 o 3 curas al día, sobre todo por la noche y al empezar el nuevo día, antes de la caminata diaria.

# HIERBA LUISA
# o Verbena olorosa

VERBENÁCEAS *Lippia triphylla*

| | | | |
|---|---|---|---|
| EUSKERA: | Berbena-belarra. | ITALIANO: | Erba Luigia. Cedrina. |
| CATALÁN: | Marialluïsa. | ALEMÁN: | Echtes Verbenkraut. |
| GALLEGO: | Herba luisa. | HOLANDÉS: | Echt Verbenakruid. |
| INGLÉS: | Herb Louisa. | PORTUGUÉS: | Verbena cidrada. |
| FRANCÉS: | Verveine odorante. | | |

## PARTES UTILIZADAS
Las hojas frescas y las sumidades floridas frescas.

## DESCRIPCIÓN BREVE:
Planta leñosa arbustiva, de tallo acanalado ramificado. Hojas lanceoladas, verticiladas (agrupadas de 3 a 4 en cada nudo), enteras, ásperas, con fuerte olor a limón al ser restregadas. Flores pequeñas, dispuestas en ramilletes en las axilas de las hojas superiores. De color lila o violáceo pálido. Florece en verano. Puede llegar a los 2 m de altura. Las ramas despiden un suave aroma a limón al ser cortadas o machacadas.

## COMPONENTES ACTIVOS:
Las hojas frescas contienen esencia, que lleva citral, l-limoneno, geraniol y otras sustancias, carburos, alcoholes terpénicos y flavonoides.

| Localización | Propiedades medicinales | Contraindicaciones |
|---|---|---|
| Se cultiva como planta ornamental y medicinal. Aparece en huertos, parques y jardines. Fue introducida en Europa, procedente de América del Sur, en el siglo XVIII. | Tónica, antiespasmódica, estomacal, sedante y antinerviosa. | No se conocen. |

# RECETARIO
Usado por los antiguos peregrinos de los Caminos de Santiago

## APLICACIONES

### Digestiones pesadas y dolor de estómago

Poner en infusión 40 g de hojas frescas o 20 g de las secas en 1 litro de agua durante 30 minutos. Colar y tomar 3 tazas (150-200 $cm^3$ por taza): una en ayunas, otra por la tarde y la última por la noche. Esta receta es variable. Algunos toman 4 tazas preparadas con sólo 15 g de hojas secas y 1 litro de agua.

### Vómitos, mareos y falta de apetito

Poner en infusión 20 g de hojas secas o 40 g de hojas frescas en 1 litro de agua durante 30 minutos. Algunos lo dejan reposar hasta que se enfríe y lo cuelan. Ya queda listo. Se toman de 3 a 4 vasos; el contenido de líquido por vaso es de 125 $cm^3$. Se endulza con 1 cucharada de miel. Se toma fuera de las comidas. Para la inapetencia, se toma media hora antes de las comidas.

### Crisis nerviosas e histerias

Poner en infusión 20 g de hojas secas o 50 g de hojas frescas en 1 litro de agua. Dejar reposar hasta que se enfríe y después colar. Agregar 100 g de miel. Disolver bien y ya queda listo. Se toma una taza por la mañana en ayunas, otra al mediodía, otra por la tarde y la última por la noche. El contenido de líquido por taza será de 200 a 250 $cm^3$. Se puede tomar repartido en más tomas, con 100 $cm^3$ de la tisana por taza. Da óptimos resultados en casos de semihisterismo y hace disminuir el nerviosismo.

### Tratamiento digestivo

Poner en un recipiente 1 litro de vino blanco que sea muy bueno. En otro recipiente distinto preparar 25 g de flores secas o 35 g de las frescas; es mejor usar estas últimas. Una vez hervido el vino, éste se vierte sobre el recipiente donde se hallan las flores secas y se tapa. Se deja en reposo hasta que enfríe y se filtra a una botella, tapándola bien. La dosis de tratamiento es un vasito después de las comidas. También sirve como estimulante por las mañanas tomar un vasito en ayunas y otro al mediodía, al menos una hora antes de la comida. Seguir este remedio durante unos días, y si sólo se toma un vasito, entonces se puede prolongar durante un mes o más. En poco tiempo se nota una mejoría en los enfermos que estén desanimados.

# HIGUERA

MORÁCEAS *Ficus carica*

| | | | |
|---|---|---|---|
| EUSKERA: | Pikondo. | ALEMÁN: | Feigenbaum. |
| CATALÁN: | Figuera. | HOLANDÉS: | Vijgeboom. |
| GALLEGO: | Figueira. | POLACO: | Figi. |
| INGLÉS: | Fig Tree. | SUECO: | Fiken. |
| FRANCÉS: | Figuier. | DANÉS: | Figener. |
| ITALIANO: | Fico. | PORTUGUÉS: | Figueira. |

## PARTES UTILIZADAS

Los frutos, las hojas y el látex.

## DESCRIPCIÓN BREVE:

Árbol muy ramificado, de corteza gris clara, lisa. Hojas caducas, pecioladas, alternas, en general lobuladas (pero, a veces, no), acorazonadas, brillantes y ásperas al tacto. Contienen látex (leche blanca). Sus flores masculinas y femeninas van unidas en un receptáculo globoso, piriforme y carnoso. Florece desde la primavera hasta el otoño. El fruto es piriforme y se denomina «sicono»; comúnmente se le conoce como «higo». Tiene sabor dulce y jugoso. Los peciolos de las hojas y las ramas jóvenes contienen bastante látex.

## COMPONENTES ACTIVOS:

Los frutos contienen azúcares, materia grasa (el látex) y vitaminas A, B y C. En las hojas y las ramas de látex se encuentra el enzimo (cravina, diastasa, esterasa, lipasa, proteasa y el fermento lab). Los frutos secos contienen más azúcares que los frescos.

| Localización | Propiedades medicinales | Contraindicaciones |
|---|---|---|
| Es cultivado en diversos países por sus frutos. Puede hallarse también asilvestrado. | Anticatarral, antiinflamatoria, antirreumática, laxante, expectorante, emoliente, nutritiva, demulcente e hipoglucemiante. | En procesos de diabetes y enteritis no deben comer los higos frescos ni secos. Tampoco quienes estén en tratamiento antidepresivo (inhibidor de la monoaminooxidasa). |

# RECETARIO
Usado por los antiguos peregrinos de los Caminos de Santiago

## APLICACIONES

### Tos convulsiva, catarro y resfriados

Por la noche se ponen 3 o 4 higos secos en 150 cm³ de vino rancio o de alta graduación. Se deja reposar durante toda la noche. Comer los higos en ayunas y beber el vino. A los niños se les da sólo 1 higo, o medio, si son de corta edad. El vino no se les da. Esta receta fue bastante usada por los peregrinos italianos, alemanes, franceses e ingleses. También solían prepararla con vino normal y 2 cucharadas de miel.

### Picaduras de abeja y avispa

Exprimir el peciolo o un higo verde para extraer el látex y aplicarlo sobre la parte afectada. Antes se debe intentar extraer el aguijón. En poco tiempo se aliviará el dolor provocado por la picadura.

### Estreñimiento

Introducir 3 higos secos en 250 cm³ de agua. Dejar reposar toda la noche. Por la mañana, en ayunas, se toma el líquido resultante y se comen los higos.

### Inflamaciones e irritaciones de la boca y garganta

Introducir 5 higos secos cortados en trocitos en 250 cm³ de agua. Poner a calentar y dejar hervir durante 15 minutos a fuego moderado. Retirar del fuego y añadir 2 cucharadas de miel. Los higos se pueden comer. Para las inflamaciones e irritaciones se hacen enjuagues con el líquido 3 veces al día. Para la garganta, de 3 a 4 gargarismos.

### Aliviadora contra la diabetes

Poner a calentar 2 hojas frescas cortadas en trozos en 250 cm³ de agua. Dejar hervir durante 15 minutos a fuego moderado. Dejar enfriar y tomar en ayunas y al acostarse. Continuar con las tomas durante 15 días. Descansar 3 días y volver a tomar durante otros 15. Antiguamente, los peregrinos solían llevar las hojas secas en porciones. Existía otra receta que se preparaba con 3 g de la hoja seca en 200 cm³ de agua durante 10 minutos a fuego moderado. Se retiraba del fuego y se dejaba reposar durante toda la noche. Se filtraba y se tomaba en ayunas durante un mes entero. Según referencias, produce un gran alivio y disminuye el azúcar de la sangre. Hoy en día su uso ha quedado en el olvido.

### Verrugas y durezas de los dedos de los pies

Tener un higo fresco remojado en vinagre de vino tinto durante 8 horas. Antes de lavarse, aplicar sobre la verruga o dureza, frotando. Algunos usan el látex para quitar las verrugas y durezas.

# HINOJO COMÚN

UMBELÍFERAS *Foeniculum vulgare*

| | | | |
|---|---|---|---|
| EUSKERA: | Mihilu. | ALEMÁN: | Fenchel. |
| CATALÁN: | Fonoll. | HOLANDÉS: | Venkel. |
| GALLEGO: | Fiuncho. | POLACO: | Koperek. |
| INGLÉS: | Fennel. | SUECO: | Fencol. |
| FRANCÉS: | Fenouil commun. | DANÉS: | Fennikel. |
| ITALIANO: | Finnocchio. | PORTUGUÉS: | Funcho. |

## PARTES UTILIZADAS
Hojas y flores frescas.

## DESCRIPCIÓN BREVE:
Planta herbácea perenne, de tallos brillantes, hojas de color verde oscuro, envainadoras, muy divididas. Flores pequeñas, amarillas, dispuestas en grandes umbelas. Florece entre junio y septiembre; algunos años dan una segunda flor en diciembre y enero. Puede alcanzar de 50 a 150 cm de altura. Toda la planta despide un fuerte aroma.

## COMPONENTES ACTIVOS:
Las flores contienen aceite esencial. Las hojas llevan glucocurónidos (flavonoides) y algo de aceite esencial. Los frutos llevan glúcidos, proteínas, lípidos, cumarinas y betasitoserol. La raíz contiene cumarinas. Se puede decir que es rica en anetol y estragol, así como en hidrocarburos (terpénicos).

| Localización | Propiedades medicinales | Contraindicaciones |
|---|---|---|
| En terrenos secos, caminos, senderos, terrenos baldíos, terraplenes y ribazos. | Digestiva, carminativa, diurética, estimulante y antiespasmódica. | No se deben tomar por vía oral los aceites esenciales. Está contraindicado durante el embarazo, y en caso de padecer gastritis, úlceras gastroduodenales, enfermedades del hígado, así como enfermedades neurológicas. |

# RECETARIO
Usado por los antiguos peregrinos de los Caminos de Santiago

## APLICACIONES

### Flatulencias, mala digestión e inflamación intestinal

Poner en un vaso 2 o 3 umbelas florales frescas (5-6 g), añadir 100-125 cm$^3$ de agua hirviendo, tapar y dejar reposar 10 minutos; colar y tomar después de las comidas, 2 o 3 vasos al día.

### Tos, asma

Poner en una taza 3 o 4 umbelas florales (6-8 g), y agregar 125 cm$^3$ de leche hirviendo; tapar, dejar reposar 10 minutos, colar y añadir 1 cucharada de miel. Tomarlo al acostarse y por la mañana, en ayunas, antes de comenzar la caminata.

### Estimulante y, a la vez, como alimento, para reponer estímulos agotados

Coger un buen manojo de cogollos y brotes de hojas frescas, lavarlas bien, cortar en trozos y cocer con agua o leche. Por cada manojo (50-70 g) poner de 200 a 250 cm$^3$ de agua o leche; hervir durante 5 minutos y dejar templar. Comer las hojas cocidas y beber el líquido. Algunos le echaban aceite, y para la leche, miel. Otros sólo bebían el líquido. Lo hacían por la noche y por la mañana. Da buenos estímulos.

### Inflamación de ojos

Poner a hervir en un recipiente 600 cm$^3$ de agua. Preparar en otro recipiente 30 g de semillas secas del hinojo o, en su lugar, 25 g de las sumidades floridas secas. Una vez hervida el agua, ésta se vierte sobre el recipiente donde se halla la planta, se tapa y se deja reposar, 30 minutos si son semillas y 15 si son sumidades floridas; se cuela y queda listo para ser usado. El tratamiento consiste en aplicar unas compresas sobre la zona afectada y en lavar bien los ojos inflamados. Estos lavajes y aplicaciones de compresas deben hacerse de 3 a 4 veces al día con el mismo líquido. En poco tiempo suele desaparecer el dolor y, si se aplica con el líquido frío, a la vez baja la inflamación.

# LAUREL COMÚN

LAURÁCEAS *Laurus nobilis*

| | | | |
|---|---|---|---|
| EUSKERA: | Ereinotz. | ALEMÁN: | Lorbeerbaum. |
| CATALÁN: | Llorer. | HOLANDÉS: | Laurierboom. |
| GALLEGO: | Louro. | POLACO: | Bobek drzwo laurowe. |
| INGLÉS: | Laurel. | SUECO: | Lager. |
| FRANCÉS: | Laurier noble. | DANÉS: | Laurboertroe. |
| ITALIANO: | Lauro. | PORTUGUÉS: | Loureiro. |

## PARTES UTILIZADAS

Las hojas y frutos maduros, frescos.

## DESCRIPCIÓN BREVE:

Árbol o arbusto perenne, ramoso, de corteza oscura, hojas coriáceas, alternas, largas y onduladas, lanceoladas, que al romperlas despiden un fuerte aroma. Flores amarillentas, reunidas en grupos de ramilletes auxiliares. Frutos en bayas globulosas, de color negro cuando madura. Puede alcanzar entre 2 y 15 m de altura.

## COMPONENTES ACTIVOS:

Las hojas contienen aceite esencial, aceite fijo, resina, tanino, mucílago y un principio amargo; los frutos (bayas), laurenobiolido, aceite graso (23-25 %), resina, azúcar y aceite esencial (cineol, geraniol y linalol).

| Localización | Propiedades medicinales | Contraindicaciones |
|---|---|---|
| Vegeta espontáneamente, entre rocas, paredes viejas, setos, entre valles y barrancos de climas templados, y frecuentemente es cultivado como planta ornamental. | Tónico, excitante, antirreumático, carminativo, antiséptico, espasmolítico, balsámico y pediculicida. | No se aplicará tópicamente el aceite esencial a las personas con alergias y a los niños, ni tomarán por vía oral este aceite quienes padezcan gastritis, úlcera gastroduodenal, hepatopatías o enfermedades neurológicas; tampoco se administrará durante el embarazo y la lactancia. |

# RECETARIO
Usado por los antiguos peregrinos de los Caminos de Santiago

## APLICACIONES

### Picaduras de avispas y abejas y como calmante del dolor de reuma

Coger unas hojas frescas jóvenes y machacarlas hasta hacer una masa. Aplicar directamente sobre la parte afectada por las picaduras; sujetar con una venda y cambiar varias veces al día el emplasto. Para el reuma se suelen poner las hojas machacadas en una gasa o paño y se coloca como cataplasma sobre la parte afectada por el reuma; se aplica 2 o 3 veces al día. Este remedio reduce las contusiones producidas por golpes y caídas, y calma los dolores causados por el reuma.

### Para descargar la cargazón de la cabeza (debido a diversas causas: resfriados, agotamiento, dolor)

Coger un puñado de frutos semimaduros o maduros, machacarlos bien y extraer el zumo; después aspirar como si fuese rapé, por la nariz; una vez que penetra el zumo, éste extiende su efecto al cerebro, como si fuese un purgante, y hace que rápidamente desaparezca la cargazón.

### Catarros y gripes

Poner a hervir en un recipiente 100 cm$^3$ de agua. Preparar en una taza 2 g de laurel. Una vez hervida el agua, se vierte sobre la taza donde se halla el laurel, se tapa y se deja reposar unos 20 minutos; después se cuela y se le añade 1 cucharada grande de miel, se disuelve y queda listo para ser tomado. Para el catarro el tratamiento consiste en tomar 2 tazas al día, una por la mañana y otra por la noche al irse a dormir; este tratamiento se sigue mientras dure el catarro. Si se trata de gripe, se tomarán 3 tazas al día, una por la mañana, otra al mediodía y la otra por la noche, durante 14 días; algunos lo toman sólo unos 10 días, pero es mejor hacerlo unos días más, porque así se evitará la recaída. Es un tratamiento que suele dar buenos resultados, donde fallan otras plantas.

# LECHETREZNA PALUSTRE
## o Lechetrezna de agua

EUFORBIÁCEAS *Euphorbia palustris*

| | | | |
|---|---|---|---|
| EUSKERA: | Esne-belarra. | ALEMÁN: | Wolfsmilch. |
| CATALÁN: | Lleteresa palustre. | HOLANDÉS: | Wolf smelh. |
| GALLEGO: | Rateira. | SUECO: | Euforbium. |
| INGLÉS: | Spurge. | DANÉS: | Euforbium. |
| FRANCÉS: | Euphorbe. | PORTUGUÉS: | Morganheira. |
| ITALIANO: | Euforbio. | | |

## PARTES UTILIZADAS

El látex fresco o seco (leche vesificante),
y la parte aérea fresca.

## DESCRIPCIÓN BREVE:

Planta herbácea, robusta, perenne, con tallos vellosos, que contiene jugo lechoso (látex). Hojas lanceoladas, vellosas y dentadas en el ápice. Flores con umbela, de color amarillo. Florece desde mayo hasta agosto. Fruto glabro y liso. Puede medir desde 50 a 150 cm de altura. Toda la planta es tóxica.

## COMPONENTES ACTIVOS:

El látex contiene un principio amargo (la euforbona), resina y una dioxicumarina.

| Localización | Propiedades medicinales | Contraindicaciones |
|---|---|---|
| En lugares húmedos, arroyos, cercanías de manantiales, riberas y senderos. | Purgante, vesicante, antiverrugosa, antiparasitaria y callicida. | No se debe aplicar sobre heridas o grietas de la piel. |

# RECETARIO

Usado por los antiguos peregrinos de los Caminos de Santiago

## APLICACIONES

### Callos y verrugas

Se extrae el látex de la planta, sobre todo en los tallos, y se cortan para que salga la leche. El látex se aplica sobre el callo por la noche durante 9 días consecutivos. Para las verrugas, se suele cubrir la verruga con la leche. Alrededor de la verruga se suele colocar un poco de aceite o crema para que el látex no irrite la piel. Se repite la aplicación 2 o 3 veces al día hasta notar que va desapareciendo. Para los callos ha de procurarse aplicar por la noche con cuidado.

### Durezas y callos de los pies

Extraer unas 5 cucharadas de látex y mezclarlas con otras 5 cucharadas de vinagre de vino tinto. Aplicar esta mezcla 2 o 3 veces al día con una gasa o algodón humedecidos sobre las durezas o callos; sujetar con una venda o esparadrapo. Una aplicación ha de hacerse sobre todo por la noche. Se repite la aplicación durante 9 días. También se puede poner sólo el látex sobre las durezas 1 vez al día durante 9 días. Se debe procurar que no entre en contacto con otras partes sanas de la piel.

### Verrugas y callos

Extraer unos 25 g de látex y meterlos en un frasquito. Taparlo y dejar que se seque el contenido hasta que quede un polvo blanco. Este polvo se suele aplicar en cantidades muy pequeñas sobre la verruga, que previamente se habrá raspado un poco. Se repite la aplicación 2 veces al día.

### Contra los piojos y liendres (huevas)

Preparar una infusión de una mezcla a partes iguales de la parte aérea fresca de la planta y hojas de tabaco frescas. La dosis consiste en poner 25 g de la mezcla en 1 litro de agua recién hervida. Tapar y dejar reposar durante 30 minutos. Colar. Aplicar una loción capilar sobre los cabellos con piojos. Se repite la aplicación 2 veces al día. En poco tiempo se logra que desaparezcan. Se ha de tener cuidado de que no caiga sobre los ojos y la boca. En lugar de hojas frescas de tabaco se puede tomar tabaco seco, pero entonces se pone la cuarta parte.

*Observación:* Cuando se extrae el látex hay que situarse de forma que el viento no esté a favor; de lo contrario, el látex puede entrar en contacto con los ojos o con la boca y producir quemaduras. Además, hay que lavar bien las manos si se han manchado de látex.

# LLANTÉN MENOR

PLANTAGINÁCEAS *Plantago lanceolata*

| | | | |
|---|---|---|---|
| EUSKERA: | Ezpata-plantaina. | HOLANDÉS: | Smalbladige Weegbree. |
| CATALÁN: | Plantatge de fulla estreta. | POLACO: | Lubka. |
| GALLEGO: | Lengua de ovella. | SUECO: | Grodblad. |
| INGLÉS: | Small Plantain. | DANÉS: | Lancetbladet Vejbred. |
| FRANCÉS: | Plantain lanceólé. | | |
| ITALIANO: | Planggine petitti. | PORTUGUÉS: | Tamchagem menor. |
| ALEMÁN: | Spitzwegerich. | HÚNGARO: | Lándzsás. Utifü. |

## PARTES UTILIZADAS

La planta entera, principalmente las hojas frescas.

## DESCRIPCIÓN BREVE:

Planta herbácea, con hojas basilares, lanceoladas y pubescentes. De flores muy pequeñas, que van en espiga terminal densa blanquecina, y anteras blanco-amarillentas. Fruto en cápsula. Florece desde abril hasta agosto o septiembre. Mide de 10 a 70 cm de altura.

## COMPONENTES ACTIVOS:

Contiene mucílago, tanino, pectina, aucubina y catalpol, el glucósido iridoide aucubigenina, así como otros componentes. En las hojas frescas hay bastante vitamina C.

| Localización | Propiedades medicinales | Contraindicaciones |
|---|---|---|
| En caminos, cunetas, bordes de caminos y terrenos secos. | Antitusivo, antiinflamatorio, emoliente, antidiarreico, expectorante y cicatrizante. | Sin referencias, o no descritas. |

# RECETARIO
Usado por los antiguos peregrinos de los Caminos de Santiago

## APLICACIONES

### Ungüento contra las almorranas, varices y eccemas

Tomar un puñado de hojas frescas bien limpias y extraer el jugo (40 g o 4 cucharadas). Mezclarlo con 100 g de mantequilla y 10 g de hojas secas pulverizadas. Revolver todo bien hasta hacer una masa homogénea. Guardar en un frasco. Se aplica de 2 a 3 veces al día una pequeña loción sobre las partes afectadas. Para las almorranas, se pone un poco del ungüento en un trocito de paño y se aplica sobre el ano 3 o 4 veces al día. Este antiguo remedio lo utilizaron peregrinos ingleses, holandeses y franceses.

### Reconstituyente, expectorante y antiasmática (jarabe de miel)

Poner a cocer 100 g de hojas frescas troceadas en 250 cm$^3$ de agua durante 30 minutos. Dejar reposar durante 10 minutos y colar. Mezclar con 500 g de miel de brezo. Tomar al día 10 cucharadas repartidas en 5 tomas. Este jarabe reconstituyente se empleó mucho por los viajeros austríacos, polacos, alemanes y franceses, sobre todo durante las largas caminatas. Era un remedio natural muy eficaz contra los resfriados o catarros que sufrían frecuentemente.

### Conjuntivitis y blefaritis

Cocer 45 g de hojas frescas en medio litro de agua durante 3 minutos. Dejar reposar durante 10 minutos y filtrar. Aplicar en baños oculares, 3 o 4 veces al día, mediante una gasa empapada en el líquido.

### Picaduras de insectos y heridas

Coger un puñado de hojas frescas, lavarlas bien y machacarlas. Aplicar varias veces al día sobre las partes afectadas. En caso de heridas, aplicar 4 veces.

### Faringitis y estomatitis (encías, úlceras bucales, heridas)

Cocer 120 g de hojas, tallos y frutos frescos en 1 litro de agua durante 5 minutos. Dejar reposar durante 10 minutos y colar. Agregar 100 g de miel. Efectuar de 4 a 6 enjuagues diarios para las encías sangrantes y úlceras bucales. Para las irritaciones e inflamaciones de garganta, efectuar gárgaras 3 o 4 veces al día. La duración de cada gargarismo será de 3 minutos. Este remedio se empleó mucho, especialmente en las peregrinaciones de la Edad Media llevadas a cabo por daneses, polacos, alemanes e italianos. Hoy en día resulta un buen auxiliar de la medicina moderna como antiinflamatorio y cicatrizante natural.

# LÚPULO

CANNABÁCEAS *Humulus lupulus*

| | | | |
|---|---|---|---|
| EUSKERA: | Lupulu. | ALEMÁN: | Hopfen. Zaunhopfen. |
| CATALÁN: | Llúpol. | HOLANDÉS: | Hoppe. |
| GALLEGO: | Lúpulo. | POLACO: | Chmiel. |
| INGLÉS: | Hop. | SUECO: | Humle. |
| FRANCÉS: | Houblon grippant. | DANÉS: | Humle. |
| ITALIANO: | Luppolo. | PORTUGUÉS: | Lúpulo. |

## PARTES UTILIZADAS

Los conos (flores femeninas) y las ramas.

## DESCRIPCIÓN BREVE:

Planta herbácea vivaz, trepadora, de tallos caducos y ramosos. Hojas pecioladas, alternas, palmatilobadas y dentadas. Flores unisexuales, las masculinas pedunculadas, reunidas en racimos axilares, y de color blanco verdoso; las femeninas están formadas por un amento globuloso, de color amarillo. Son bracteadas y escamosas, reunidas en racimos axilares y terminales. Florecen desde junio hasta agosto. Se ensanchan cuando madura el fruto, que tiene forma de cono. Puede alcanzar una altura de hasta 6 m.

## COMPONENTES ACTIVOS:

Contiene lupulina (aceite esencial), es rica en hidrocarburos terpénicos (humuleno, micreno y cannabeno), resina, sales de potasio, ácido péctico y principios amargos.

| Localización | Propiedades medicinales | Contraindicaciones |
|---|---|---|
| En bosques húmedos, terrenos baldíos, setos, bordes de caminos, huertos, muros y senderos. Cultivada en diversos países. | Sedante, estomacal, narcótico, tónico y anafrodisíaco. | No tomar durante el embarazo, la hiperestrogenemia (excesiva cantidad de estrógenos en la sangre) y la lactancia. |

# RECETARIO

Usado por los antiguos peregrinos de los Caminos de Santiago

## APLICACIONES

### Insomnio

Coger una partida de ramas frescas con las hojas y, antes de ir a dormir, colocar las ramas de lúpulo sobre la almohada. Produce un sueño fácil y, a la vez, hace desaparecer las alteraciones nerviosas que pueda albergar la mente.

### Jaqueca, nerviosismo e insomnio

Sacar medio gramo de polvo de lúpulo de los conos. Tomar diluido en un vasito de agua. Para el insomnio, se toma antes de acostarse 1 dosis, y para la jaqueca y nerviosismo, 2 dosis al día.

### Dolores de reuma y neuralgias

Coger unos puñados de flores; la cantidad dependerá de la extensión del mal. Meterlas en una bolsa y coser la abertura. Poner a calentar en una plancha y, una vez que la bolsa esté muy caliente, aplicar sobre la parte afectada por el dolor. En poco tiempo desaparecen los dolores. Se repite la aplicación varias veces, según la intensidad del dolor. Fue empleada por los peregrinos austríacos, alemanes, holandeses, italianos y franceses.

### Digestiones difíciles y pesadez de estómago

Preparar una infusión con 3 g de conos secos o 6 g de conos frescos en 300 cm$^3$ de agua durante 15 minutos. Colar y tomar la mitad. Se puede endulzar si se desea. Se toma 2 veces al día: una al mediodía y la otra en la cena. Se sigue el tratamiento durante unos días.

### Masturbación (onanismo), excitación sexual y eyaculación nocturna involuntaria (poluciones nocturnas)

Poner a hervir en un recipiente 100 cm$^3$ de agua. En una taza preparar 1 g de conos secos. Una vez hervida el agua, se vierte sobre la taza y se tapa. Dejar reposar hasta que se enfríe; o bien dejarlo reposar durante 30 minutos. Transcurrido dicho tiempo, se cuela y queda listo para ser usado. Si se quiere, se puede endulzar. El tratamiento para estos males arriba señalados consiste en tomar 2 o 3 tazas al día: una al mediodía, después de la comida, y la otra después de la cena; si se hace una tercera toma, se hará por la mañana. Se debe seguir el tratamiento hasta que desaparezca la excitación sexual o eyaculación nocturna. Es un buen remedio, pues en poco tiempo se recupera uno. No debe sobrepasarse la dosis descrita para los conos.

# MADRESELVA

CAPRIFOLIÁCEAS *Lonicera caprifolium*

| | | | |
|---|---|---|---|
| EUSKERA: | Atxapar etruska. | ALEMÁN: | Geissblatt. |
| CATALÁN: | Mare-selva. | HOLANDÉS: | Kamperfolie. |
| GALLEGO: | Madresselva da boticas. | SUECO: | Getblad. |
| | | DANÉS: | Gededblad. |
| INGLÉS: | Honeysuckle. | PORTUGUÉS: | Madressilva das boticas. |
| FRANCÉS: | Chèvrefeuille. | | |
| ITALIANO: | Madreselva. | | |

## PARTES UTILIZADAS

Las hojas y flores frescas.

## DESCRIPCIÓN BREVE:

Planta arbustiva trepadora de liana robusta y leñosa, con racimos largamente pedunculados, con los pares superiores de hojas bajo las flores, soldados rodeando el tallo. Las hojas inferiores son pecioladas, aovadas, caducas o algo persistentes. Las flores, en racimos terminales, van en grupos de 3, teñidas de rojo por fuera, con corola de color blanco amarillento. Frutos rojos, carnosos, en racimos. Son tóxicos. Florece desde mayo hasta junio. Puede superar los 3 m de altura.

## COMPONENTES ACTIVOS:

Contiene saponósidos, sustancias amargas (en las hojas); en la flor, materias antibióticas y una sustancia amarga. Los frutos (bayas) son tóxicos, y se cree que contienen también alcaloides tóxicos.

| Localización | Propiedades medicinales | Contraindicaciones |
|---|---|---|
| Se localiza en bosques, setos, caminos forestales, espesuras y bordes de caminos sombríos. | Astringente, aséptica, vulneraria y antiinflamatoria. | Sin referencias, o no descritas. |

# RECETARIO
Usado por los antiguos peregrinos de los Caminos de Santiago

## APLICACIONES

### Inflamación de encías

Poner a calentar 50 g de hojas frescas en medio litro de agua. Dejar hervir durante 10 minutos. Dejar reposar durante 15 minutos y colar. Se aplica mediante enjuagues, de 4 a 6 veces al día. Estos enjuagues bucales fortalecen las encías y, a la vez, sirven para cicatrizar heridas muy rápidamente.

### Afecciones laríngeas (de garganta)

Poner medio litro de agua en un recipiente. Agregar 35 g de flores y hojas frescas troceadas. Dejar hervir durante 10 minutos y colar. Agregar 5 cucharadas de miel y diluir bien. Se emplea para hacer gargarismos. Se repite la aplicación de 3 a 4 veces al día, la última al acostarse. Resulta conveniente que cada gargarismo no pase de los 3 minutos.

### Úlceras y llagas

Poner a hervir durante 10 minutos 120 g de hojas frescas en 1 litro de agua. A continuación, colar. Se emplea para hacer lavados y aplicar compresas. La aplicación se efectúa de la siguiente manera: en primer lugar, lavar la llaga procurando que el lavado sea completo. Después, se humedece la compresa en el líquido y se cubre la zona afectada. Se sujeta con una venda o tela y se cambia de 3 a 4 veces al día. Esta receta fue utilizada por peregrinos griegos, italianos, yugoslavos, suizos, alemanes, holandeses e ingleses. La planta que más se usaba era la *Lonicera etrusca*, que generalmente confundían con la madreselva. Ambas son casi iguales en la forma y en su uso recetario auxiliar. Poseen las mismas propiedades medicinales de cura de llagas, úlceras y como antiinflamatorio.

# MALVA REAL

## MALVÁCEAS *Althaea rosea*

| | | | |
|---|---|---|---|
| EUSKERA: | Malva gorri. | HOLANDÉS: | Stokroos. |
| CATALÁN: | Malva reial. | POLACO: | Szlaz ziele. |
| GALLEGO: | Malvaiso. | DANÉS: | Stokrose. |
| INGLÉS: | Rose Mallow. | PORTUGUÉS: | Malva-da-India. |
| FRANCÉS: | Rose trémière. | HÚNGARO: | Mályvarózsa. |
| ITALIANO: | Malvarosa. | | |
| | Rosa di mare. | | |

## PARTES UTILIZADAS

Las hojas y flores frescas, y algunas veces también las raíces.

## DESCRIPCIÓN BREVE:

Planta herbácea bianual, de tallos ramosos o simples, y vellosos. Hojas opuestas, palmeadas, de bordes festoneados, de color glauco por el haz. El envés es más claro y velloso. Sus flores son grandes y solitarias. Posee variedad de colores, aunque predomina más el rojo. Van dispuestas alternadas a lo largo del tallo. Florece en verano. Puede alcanzar una altura de entre 1 y 2 m. Su fruto es seco, indehiscente y rugoso.

## COMPONENTES ACTIVOS:

Mucílago de naturaleza urónica, sales minerales, luteína y fitosterol, y taninos; en las hojas, mucílago y almidón.

| Localización | Propiedades medicinales | Contraindicaciones |
|---|---|---|
| Hoy en día se cultiva en jardines, parques, huertos y viveros. | Emoliente, antigotosa, antiinflamatoria, pectoral, laxante y calmante. | No descritas. |

# RECETARIO
Usado por los antiguos peregrinos de los Caminos de Santiago

## APLICACIONES

### Resfriados, catarros y bronquitis

Preparar una infusión que contenga 60 g de flores y hojas frescas y 1 litro de agua. Dejar reposar durante 10 minutos y colar por expresión. Agregar 100 g de miel. Tomar 3 o 4 veces al día: la primera toma tiene lugar por la noche, la segunda por la mañana, antes de iniciar la caminata, y la otra al mediodía o por la tarde. Seguir con las tomas durante unos días.

### Abscesos y flemones, para bajar la inflamación y el dolor

Coger un trozo de raíz fresca. Machacarla y colocarla sobre unas hojas frescas algo majadas. Poner todo en un pedazo de tela y aplicar sobre el flemón. Esta cataplasma se repite 2 o 3 veces al día, especialmente al acostarse.

### Inflamaciones de piel y enrojecimiento por el sol u otras causas

Coger un puñado de hojas frescas y lavarlas. Ponerlas a cocer con 250 cm³ de leche durante 3 minutos. Retirar del fuego y emplear la leche para hacer un lavado sobre la parte afectada. Después aplicar las hojas. Hacer todo esto, sobre todo, antes de acostarse. Por la mañana, antes de comenzar la caminata, colocar otro emplasto sujetándolo con una venda. Este remedio era utilizado por peregrinos italianos.

### Inflamaciones de boca y garganta

Coger un puñado de hojas y hervirlas con medio litro de agua durante 2 minutos. Dejar reposar durante 10 minutos y colar. Agregar 3 cucharadas de miel. Una vez finalizada la jornada, realizar unos gargarismos o enjuagues con el líquido. Al acostarse, repetir la operación. Por la mañana, antes de comenzar la peregrinación, hacerlo de nuevo, y a media mañana otra vez. Es conveniente llevar un poco de este líquido durante el trayecto. Fue empleado por los peregrinos alemanes y franceses.

# MALVA SILVESTRE

MALVÁCEAS *Malva sylvestris*

| | | | |
|---|---|---|---|
| EUSKERA: | Malva arrunt. | ALEMÁN: | Wilde malve. |
| CATALÁN: | Malva major. | | Malwenkrut. |
| GALLEGO: | Malva. | HOLANDÉS: | Maluwe. |
| INGLÉS: | Common Mallow. | POLACO: | Szlaz ziele. |
| FRANCÉS: | Mauve sylvestre. | SUECO: | Kattost. |
| ITALIANO: | Malva. | PORTUGUÉS: | Malva. |

## PARTES UTILIZADAS

Las hojas frescas, flores y raíces.

## DESCRIPCIÓN BREVE:

Planta herbácea vivaz, de tallos vellosos y ramosos; las flores, de color rosa púrpura, van reunidas en ramilletes axilares y terminales. Hojas pecioladas, alternas, tomentosas, palmadas y lobadas, festoneadas. Fruto comprimido, grueso. Florece entre abril y agosto. Puede alcanzar entre 50 y 100 cm de altura.

## COMPONENTES ACTIVOS:

Contiene gran cantidad de mucílago de naturaleza urónica, glucósido, malvina, tanino y vitaminas A, B y C, así como algunas sustancias que producen efectos laxantes.

| Localización | Propiedades medicinales | Contraindicaciones |
|---|---|---|
| Vegeta espontáneamente en bordes de caminos, terrenos baldíos, escombreras, taludes y terraplenes. | Béquica, emoliente, pectoral, algo astringente, estimulante y laxante. | Sin referencias. |

# RECETARIO
Usado por los antiguos peregrinos de los Caminos de Santiago

## APLICACIONES

### Abscesos y panadizos

Coger un manojo de hojas y raíces frescas, escaldarlas en agua hirviendo, ponerlas sobre una tela y machacarlas hasta que salga el zumo; después aplicar todo junto sobre el panadizo o absceso y sujetar con una venda; cambiar la cura cada hora. También se suele hacer escaldando las hojas en el agua hirviendo y después se extiende sobre un trozo de paño o tela, se machaca y se mezcla con aceite de oliva templado o caliente, aplicando directamente sobre el absceso o panadizo. Hace madurar los granos (diviesos y golondrinos).

### Artritis y gota

Coger unas hojas frescas, ponerlas a calentar en una chapa para que expulse parte de la humedad; colocar en un paño o tela y aplicar directamente esta cataplasma sobre la parte afectada por el mal. La cataplasma se cambia a las 2 horas.

### Para los catarros y resfriados (tos)

Poner en agua de 10 a 12 flores frescas, durante 10 minutos; colar la infusión y tomarla endulzada con 1 o 2 cucharadas de miel. Beber una taza antes de acostarse y otra en ayunas. Da buen resultado y hace que uno no pierda la vitalidad. Esta misma tisana también se hace con un par de hojas frescas, pero es mejor emplear la flor.

### Estreñimiento

Poner a hervir en un recipiente 1 litro de agua. Añadir 15 g de flores secas o 25 g de las frescas. Una vez que el agua esté hirviendo, echar las flores y retirar el recipiente del fuego, dejándolo reposar hasta que se quede templado. Después se filtra a una botella. Se toman de 3 a 4 vasos diarios hasta que se pase el mal, que suele durar unos 3 días, aunque a veces se arregla en el mismo día. Cuando desaparece el mal, se deja de tomar esta receta.

# MANZANILLA FINA

COMPUESTAS TUBULIFLORAS *Matricaria matricarioides*

| | | | |
|---|---|---|---|
| EUSKERA: | Kamamila berdea. | ITALIANO: | Camomila verd. |
| CATALÁN: | Camamilla d'Urgell. | ALEMÁN: | Kamille. |
| GALLEGO: | Manzanella. | HOLANDÉS: | Kamil. |
| INGLÉS: | Pineappleweed. | PORTUGUÉS: | Camomilla. |
| FRANCÉS: | Matricaire san rayons. | | |

## PARTES UTILIZADAS

Las flores y hojas frescas.

## DESCRIPCIÓN BREVE:

Planta herbácea anual, erecta y foliosa, con ramas rígidas, hojas lampiñas, divididas 2 o 3 veces en segmentos liniares. Flores en capítulos cónicos, amarillos verdosos, sin lígulas. Florece de mayo a septiembre. Muy olorosa. Originaria de América del Norte.

## COMPONENTES ACTIVOS:

Aceite esencial, principios amargos, resina y aceite graso.

| Localización | Propiedades medicinales |
|---|---|
| Se halla en tierras cultivadas, caminos, senderos y cunetas. | Estomacales y estimulantes. |

140

# RECETARIO
Usado por los antiguos peregrinos de los Caminos de Santiago

## APLICACIONES

### Malestar estomacal

Poner en infusión de 12 a 20 capítulos frescos en 100-150 cm³ de agua, durante 10 minutos. Colar y tomar después de cenar y por la mañana, antes de empezar la caminata. Si se quiere, se puede endulzar con azúcar. Esta fórmula la emplearon peregrinos en los siglos XVIII y XIX; después dejó de usarse, aunque más tarde se empleó de nuevo, incluso como remedio refrescante.

### Irritación de la piel y legañas de los ojos

Poner un puñado de hojas y ramas frescas cortadas en un recipiente con 1 litro de agua caliente y dejar toda la noche en maceración; al día siguiente lavar la cara con esa agua, y las partes afectadas. Esta operación se hace al término del descanso nocturno, durante 3 o 5 días. Da muy buen resultado.

### Refrescante y a la vez tonificante del organismo

Poner en 1 litro de agua hirviendo 30 capítulos florales frescos; dejar reposar 30 minutos, colar a una botella y agregar 100 g de miel; diluir bien y tomar todo el líquido repartido a lo largo del día.

### Insomnio

Poner a hervir en un recipiente 125 cm³ de agua. Preparar en una taza 8 cabezas de manzanilla seca. Después, añadir 3 hojas de sauce blanco o un pequeño pedazo de corteza de naranja. Una vez hervida el agua, se vierte sobre la taza donde se hallan las plantas y se tapa, dejándolo reposar unos 10 minutos. Pasado dicho tiempo, se filtra y se le añade 1 cucharada de miel o azúcar. El tratamiento consiste en beber el contenido de la taza al irse a dormir. Este tratamiento se seguirá hasta que se regule el sueño. Si al cabo de 20 días no se ha conseguido regular el sueño, se suspenderá el tratamiento durante 4 días y se repetirá de nuevo.

# MARRUBIO BLANCO

LABIADAS *Marrubium vulgare*

| | | | |
|---|---|---|---|
| EUSKERA: | Lehugi. | ALEMÁN: | Weiser Andornn. |
| CATALÁN: | Malrubí. | HOLANDÉS: | Witte andoorn. |
| GALLEGO: | Marroxo. | POLACO: | Szanta bisla. |
| INGLÉS: | White Horehound. | SUECO: | Andorn. |
| FRANCÉS: | Marrube blanc. | danés: | Marrube. |
| ITALIANO: | Marrobbio bianco. | PORTUGUÉS: | Marroio. |

## PARTES UTILIZADAS

Las sumidades floridas y, a veces, las hojas frescas.

## DESCRIPCIÓN BREVE:

Planta herbácea vivaz, de tallos cuadrangulares erguidos, simples o ramosos, vellosos y de matiz grisáceo. Hojas pecioladas, opuestas, ovales, arrugadas, vellosas y de matiz plateado. Flores pequeñas y blancas que van en verticilos espaciados y multifloros. Florece desde mayo hasta septiembre. Puede alcanzar de 30 a 80 cm de altura. Toda la planta exhala un aroma parecido al del tomillo.

## COMPONENTES ACTIVOS:

Aceite esencial, principios amargos, resina y aceite graso.

| Localización | Propiedades medicinales | Contraindicaciones |
|---|---|---|
| En terrenos incultos, bordes de caminos, junto a muros y escombreras. | Calmante, estimulante, sedante cardíaco, estomacal, béquico, expectorante y vulnerario. | En los casos de dispepsias hipoexcretoras. |

# RECETARIO
Usado por los antiguos peregrinos de los Caminos de Santiago

## APLICACIONES

### Dolores de pies cansados, de espalda o costado

Cocer 80 g de las hojas frescas con 1 litro de agua durante 5 minutos. Dejar reposar durante 10 minutos y colar. Se aplican compresas humedecidas en el líquido sobre las partes afectadas por el dolor. También se suelen tomar baños. Se repite la aplicación 3 veces al día. En ocasiones se suelen colocar también fomentos muy calientes.

### Heridas que no cicatrizan

Coger unas hojas frescas. Lavarlas bien y machacarlas. Después agregar 1 o 2 cucharadas de miel y hacer una pasta homogénea. Aplicar sobre la herida cubriéndola con una gasa o venda. Esta cataplasma se cambia de 2 a 3 veces al día.

### Bronquitis y afecciones pulmonares

Preparar una infusión con 45 g de las sumidades floridas secas o con 90 g de las frescas en 1 litro de agua durante 15 minutos. Colar y endulzar con 100 g de miel de brezo. Tomar 4 tazas al día: una en ayunas, otra antes de la comida, otra por la tarde y la última al acostarse. En pocos días la recuperación es completa. Esta antigua receta fue usada por peregrinos alemanes, polacos, daneses, suecos, holandeses, franceses e italianos.

### Asma y catarro

Preparar una infusión con 1 cucharada de las sumidades floridas secas o 2 cucharadas de las frescas en 150 cm³ de agua durante 10 minutos. Colar y añadir 1 cucharada de miel. Tomar este preparado antes de acostarse por la noche y por la mañana, en ayunas, antes de comenzar la andadura.

# MARRUBIO NEGRO

LABIADAS *Ballota nigra*

| | | | |
|---|---|---|---|
| EUSKERA: | Lekugi beltza. | ITALIANO: | Marrobio nero. |
| CATALÁN: | Malrubí negre. | ALEMÁN: | Schwarznessel. |
| GALLEGO: | Marroxonegro. | HOLANDÉS: | Stinkende Ballote. |
| INGLÉS: | Black Hemp-Nettle. | PORTUGUÉS: | Marroi negro. |
| FRANCÉS: | Marrube noir. | | |

## PARTES UTILIZADAS

Las hojas frescas y las sumidades floridas frescas.

## DESCRIPCIÓN BREVE:

Planta herbácea perenne, pubescente, maloliente y ramificada. De tallos cuadrangulares y hojas pecioladas, ovales, algo dentadas. Flores en densos verticilos, de color púrpura rojizo, que salen en las axilas de las hojas superiores. Florece desde mayo hasta septiembre. Alcanza de 45 a 110 cm de altura.

## COMPONENTES ACTIVOS:

Las flores y hojas contienen malato y pectinato potásicos. En el rizoma contiene azúcar (estaquiosa).

El olor fuerte que desprenden las hojas y flores es producido por un aceite esencial que también lleva el tallo.

| Localización | Propiedades medicinales | Contraindicaciones |
|---|---|---|
| En terrenos baldíos, caminos, arcenes y setos. | Sedante, diurético, antiespasmódico, hipotensor y detersivo. | Sin referencias, o no descritas. |

# RECETARIO
Usado por los antiguos peregrinos de los Caminos de Santiago

## APLICACIONES

### Llagas, úlceras y mordeduras de perro

Coger un puñado de hojas frescas, lavarlas bien y machacarlas. Después colocarlas sobre la llaga y sujetar la cura con una tela o venda. Esta aplicación se repite 2 o 3 veces al día en caso de úlcera infectada. Las hojas suelen escaldarse en agua hirviendo durante 15 segundos. A continuación, se sacan y se hace una masa con ellas. Se pone el preparado en un paño y se coloca sobre la úlcera. Se repite la aplicación 2 o 3 veces al día. Para las mordeduras de perro se emplean las hojas frescas bien lavadas y se ponen como un emplasto sobre la herida. Cambiar de emplasto 3 veces al día. También se puede preparar una infusión con un puñado de hojas en un poco de agua dejando reposar durante 15 minutos. Después se hace un buen lavado con el líquido y se colocan las hojas sobre la mordedura. Se lava 2 veces al día.

### Tensión arterial alta

Coger un puñado (unos 50 g) de las sumidades floridas. Para cada toma se emplean 5 o 6 g de las sumidades floridas en una infusión de 125 cm$^3$ de agua, dejando reposar durante unos 10 minutos. Se filtra y se toma en ayunas 1 vez al día. Seguir las tomas durante 7-8 días. Suele bajar bien la presión arterial, sobre todo en aquellos que, por su obesidad, se ven afectados por alteraciones arteriales.

### Vómitos y dispepsias nerviosas

Preparar una infusión con 1 g de las sumidades floridas en 150 cm$^3$ de agua. Dejar reposar durante 10 minutos y filtrar. Agregar 1 cucharada de miel. Tomar 2 veces al día. Cuando hay vómitos, tomar un vaso de 150 cm$^3$ nada más vomitar. En los estados digestivos difíciles, cuando se anda mucho da un buen resultado. Tomar la infusión antes de comer.

# MATRICARIA

COMPUESTAS TUBULIFLORAS *Chrysanthemum parthenium*

| | | | |
|---|---|---|---|
| EUSKERA: | Emasabel-belarra. | ALEMÁN: | Mutterkraut. |
| CATALÁN: | Matricària. | | Mutterkamille. |
| GALLEGO: | Matricària. | HOLANDÉS: | Maederkruid. |
| INGLÉS: | Feverfew. | POLACO: | Maruma ziele. |
| FRANCÉS: | Grand camomille. | | Rumianek. |
| | Matricaire. | SUECO: | Romerske kamill. |
| ITALIANO: | Matricale. | DANÉS: | Matrum. |
| | | PORTUGUÉS: | Matricària. |

## PARTES UTILIZADAS

Las flores frescas o secas, y las hojas y extremidades.

## DESCRIPCIÓN BREVE:

Planta herbácea vivaz bienal, de tallos ramosos. Hojas pecioladas, pequeñas, alternas, segmentadas, de matiz verde. Flores
solitarias, en capítulos largamente pedunculados, de disco amarillo y lígulas blancas. Florecen entre primavera y verano. Despide un olor aromático. Alcanza de 15 a 60 cm de altura.

## COMPONENTES ACTIVOS:

Contiene una sustancia amarga, un aceite esencial, que lleva
un compuesto de alcanfor, borneol levógiro y terpenol, así como
cera, goma y azúcar, en pequeñas cantidades.

| Localización | Propiedades medicinales | Contraindicaciones |
|---|---|---|
| Dependiendo de las zonas, vegeta espontáneamente en parajes frescos y herbosos, muros, ruinas, huertas y jardines. Hoy en día se cultiva como planta ornamental. | Tónica, estomacal, emenagoga, vermífuga y repelente. | Está contraindicada en casos de dispepsias hipersecretoras, embarazo y en niños. |

# RECETARIO

Usado por los antiguos peregrinos de los Caminos de Santiago

## APLICACIONES

### Mosquitos y otros insectos (actúa como repelente)

Coger 10 cabezuelas y ponerlas a calentar a fuego moderado con 150 cm³ de aceite de oliva de 1º durante media hora. Retirar del fuego y dejar reposar durante toda la noche. Después filtrar por expresión a un botellín y guardar. Se emplea durante el tránsito por parajes atestados de mosquitos o tábanos. Dar un suave masaje con un poco de aceite sobre las zonas descubiertas del cuerpo, lo que aleja a los insectos durante el recorrido y, de esta forma, la piel no sufre nada. Además funciona como relajante de los vasos sanguíneos capilares de la piel. Este aceite fue empleado por peregrinos italianos, griegos, alemanes, franceses y portugueses.

### Dolores de la regla y, a la vez, regulador

Poner en infusión 9 cabezuelas (4 g) con 125 cm³ de agua durante 10 minutos. Tomar en ayunas 1 vez durante la menstruación.

### Lombrices

Poner en infusión 5 g de flores secas o 10 g de las frescas con 125 cm³ de agua durante 10 minutos. Colar y tomar 2 vasos al día: uno en ayunas y otro por la noche. Se suele tomar durante 2 o 3 días.

### Espasmo estomacal, o mala digestión

Poner en infusión 6 g de flores frescas con 100 cm³ de agua durante 10 minutos. Filtrar y tomar 2 vasos al día después de las comidas.

### Inapetencia, hipomenorreas (hemorragia uterina de volumen inferior al normal)

Preparar una infusión de 10 minutos de duración con 100 cm³ de agua con 3 g de hojas secas y extremidades o 6 g de las frescas. Filtrar y tomar de 2 a 3 infusiones al día endulzándolas con miel. Tomar antes de las comidas. Para la hipomenorrea se toman 2: una en ayunas y otra por la noche, durante el tiempo que dura la regla. Hay datos que justifican el uso de esta receta en el siglo xv por mujeres que acompañaban a sus maridos en las peregrinaciones a Santiago. Se pueden emplear sólo las flores para preparar esta receta.

# MELISA

LABIADAS *Melissa officinalis*

| | | | |
|---|---|---|---|
| EUSKERA: | Garraiska. | ALEMÁN: | Melisse. |
| CATALÁN: | Melissa. | HOLANDÉS: | Citroenkruid. |
| GALLEGO: | Meliteira. | POLACO: | Melisa cytynova. |
| INGLÉS: | Balm. | SUECO: | Citronmeliss. |
| FRANCÉS: | Melisse. | DANÉS: | Hiertenfryd. |
| ITALIANO: | Melissa. | PORTUGUÉS: | Melissa. |

## PARTES UTILIZADAS

Hojas, tallos y sumidades floridas frescas.

## DESCRIPCIÓN BREVE:

Planta herbácea vivaz, de tallos ramosos. Hojas pecioladas, opuestas, ovales, dentadas y agudas, de matiz verde oscuro. Flores pequeñas, bilabiadas y de cáliz tubular, de color blanco. Fruto oval, situado al fondo del cáliz. Florece de junio a septiembre. Llega a alcanzar una altura de 70-85 cm. Toda la planta despide un fuerte aroma a limón.

## COMPONENTES ACTIVOS:

Contiene esencia (pineno y limoneno), alcoholes (geraniol y linalol); en las hojas, aceite esencial (citronelal), como componente principal.

| Localización | Propiedades medicinales | Contraindicaciones |
|---|---|---|
| En terrenos húmedos, bordes de caminos, huertos y muros, donde vegeta espontáneamente. También se cultiva en huertas de climas templados. | Sedante, carminativa, diaforética, estomacal y antiespasmódica. | Sin referencias, o no descritas. |

# RECETARIO
Usado por los antiguos peregrinos de los Caminos de Santiago

## APLICACIONES

### Picaduras de insectos

Coger un puñado de hojas y tallos frescos, agregar 1 o 2 cucharadas de agua, ponerlas en un recipiente, machacarlas y extraer el jugo, por medio de una tela o colador de paño. Aplicar dicho jugo sobre las partes afectadas por las picaduras, varias veces al día, sobre todo por la noche.

### Estados alterados y nerviosos, debido a crisis, conmociones, psicosis tóxica y nerviosismo

Poner un puñado de hojas frescas en una taza de agua hirviendo (200 cm³) y dejar reposar, fuera del fuego, de 8 a 20 minutos; colar y tomar. Se beben de 3 a 4 tazas por día. También se utiliza como líquido refrescante durante la caminata diaria. Se pone en infusión 100 g de la planta entera fresca en 1 litro de agua durante 10 minutos; se cuela y se agregan 100 cm³ de vino blanco. Es una bebida refrescante y, a la vez, calmante. Si se quiere se puede endulzar con miel.

### Tratamiento de los vértigos y jaquecas

Poner a hervir en un recipiente 150 cm³ de agua. En una taza poner 10 hojas frescas pequeñas o 5 de las grandes. Una vez hervida el agua, se vierte sobre las hojas, se tapa y se deja reposar 10 minutos. Se filtra y ya queda listo. Si se quiere, se puede endulzar con miel o con azúcar. También se hace esta infusión poniendo 4 g de hojas secas por 150 cm³ de agua. El tratamiento para la jaqueca consiste en tomar de 4 a 6 tacitas durante el día, a pequeños sorbos. Para los vértigos, se toman de 2 a 4 tacitas durante el día. Se deja de tomar en cuanto desaparecen las molestias.

# MENTA ACUÁTICA

LABIADAS *Mentha aquatica*

| | | | |
|---|---|---|---|
| EUSKERA: | Xipa-belar. | FRANCÉS: | Menthe aquatique. |
| CATALÁN: | Menta d'aigua. | ITALIANO: | Menta acquatica. |
| GALLEGO: | Menta do agua. | ALEMÁN: | Bachminze. |
| INGLÉS: | Water mint. | PORTUGUÉS: | Hortelã-de-agua. |

## PARTES UTILIZADAS

Las hojas y sumidades floridas frescas.

## DESCRIPCIÓN BREVE:

Planta herbácea perenne, de tallos ramosos, erecta, pubescente, de hojas pecioladas, opuestas, más o menos ovales, flores pequeñas, tubulares, en inflorescencia de 2 a 3 verticilos densos, formando cabeza; corola lila, rosa o blanca. Florece de junio a octubre. Puede alcanzar de 10 a 90 cm de altura. Las hojas tienen olor a menta.

## COMPONENTES ACTIVOS:

Las hojas y tallos contienen una esencia que no lleva mentol. Lleva también tanino y principio amargo.

| Localización | Propiedades medicinales | Contraindicaciones |
|---|---|---|
| Se halla en lugares húmedos, costados de caminos, lugares encharcados, riberas, arroyos, ríos y manantiales. | Carminativa, estimulante, colagoga, espasmolítica y antidiarreica. | Sin referencias, o no descritas. |

# RECETARIO
Usado por los antiguos peregrinos de los Caminos de Santiago

## APLICACIONES

### Gases estomacales o ventosidades de vientre y diarrea

Coger un puñado de hojas frescas y ponerlas en infusión en una taza de agua hirviendo; tapar y dejar reposar unos 10 minutos; colar y tomar después de haber comido. Las tomas se hacen una a mediodía y otra por la noche. Para la diarrea se toma antes de comer una taza grande.

### Recuperar las fuerzas perdidas en las largas caminatas, sobre todo para estimular el sistema nervioso

Coger un manojo de hojas frescas y lavarlas bien. Preparar en un recipiente 250 cm³ de agua; agregar 2 dientes de ajo, 1 cucharada de aceite de oliva y 1 panecillo, y poner a cocer, hasta que se quede hecha una sopa espesa; añadir las hojas, revolver bien y tener 2 minutos en el fuego; retirar del fuego y dejar reposar 10 minutos. Seguidamente, se puede comer. Se hace una comida por la noche y otra por la mañana, antes de comenzar la peregrinación diaria. Da buen resultado y hace que el organismo se recupere bien. Se debe seguir durante unos días con esta dieta.

### Activar la energía del organismo (nervioso y mental)

Poner en infusión un puñado de las sumidades floridas frescas en medio litro de agua hirviendo; tapar y dejar reposar 15 minutos; colar y tomar en 2 veces: una por la noche y la otra en ayunas. Se puede endulzar con miel.

### Fórmula para el tratamiento del dolor de oídos producido por nerviosismo, que a veces va acompañado por fuertes zumbidos

Poner a hervir en un recipiente 1 litro de agua. En otro recipiente preparar 35 g de hojas, flores y tallos secos de la menta o, en su lugar, 60 g de hojas y flores frescas, así como los tallos. Una vez hervida el agua, ésta se vierte sobre el recipiente donde se hallan las plantas y, acto seguido, se tapa el recipiente dejándolo en reposo hasta que se enfríe. Una vez frío, se filtra a una botella. La dosis del tratamiento es de 3 tacitas diarias, una por la mañana, otra al mediodía y otra por la noche. Este tratamiento se seguirá hasta que desaparezcan los zumbidos del oído. Las tomas pueden ser templadas o frías.

# MENTA DE CABALLO

LABIADAS *Mentha longifolia*

| | | | |
|---|---|---|---|
| EUSKERA: | Menda. | ALEMÁN: | Wilde Minze. |
| CATALÁN: | Menta boscana. | HOLANDÉS: | Hertsmunt. |
| GALLEGO: | Hortela. | POLACO: | Mieta. |
| INGLÉS: | Wild mint. Horsemint. | SUECO: | Mynta. |
| FRANCÉS: | Menthe sauvage. | DANÉS: | Mynte. |
| ITALIANO: | Menta salvatica. | PORTUGUÉS: | Hortelã silvestre. |

## PARTES UTILIZADAS

Las sumidades floridas y las hojas.

## DESCRIPCIÓN BREVE:

Planta herbácea vivaz, perenne, de tallos erectos, hojas sentadas, lanceoladas o elípticas, con densa pubescencia grisácea,
a veces variable, y dentadas. Flores en espigas largas, compac-
tas y cilíndricas, de color rosa o lila. Puede alcanzar de 30 a
110 cm de altura. Florece desde julio a septiembre. Toda la planta despide un fuerte aroma.

## COMPONENTES ACTIVOS:

Las hojas y flores contienen mentol, aceite esencial, alcanfor y
tanino. Las flores llevan carvona.

| Localización | Propiedades medicinales | Contraindicaciones |
|---|---|---|
| En campos húme-dos, riberas, lugares encharcados y tie-rras de cultivo. | Estimulante, anti-séptica, carminati-va, tónica e insecti-cida. | Sin referencias, o no descritas. |

REMEDIOS NATURALES
DE LOS

# CAMINOS
# DE SANTIAGO

FOTOGRAFÍAS

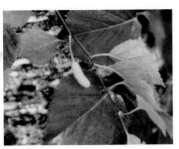

ABEDUL
BETULÁCEAS *Betula pendula*

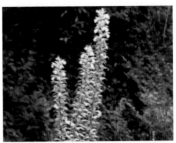

ACANTO
ACANTÁCEAS *Acanthus mollis*

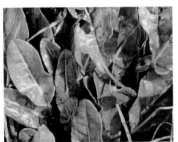

ACEDERA
POLIGONÁCEAS *Rumex acetosa*

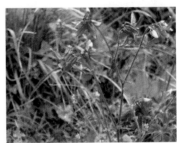

AGUILEÑA
RANUNCULÁCEAS *Aquilegia vulgaris*

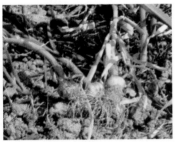

AJO COMÚN
LILIÁCEAS *Allium sativum*

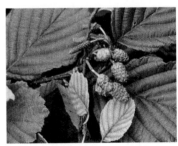

ALISO
BETULÁCEAS *Alnus glutinosa*

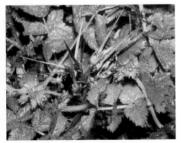

ALMIZCLERA
GERANIÁCEAS *Erodium moschatum*

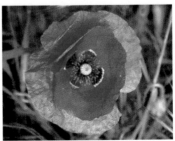

AMAPOLA
PAPAVERÁCEAS *Papaver rhoeas*

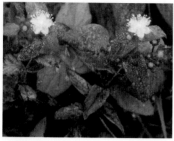

ANDROSEMO
HIPERICÁCEAS *Hypericum androsaemum*

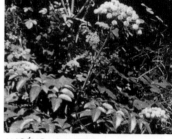

ANGÉLICA SILVESTRE
UMBELÍFERAS *Angelica silvestris*

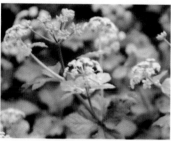

APIO CABALLAR
UMBELÍFERAS *Smyrnium olusatrum*

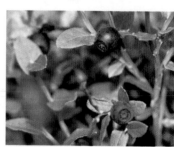

ARÁNDANO
ERICÁCEAS *Vaccinium myrtillus*

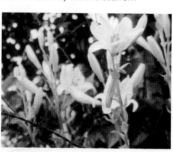

AZUCENA
IRIDÁCEAS *Lilium candidum*

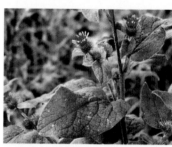

BARDANA MENOR
COMPUESTAS *Arctium minus*

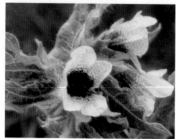

BELEÑO NEGRO
SOLANÁCEAS *Hyoscyamus niger*

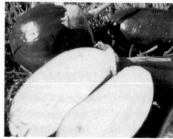

BERENJENA
SOLANÁCEAS *Solanum melongena*

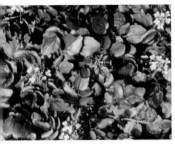

BERRO
CRUCÍFERAS *Nasturtium officinale*

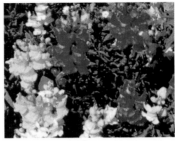

BOCA DE DRAGÓN
ESCROFULARIÁCEAS *Antirrhinum majus*

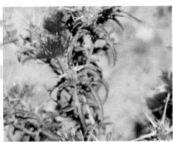

CALCÍTRAPA
COMPUESTAS *Centaurea calcitrapa*

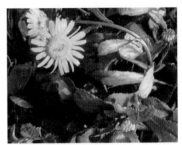

CALÉNDULA o Maravilla
COMPUESTAS *Calendula officinalis*

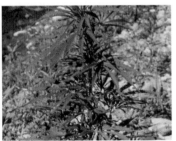

CÁÑAMO
CANNABÁCEAS *Cannabis sativa var. indica*

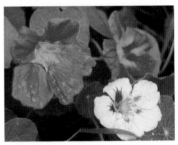

CAPUCHINA
TROPEOLÁCEAS *Tropaeolum majus*

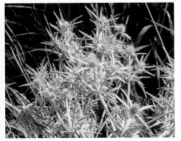

CARDO CORREDOR
UMBELÍFERAS *Eryngium campestre*

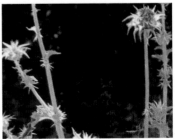

CARDO MARIANO
COMPUESTAS *Silybum marianum*

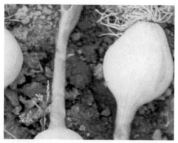

CEBOLLA
LILIÁCEAS *Allium cepa*

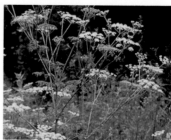

CICUTA
UMBELÍFERAS *Conium maculatum*

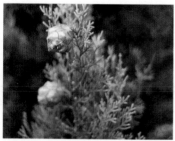

CIPRÉS o Ciprés de cementerio
CUPRESÁCEAS *Cupresus sempervirens*

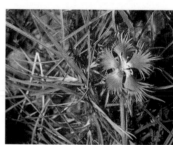

CLAVELINA
CARIOFILÁCEAS *Dianthus monspessulanus*

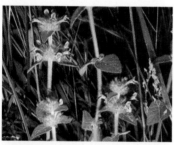

CLINOPODIO
LABIADAS *Clinopodium vulgare*

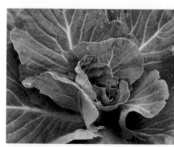

COL o Berza
CRUCÍFERAS *Brassica oleracea*

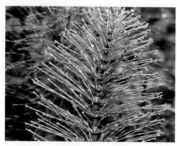

COLA DE CABALLO MAYOR
EQUISETÁCEAS *Equisetum telmateia*

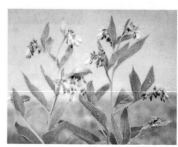

CONSUELDA MAYOR
BORAGINÁCEAS *Symphytum officinale*

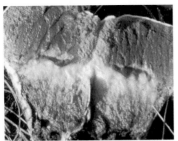

CUESCO DE LOBO
LICOPERDÁCEAS *Lycoperdon perlatum*

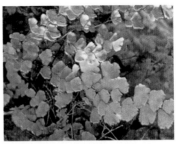

CULANTRILLO DE POZO
ADIANTÁCEAS *Adiantum capillus-Veneris*

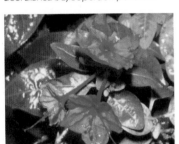

DONDIEGO DE NOCHE
NICTAGINÁCEAS *Mirabilis jalapa*

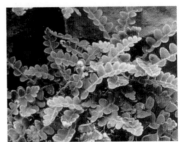

DORADILLA
ASPLENIÁCEAS *Ceterach officinarum*

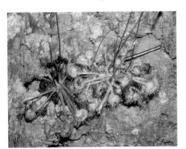

DROSERA
DROSERÁCEAS *Drosera rotundifolia*

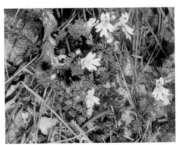

ESCROFULARIA ACUÁTICA
ESCROFULARIÁCEAS *Scrophularia auriculata*

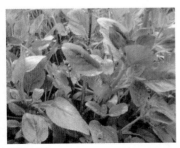

EUFRASIA
ESCROFULARIÁCEAS *Euphrasia rostkowiana*

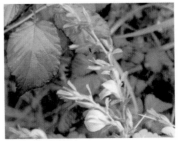

GATUÑA
LEGUMINOSAS *Ononis spinosa*

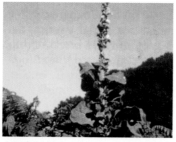

**GORDOLOBO**
ESCROFULARIÁCEAS *Verbascum thapsus*

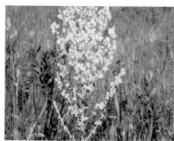

**GORDOLOBO CENIZO**
ESCROFULARIÁCEAS *Verbascum pulverulentum*

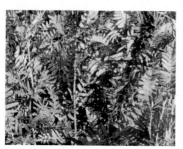

**HELECHO REAL**
OSMUNDÁCEAS *Osmunda regalis*

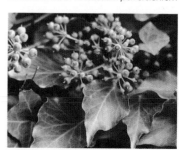

**HIEDRA COMÚN**
ARALIÁCEAS *Hedera helix*

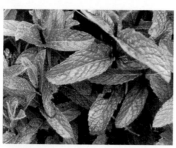

**HIERBABUENA**
LABIADAS *Mentha sativa*

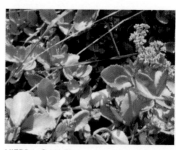

**HIERBA CALLERA**
CRASULÁCEAS *Sedum telephium ssp. maximum*

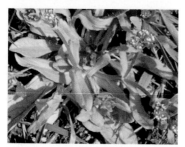

**HIERBA DE LOS CANÓNIGOS**
VALERIANÁCEAS *Valerianella locusta*

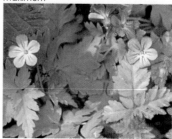

**HIERBA DE SAN ROBERTO**
GERANIÁCEAS *Geranium robertianum*

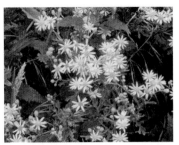

HIERBA DE SANTIAGO
COMPUESTAS TUBULIFLORAS *Senecio jacobaea*

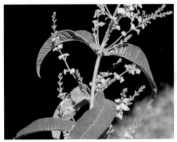

HIERBA LUISA o Verbena olorosa
VERBENÁCEAS *Lippia triphylla*

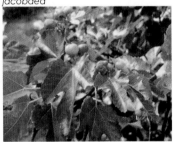

HIGUERA
MORÁCEAS *Ficus carica*

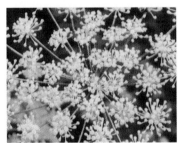

HINOJO COMÚN
UMBELÍFERAS *Foeniculum vulgare*

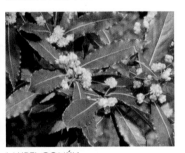

LAUREL COMÚN
LAURÁCEAS *Laurus nobilis*

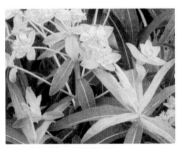

LECHETREZNA PALUSTRE o
Lechetrezna de agua
EUFORBIÁCEAS *Euphorbia palustris*

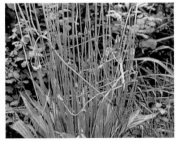

LLANTÉN MENOR
PLANTAGINÁCEAS *Plantago lanceolata*

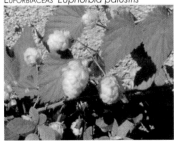

LÚPULO
CANNABÁCEAS *Humulus lupulus*

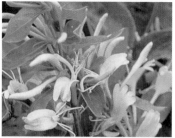

MADRESELVA
CAPRIFOLIÁCEAS *Lonicera caprifolium*

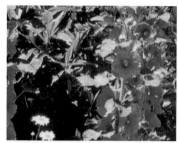

MALVA REAL
MALVÁCEAS *Althaea rosea*

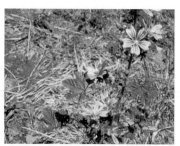

MALVA SILVESTRE
MALVÁCEAS *Malva sylvestris*

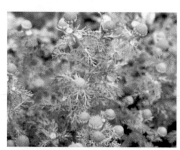

MANZANILLA FINA
COMPUESTAS TUBULIFLORAS *Matricarioides matricarioides*

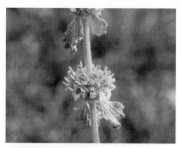

MARRUBIO BLANCO
LABIADAS *Marrubium vulgare*

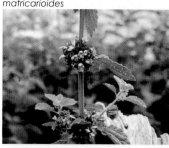

MARRUBIO NEGRO
LABIADAS *Ballota nigra*

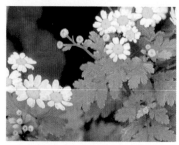

MATRICARIA
COMPUESTAS TUBULIFLORAS *Chrysanthemum parthenium*

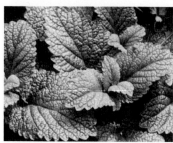

MELISA
LABIADAS *Melissa officinalis*

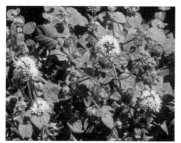

MENTA ACUÁTICA
Labiadas *Mentha aquatica*

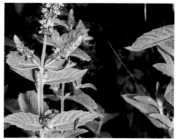

MENTA DE CABALLO
Labiadas *Mentha longifolia*

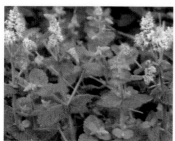

MENTASTRO
Labiadas *Mentha rotundifolia*

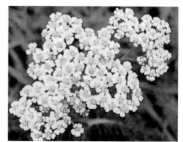

MILENRAMA
Compuestas tubulifloras *Achillea millefolium*

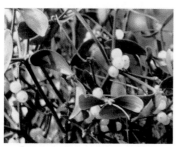

MUÉRDAGO
Lorantáceas *Viscum album*

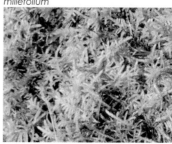

MUSGO DE LAS MONTAÑAS
Hypnáceas *Hyocomium flagellare*

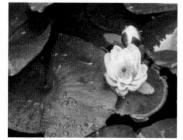

NENÚFAR BLANCO
Ninfeáceas *Nymphaea alba*

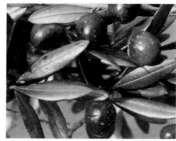

OLIVO
Oleáceas *Olea europaea*

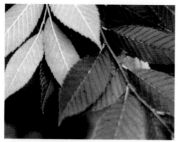

OLMO COMÚN
ULMÁCEAS *Ulmus carpinifolia*

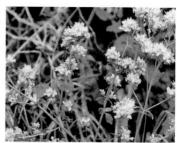

ORÉGANO
LABIADAS *Origanum vulgare*

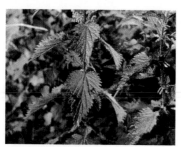

ORTIGA MAYOR
URTICÁCEAS *Urtica dioica*

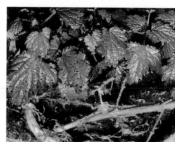

ORTIGA MENOR
URTICÁCEAS *Urtica urens*

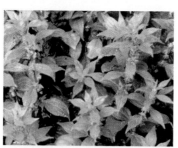

PARIETARIA
URTICÁCEAS *Parietaria diffusa*

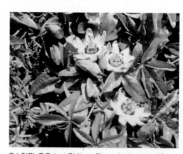

PASIFLORA AZUL o Flor de la pasión
PASIFLORÁCEAS *Passiflora coerulea*

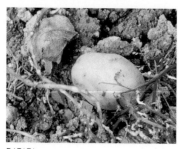

PATATA
SOLANÁCEAS *Solanum tuberosum*

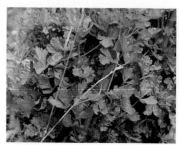

PEREJIL
UMBELÍFERAS *Petroselinum crispum var. hortense*

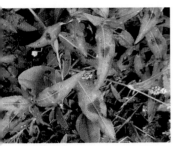

**PERSICARIA**
POLIGONÁCEAS *Polygonum persicaria*

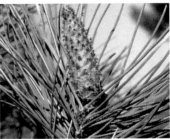

**PINO MARÍTIMO**
PINÁCEAS *Pinus pinaster*

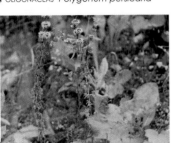

**POLEO**
LABIADAS *Mentha pulegium*

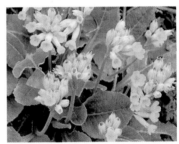

**PRIMAVERA**
PRIMULÁCEAS *Primula veris*

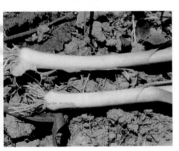

**PUERRO**
LILIÁCEAS *Allium porrum*

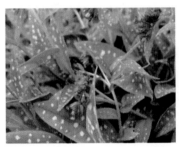

**PULMONARIA**
BORAGINÁCEAS *Pulmonaria longifolia*

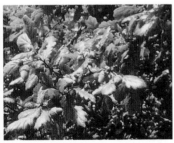

**ROBLE COMÚN o Roble albar**
FAGÁCEAS *Quercus robur*

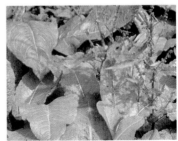

**ROMAZA DE HOJA GRANDE**
POLIGONÁCEAS *Rumex obtusifolius*

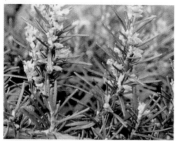

ROMERO
LABIADAS *Rosmarinus officinalis*

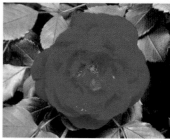

ROSA ROJA
ROSÁCEAS *Rosa ssp.*

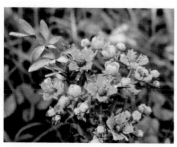

RUDA
RUTÁCEAS *Ruta graveolens*

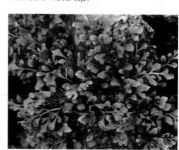

RUDA DE LOS MUROS
POLIPODIÁCEAS *Asplenium ruta-muraria*

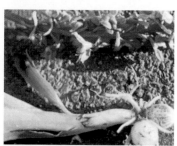

SALEP
ORQUÍDEAS *Orchis mascula*

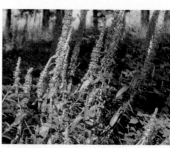

SALICARIA
LITRÁCEAS *Lythrum salicaria*

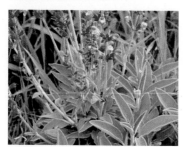

SALVIA
LABIADAS *Salvia officinalis*

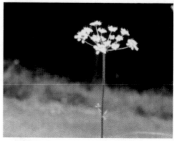

SANÍCULA
UMBELÍFERAS *Sanicula europaea*

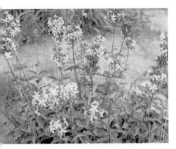

SAPONARIA
CARIOFILÁCEAS *Saponaria officinalis*

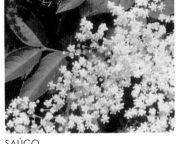

SAÚCO
CAPRIFOLIÁCEAS *Sambucus nigra*

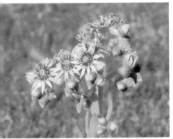

SIEMPREVIVA MAYOR
CRASULÁCEAS *Sempervivum tectorum*

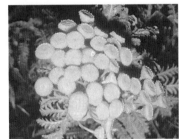

TANACETO COMPUESTAS
TUBULIFLORAS *Tanacetum vulgare*

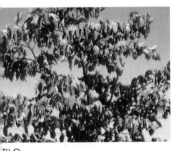

TILO
TILIÁCEAS *Tilia platyphyllos*

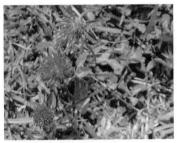

TRÉBOL DE LOS PRADOS
LEGUMINOSAS *Trifolium pratense*

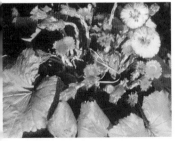

TUSILAGO o Fárfara
COMPUESTAS TUBULIFLORAS *Tussilago farfara*

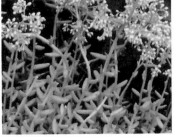

UVA DE GATO
CRASULÁCEAS *Sedum album*

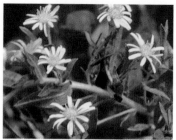

**VARA DE ORO COMPUESTAS**
TUBULIFLORAS *Solidago virga-aurea*

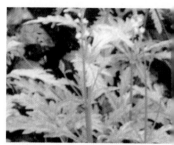

**VERBENA**
VERBENÁCEAS *Verbena officinalis*

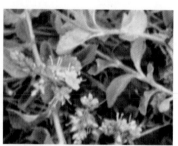

**VERÓNICA COMÚN**
ESCROFULARIÁCEAS *Veronica officinalis*

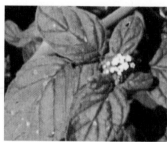

**VERRUCARIA**
BORAGINÁCEAS *Heliotropium europaeum*

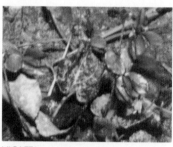

**VIOLETA**
VIOLÁCEAS *Viola odorata*

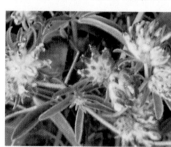

**VULNERARIA**
FABÁCEAS *Anthyllis vulneraria*

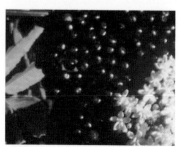

**YEZGO**
CAPRIFOLIÁCEAS *Sambucus ebulus*

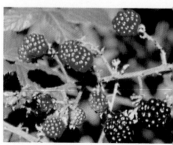

**ZARZAMORA**
ROSÁCEAS *Rubus fruticosus*

# RECETARIO
Usado por los antiguos peregrinos de los Caminos de Santiago

## APLICACIONES

### Indisposiciones estomacales

Preparar una infusión con 10 g de hojas frescas y flores en 125 cm³ de agua durante 10 minutos. Colar por expresión y tomar después de las principales comidas.

### Tónico y estimulante del organismo

Poner en infusión 4 g de las sumidades floridas secas o 10 g de las frescas en 150 cm³ de agua durante 10 minutos. Colar y tomar de 2 a 3 tacitas fuera de las comidas, endulzadas con miel (1 cucharada por toma). Se debe continuar tomando durante unos días.

### Pulgas que no dejan dormir

Coger un montón de plantas enteras y ponerlas en la cama o camastro esparcidas debajo de la sábana sobre el colchón. Ésta fue una de las mentas que utilizaron antiguamente los peregrinos alemanes, holandeses, italianos y franceses ante la gran cantidad de pulgas que solían encontrar en ciertos lugares de los caminos en los que descansaban después de largas caminatas. Algunos solían llevar las hojas metidas entre la ropa para ahuyentar a las pulgas. En las posadas antiguas, los perros eran los principales portadores de pulgas, por lo que, frecuentemente, se colocaban plantas enteras en sus casetas o donde dormían. Pero aun así, las pulgas lograban introducirse en la posada y había dormitorios plagados de pulgas y otros insectos. Algunos peregrinos, antes de llegar a la posada para descansar, solían coger esta planta o el mentastro, otra planta con las mismas características, para poder así deshacerse de las pulgas, en caso de que las hubiera, y poder descansar esa noche.

# MENTASTRO

LABIADAS *Mentha rotundifolia*

| | | | |
|---|---|---|---|
| EUSKERA: | Astamenda. | FRANCÉS: | Menthastre. |
| CATALÁN: | Men borda. | ITALIANO: | Mentastro. |
| GALLEGO: | Mentastro. | ALEMÁN: | Wild Minze. |
| INGLÉS: | Aple-scented mint. | PORTUGUÉS: | Hortelã-de-leite. |

## PARTES UTILIZADAS

Tallos, hojas y sumidades floridas frescas.

## DESCRIPCIÓN BREVE:

Planta herbácea vivaz, de tallos vellosos, cuadrangulares, flores pequeñas, de color blanquecino o lila rosado, que van en espigas densas, largas y terminales. Las hojas son opuestas, pecioladas, gruesas, rugosas, redondeadas y dentadas. Florece de junio a septiembre. Alcanza de 30 a 80 cm de altura.

## COMPONENTES ACTIVOS:

Las hojas y vástagos contienen aceite esencial, mentol, carvona y timol. Las flores también llevan, pero en menor cantidad.

| Localización | Propiedades medicinales | Contraindicaciones |
|---|---|---|
| Vegeta espontáneamente, en terrenos húmedos, caminos, senderos y huertos. | Estimulante, estomacal y tónico. | Sin referencias, o no descritas. |

# RECETARIO

Usado por los antiguos peregrinos de los Caminos de San.

## APLICACIONES

### Tratamiento estimulante del organismo (recuperación del agotamiento físico y nervioso)

Coger un puñado de flores frescas (sumidades) y ponerlas en infusión con 250 g de agua, durante 15 minutos; colar y agregar 2 cucharadas soperas de miel; revolver todo bien y tomar la infusión poco a poco. Hacer dos infusiones al día: una por la noche y la otra al mediodía. Se sigue tomando durante un par de días. Da buen resultado, sobre todo en la recuperación del agotamiento nervioso.

### Tratamiento contra las pulgas, para dormir tranquilo

Coger unos buenos manojos de la planta (tallos, hojas y flores frescas) y, cuando se va a dormir, poner en el colchón las plantas extendidas, así como en la almohada. Si en dicha cama hubiese pulgas, desaparecen, y así uno puede dormir sin ser molestado. Antiguamente, este remedio fue muy usado por los viajeros y peregrinos que tenían que dormir en lugares diferentes cada día y que, a veces, debido a las pulgas, no podían descansar.

### Tratamiento de las lombrices

Poner a hervir en un recipiente 60 cm$^3$ de agua. En una taza o vaso preparar 1 g de hojas frescas de mentastro. Añadir al vaso 1 cucharadita de vinagre. Una vez hervida el agua, se vierte ésta sobre el vaso donde se halla la mezcla y, acto seguido, se tapa, dejándolo reposar unos 10 minutos. La dosis de tratamiento es de 2 o 3 vasos diarios, uno antes de la cena, otro antes del desayuno y otro antes de la comida. Este tratamiento será de unos 5 días pero, por regla general, las lombrices suelen morir al segundo día. Estas tomas se pueden endulzar con 1 cucharada de azúcar o con miel. Antiguamente esta planta se usó en Grecia y Roma como anticonceptiva. El gran médico griego Dioscórides, en el siglo I, escribía que las mujeres, para no quedar embarazadas, cuando iban a hacer el coito se introducían en la vagina unas pocas hojas machacadas. Hoy en día esta planta ya no se utiliza con ese fin.

# MILENRAMA

COMPUESTAS TUBULIFLORAS *Achillea millefolium*

| | | | |
|---|---|---|---|
| EUSKERA: | Ekilore. | ALEMÁN: | Schafgarbe. |
| CATALÁN: | Milfulles. | HOLANDÉS: | Duizendblad. |
| GALLEGO: | Herba do soldados. | POLACO: | Tysiacznik. |
| INGLÉS: | Milfoil. | SUECO: | Roelleka. |
| FRANCÉS: | Millefeuille. | DANÉS: | Roelline. |
| ITALIANO: | Millefoglie. | PORTUGUÉS: | Milefolio. |

## PARTES UTILIZADAS
Sumidades floridas y hojas frescas.

## DESCRIPCIÓN BREVE:
Planta herbácea perenne, de tallo erecto, hojas finamente segmentadas, flores pequeñas blancas, en inflorescencias umbelo-
sas, o rosadas. Florece de junio a octubre; a veces, en la costa,
se ven con flores hasta en diciembre. Alcanza de 20 a 60 cm de
altura. Toda la planta despide un olor característico.

## COMPONENTES ACTIVOS:
Las flores contienen aceite esencial con cineol y proazuleno (azu-
leno), principio amargo, ácido aquileínico, aquileína, millefolido
y glucósido. Las hojas contienen un principio amargo, la aquileína. Lleva toda la planta una pequeña cantidad de flavonoides, la apigenina y luteolina.

| Localización | Propiedades medicinales | Contraindi- caciones |
|---|---|---|
| Vegeta, espontá- neamente, en bor- des de caminos y carreteras, prados, laderas de montes, taludes y, en gene- ral, en lugares se- cos. | Vulneraria, antihe- morroidal, antirreu- mática, antiespas- módica, carmina- tiva y tónica amar- ga. | No tomar durante el embarazo. Los hi- potensos deberán tener precaución con las tomas pro- longadas, ya que, en algunos casos, hace bajar la pre- sión sanguínea. |

# RECETARIO

Usado por los antiguos peregrinos de los Caminos de Santiago

## APLICACIONES

### Malestar del estómago (flatulencias, gastritis, dolor y digestión pesada)

Poner 3 sumidades floridas en infusión, durante 15 minutos, en 250 cm³ de agua; tapar y colar. Tomar después de la cena y por la mañana, sin superar los 250 cm³ de la infusión entre las dos tomas.

### Cansancio y agotamiento por la caminata

Poner en un recipiente 4 puñados de hojas frescas (50-60 g), con 750 cm³ de agua hirviendo durante 4 minutos; dejar enfriar, colar y agregar unos 100 g de miel. Tomar la mitad del líquido por la noche, antes o después de la cena, y la otra mitad por la mañana, en ayunas, antes de comenzar la caminata. No se debe abusar de estas tomas.

### Aliviar las heridas de los dedos de los pies

Hervir durante 5 minutos en medio litro de agua dos puñados de hojas frescas y 6 sumidades floridas. Dejar enfriar y colar. Lavar bien los pies con dicho líquido y aplicar, a modo de compresa, sobre los dedos. Lo mismo se hace cuando se va a comenzar la caminata por la mañana.

### Hemorragias producidas por heridas

Coger un buen manojo de hojas frescas, lavar bien y machacarlas, haciendo una masa compacta; aplicarla sobre la herida sangrante, sujetando el emplasto con una venda o tela. Suele parar la hemorragia.

### Tratamiento de heridas

Poner un recipiente con 1 litro de agua y añadir 100 g de flores de milenrama frescas o 60 g de flores y hojas secas. Una vez todo junto, se pone a hervir durante 10 minutos; después se saca y se deja reposar unos 15 minutos. Pasado dicho tiempo, se prepara una gasa, se moja en dicho líquido y se lava la herida con ella. Una vez limpia la herida, se coge otro manojo de hojas, se machacan bien y se ponen como cataplasma en la herida. Estas hojas, que deben ser frescas, se limpiarán muy bien antes de machacarlas. El tratamiento es de 2 cataplasmas al día, cada 11 horas, hasta que se vea que la herida cicatriza. Este remedio suele dar buen resultado.

# MUÉRDAGO

LORANTÁCEAS *Viscum album*

| | | | |
|---|---|---|---|
| EUSKERA: | Mihura. | ALEMÁN: | Mistel. |
| CATALÁN: | Vesc. | HOLANDÉS: | Marentakken. |
| GALLEGO: | Visgo. | POLACO: | Jemiel. |
| INGLÉS: | Mistletoe. | DANÉS: | Fugblüm. |
| FRANCÉS: | Gui. | PORTUGUÉS: | Visco. |
| ITALIANO: | Vischio. | | |

## PARTES UTILIZADAS
Las hojas y frutos frescos.

## DESCRIPCIÓN BREVE:
Arbusto parásito que crece sobre las ramas de diversos árboles. Hojas coriáceas, perennes, de color verde amarillento, opuestas; 3 o 4 flores pequeñas, de color amarillento. Fruto tóxico, globular, de 5 a 10 mm de diámetro, carne pulposa y viscosa, que pasa de color verde a blanco, de sabor insípido. Florece de febrero a abril. Puede alcanzar de 15 a 85 cm de altura, formando mata.

## COMPONENTES ACTIVOS:
Lectinas, proteínas, fenilpropanos, flavonoides polisacáridos, tiramina, saponósidos triterpénicos y ácidos. El componente principal de las hojas es la colina.

| Localización | Propiedades medicinales | Contraindicaciones |
|---|---|---|
| Se encuentra repartida entre los frutales (manzanos, perales, mostajos), acacias y espinos, y se suele ver, por diversos puntos de los caminos, junto a árboles y otros arbustos. | Diurético, cardiotónico e hipotensor. | Enfermedades hepáticas, cardiopatías y embarazo. |

# RECETARIO
Usado por los antiguos peregrinos de los Caminos de Santiago

## APLICACIONES

### Sabañones

Hervir durante 10 minutos de 150 a 200 g de hojas frescas en 1 litro de agua. Colar. Lavar varias veces las partes afectadas por los sabañones, durante la noche y al comienzo de la caminata, por la mañana. Si persisten, se repetirá durante varias noches la misma operación.

### Congelaciones y sabañones

Coger un puñado de bayas blancas (frutos) y otra parte igual de manteca de cerdo. Hacer una pasta homogénea y meterla en un frasquito. Se emplea para hacer aplicaciones locales sobre las partes afectadas varias veces al día (4 o 6). Para la congelación (punto), se procura dar masajes suaves sobre la zona afectada y después se cubre con un paño.

### Clática y lumbago

Coger un puñado o dos de hojas frescas, lavarlas bien y machacarlas hasta hacer con ellas una pasta. Después colocar la pasta en una gasa o venda y aplicar directamente sobre la zona afectada. Cambiar la cura cada 4 horas. Para el lumbago, las cataplasmas se aplican cada 1 o 2 horas. Seguir con el remedio mientras dure el mal.

### Tensión alta (hipertensión)

Poner en infusión 125 cm$^3$ de agua y 4 g de hojas secas, o bien 8 g de hojas frescas troceadas. Tapar y dejar reposar durante 10 minutos; después, colar, y ya queda listo. El tratamiento consiste en tomar una tacita después de la comida y otra después de la cena, durante 2 semanas. Otros tomaban una taza por las noches, antes de la cena, hasta que se ponían bien, lo que, según la hipertensión que tenían, solía suceder después de 2 o 4 semanas de tratamiento.

# MUSGO DE
# LAS MONTAÑAS

HYPNÁCEAS *Hyocomium flagellare*

## PARTES UTILIZADAS
La planta entera.

## DESCRIPCIÓN BREVE:
Musgo pequeño de color verde vivo, algo dorado en la parte
apical de las hojitas; los tallos, generalmente, van poco ramificados, aunque también suelen llevar dispuestas ramitas latera-
les de forma regular, opuestas; las hojas pequeñas son de forma
acorazonada, no llevan nervios y sus bordes son dentados. Suele formar pequeñas matas laxas y, a veces, son muy tupidas y
ocupan espacios muy mullidos de tierras húmedas.

## COMPONENTES ACTIVOS:
Sin datos, o no descritos.

| Localización | Propiedades medicinales | Contraindicaciones |
|---|---|---|
| Crece en las montañas, riberas de ríos y arroyos, y junto a manantiales. | Sólo se emplea como si fuese una esponja o guante. Lesiones de la piel. | Sin datos, o no descritos. |

# RECETARIO
Usado por los antiguos peregrinos de los Caminos de Santiago

## APLICACIONES

### Heridas, llagas y úlceras

Durante siglos, este musgo se empleó para cubrir heridas, llagas o úlceras. Se colocaban los ungüentos, pomadas o arcillas y después se tapaban con el musgo. Este remedio daba buen resultado en bastantes curaciones de llagas y úlceras malignas, así como en heridas. Se cogía el musgo más limpio y se lavaba bien; después se estrujaba para quitar toda el agua y quedaba listo. Lo emplearon peregrinos franceses, alemanes, portugueses, españoles e italianos. Si se seca bien, este musgo es muy absorbente. Se aplica en las heridas que tardan mucho tiempo en curar, sobre todo en aquellas que sueltan líquido, pus u otra materia. La cura se cambiaba de 3 a 4 veces al día.

Este musgo fue conocido como «musgo de los cirujanos». Se empleó sobre todo en el tratamiento del ántrax (folículos, diviesos). Una vez que los diviesos se abrían, se aplicaba el musgo, empapado con aguardiente o, a veces, con miel, para ayudar a desinfectar y cicatrizar. Según referencias, daba buen resultado.

# NENÚFAR BLANCO

NINFEÁCEAS *Nymphaea alba*

## PARTES UTILIZADAS

Las flores y las raíces frescas.

## DESCRIPCIÓN BREVE:

Planta herbácea vivaz, acuática, rizomatosa y acaule. Hojas flotantes, radicales, largamente pecioladas, grandes (10-30 cm de diámetro), anchas, redondeadas y gruesas. Las flores son blancas, muy grandes (10-20 cm), muy olorosas, flotantes y largamente pedunculadas. Florece desde junio hasta septiembre.

## COMPONENTES ACTIVOS:

Las flores contienen un mucílago; el rizoma y las hojas llevan diversos alcaloides. El rizoma lleva un alcaloide, la nufarina, y un glucósido, la ninfalina. En las hojas lleva taninos y miricitrina.

| Localización | Propiedades medicinales | Contraindicaciones |
|---|---|---|
| Vegeta en ríos, lagunas, pantanos y aguas remansadas, de hasta 2 m de profundidad. También se cultiva como planta ornamental en estanques de jardines. Necesita que las aguas estén limpias. | Las flores poseen la cualidad de ser antiafrodisíacas, sedantes, hemostáticas y algo narcóticas. Las raíces tienen propiedades astringentes y antiespasmódicas. | Sin referencias, o no descritas. |

# RECETARIO

Usado por los antiguos peregrinos de los Caminos de Santiago

## APLICACIONES

### Excitación sexual (erotismo sexual)

Poner 60 g de flores frescas o 35 g de las secas en 1 litro de agua hirviendo. Retirar del fuego, dejar reposar durante 30 minutos y colarlo. Tomar de 3 a 4 vasos durante el día fuera de las comidas. El contenido de cada vaso será de 100 cm$^3$. También se pueden tomar 2 vasos, cuyo contenido será de 200 cm$^3$: uno por la noche y el otro por la mañana. Si se desea se puede endulzar con azúcar. Esta receta data del siglo XIX, pues en los siglos anteriores se tomaban las raíces cocidas: se ponían a cocer 50 g de las raíces frescas o 20 g de las secas en 1 litro de agua. El preparado se tomaba distribuido en 2 días. Era muy común que los monjes y peregrinos llevaran consigo en su peregrinación una porción de las raíces secas para preparar la receta en el momento en que sintiesen los ardores de la concupiscencia, y así hacerla parar. Durante siglos funcionó como cura esotérica para monjes y peregrinos, ya que lograba hacer desaparecer los ardores que surgían en sus mentes. Hoy en día, el nenúfar blanco escasea debido a la contaminación de los ríos.

### Afecciones de bronquios, intestino y vejiga

Poner en infusión 1 litro de agua recién hervida con 15 g de flores y rizomas secos o 40 g de los frescos. Dejar reposar durante 30 minutos. Colar y tomar durante el día toda la tisana a vasitos. Para los bronquios se suele endulzar la toma con miel: unos 100 g de miel de brezo por 1 litro de la tisana. Antiguamente, algunos peregrinos solían preparar la infusión con vino tinto, en casos de afecciones bronquiales e intestinales.

### Poluciones nocturnas

Poner a hervir en un recipiente medio litro de agua. En otro recipiente, preparar 10 g de flores y rizomas secos o 20 g de las secas. Una vez hervida el agua, verterla sobre las plantas; tapar y dejar reposar durante 20 minutos; colar y ya queda listo. El tratamiento consiste en tomar todo el líquido en un día, repartido en 3 tomas: una por la mañana, otra al mediodía y la última por la noche, fuera de las comidas. Seguir con este remedio hasta que desaparezcan estas eyaculaciones involuntarias que se producen durante el sueño.

# OLIVO

OLEÁCEAS *Olea europaea*

| | | | |
|---|---|---|---|
| EUSKERA: | Olibondo. | ITALIANO: | Olive. |
| CATALÁN: | Olivera. | ALEMÁN: | Oelbaum. |
| GALLEGO: | Oliveira. | SUECO: | Oliv. |
| INGLÉS: | Olive. | DANÉS: | Oliv. |
| FRANCÉS: | Olivier. | PORTUGUÉS: | Oliveira. |

## PARTES UTILIZADAS

Las hojas frescas y el aceite extraído del fruto.

## DESCRIPCIÓN BREVE:

Árbol ramoso perennifolio, de corteza gris; flores pequeñas de color blanco, reunidas en corimbos axilares y terminales; hojas pecioladas, opuestas, oblongas, lanceoladas, coriáceas y enteras; frutos carnosos, en baya druposa, de color violáceo oscuro cuando madura. Florece en primavera.

## COMPONENTES ACTIVOS:

El componente principal que llevan las hojas es el glucósido oleuropeína; los frutos llevan ácido oleico, ácido linoleico, palmítico y esteárico; lleva también sales minerales, vitaminas A y D e iridoide amargo.

| Localización | Propiedades medicinales | Contraindicaciones |
|---|---|---|
| Cultivado en diversos países, es silvestre en el litoral mediterráneo y en el atlántico. | Astringente, febrífugo, purgante, emoliente y colagogo. | Quienes padezcan de obstrucciones de las vías biliares, no deben emplear el aceite de oliva con el zumo de limón como disolvente de los cálculos biliares. |

164

# RECETARIO
Usado por los antiguos peregrinos de los Caminos de Santiago

## APLICACIONES

### Sabañones

Coger un puñado de hojas frescas y hervir en medio litro de agua, durante 10 minutos; dejar templar. Introducir los dedos dentro del agua durante unos 10 minutos. Si los sabañones salen en las orejas, aplicar varias veces compresas húmedas del líquido, por la noche y por la mañana, con el mismo preparado. Se debe seguir con la cura hasta que desaparezcan las molestias.

### Quemaduras solares

Poner en un vasito, mitad de aceite de oliva y la otra mitad de agua, revolver bien y aplicar sobre la parte afectada por la quemadura solar, dando un masaje y extendiendo bien el aceite. Se hace por la noche y por la mañana, antes de emprender la peregrinación. Seguir con dicha cura hasta que desaparezcan las molestias producidas por la quemadura solar.

### Tratamiento contra la introducción de insectos en los oídos, como mosquitos u otros

Cuando se haya notado la entrada de un insecto en el oído, se introduce una o dos gotas de aceite y se dobla la cabeza hacia un lado, agitando un poco el oído con el dedo para que el insecto salga con el aceite. Se hace la misma operación que cuando entra agua en el oído.

### Cólicos del hígado y estreñimiento

Tomar una cucharada de aceite de oliva por la mañana, en ayunas, y otra por la tarde. Algunos suelen añadir un poco de jugo de limón, aunque no es necesario, pues el aceite se toma bien. Este tratamiento es muy bueno, sobre todo para los que sufren estreñimiento, ya que tiene efecto lubrificante. Tomar una cucharada antes de la comida resulta beneficioso para quienes padecen inflamación de riñones. En ambos casos, la toma de aceite de oliva se suele dejar una vez que desaparecen las molestias.

# OLMO COMÚN

ULMÁCEAS *Ulmus carpinifolia*

| | | | |
|---|---|---|---|
| EUSKERA: | Zumar hostotxiki. | HOLANDÉS: | Olm wlazowa. |
| CATALÁN: | Om. | POLACO: | Kora. |
| GALLEGO: | Ulmo. Olmo. | SUECO: | Almtroe. |
| INGLÉS: | Smooth-leaved Elm. | DANÉS: | Almetroe. |
| FRANCÉS: | Orme champêtre. | PORTUGUÉS: | Ulmeiro. |
| ITALIANO: | Olmo comune. | | |
| ALEMÁN: | Gemeine Ulme. Feld-Ulme. | | |

## PARTES UTILIZADAS

La corteza (líber) de ramas y ramillos jóvenes.

## DESCRIPCIÓN BREVE:

Árbol caducifolio, ramoso, de corteza fisurada y ramas arquea-das ascendentes. Hojas pecioladas, opuestas, dentadas, de haz brillante y envés glabro, y nervios con penachos axilares blan-cos. Flores pequeñas, de matiz verdoso, reunidas en ramilletes axilares y terminales. Fruto redondeado, curvado y enrollado. Florece en primavera. Puede superar los 30 m de altura.

## COMPONENTES ACTIVOS:

La corteza del olmo contiene taninos, así como fitosterina y flo-bafeno.

| Localización | Propiedades medicinales | Contraindi-caciones |
|---|---|---|
| En bosques, mon-tes, tierras frescas y húmedas, sotos, ri-beras y caminos. También se cultiva en parques y jardi-nes. | Antiinflamatorio, as-tringente, sudorífico y febrífugo.<br><br>Nota: Se debe em-plear la corteza re-cogida entre la cuarta semana de marzo y la última de abril. | No es aconsejable en enfermos de dis-pepsias hipersecre-toras. |

# RECETARIO
Usado por los antiguos peregrinos de los Caminos de Santiago

## APLICACIONES

### Eccemas y herpes

Cocer en 1 litro de agua, durante 15 minutos, 100 g de corteza fresca o 50 g de la seca. Dejar reposar unos 10 minutos y colar. Se emplea para hacer lavados y para aplicar en compresas. Primero se efectúa el lavaje de la parte afectada y después se aplica una compresa humedecida en el líquido. Se sujeta con una venda. Se repite la aplicación 3 veces al día. Fue empleada por peregrinos alemanes, austríacos, ingleses, holandeses y franceses.

### Inflamaciones bucofaríngeas (estomatitis y faringitis)

Poner a calentar en un recipiente 10 g de corteza seca picada con 250 cm³ de agua. Calentar despacio, hasta que esté a punto de hervir. Entonces se retira del fuego y se cuela. Se le agrega 1 cucharada de miel. Se emplea para hacer gárgaras y enjuagues 3 o 4 veces al día. El último debe efectuarse por la noche, antes de acostarse.

### Llagas, úlceras y heridas infectadas

Cocer durante 15 minutos en 1 litro de agua 120 g de corteza fresca o 60 g de la seca. Colar y agregar a la mitad del líquido otra parte igual de vinagre de vino tinto. A la otra mitad se le añade 3 cucharadas de miel de romero. Con la primera porción se lavan bien las partes afectadas. Suele escocer bastante. Después se aplica una compresa humedecida en la segunda mezcla, la que contiene miel. Se coloca bien sobre la parte afectada y se sujeta con una venda. Esta cataplasma se cambia 3 o 4 veces al día. Es un buen auxiliar para proteger las heridas de infecciones.

### Impurezas de la sangre

Preparar un recipiente con 1 litro de agua y añadir 6 g de corteza de olmo bien picada. Una vez todo junto, poner a hervir durante media hora; apartar del fuego y dejar enfriar. Después filtrar a una botella. El tratamiento consiste en tomar 3 tazas diarias, endulzadas con un poco de azúcar, repartidas del siguiente modo: una antes del desayuno, otra antes de la comida y otra por la noche, antes de acostarse. Se debe tomar este remedio durante 14 días. También se puede aplicar cuando se tiene herpes o como tratamiento complementario del eccema. En estos dos últimos casos, se debe tomar el preparado durante 3 semanas seguidas, descansar 3 días y repetir el tratamiento de nuevo durante otras 3 semanas.

# ORÉGANO

LABIADAS *Origanum vulgare*

| | | | |
|---|---|---|---|
| EUSKERA: | Oregano. | ALEMÁN: | Dost. |
| CATALÁN: | Orenga. | HOLANDÉS: | Origon. |
| GALLEGO: | Ourego. | POLACO: | Origan. |
| INGLÉS: | Oregano. | DANÉS: | Tost. |
| FRANCÉS: | Origan. | PORTUGUÉS: | Orégão. |
| ITALIANO: | Origano. | | |

## PARTES UTILIZADAS

Las hojas y sumidades floridas frescas.

## DESCRIPCIÓN BREVE:

Planta herbácea vivaz, de tallos ramificados por arriba, erguidos; hojas pecioladas, ovales, enteras o algo aserradas; flores de color rojo púrpura o blancas, que van en numerosas panículas o corimbos. Florece de junio a octubre. Suele alcanzar de 60 a 65 cm de altura. Toda la planta despide un olor aromático.

## COMPONENTES ACTIVOS:

Las flores contienen esencia rica en timol y carvacrol; las hojas también llevan, pero en menor cantidad. Contiene también ácidos fenólicos (cafeico y rosmarinico), ácido ursólico, flavonoides, principios amargos y taninos.

| Localización | Propiedades medicinales | Contraindicaciones |
|---|---|---|
| Vegeta espontáneamente en orillas y ribazos de los caminos, prados secos, matorrales y lugares soleados. | Tónico, expectorante, béquico, diaforético, antiespasmódico, carminativo y estomacal. | Sin referencias, o no descritas. |

# RECETARIO
Usado por los antiguos peregrinos de los Caminos de Santiago

## APLICACIONES

### Resfriados, catarros, asma, bronquitis

Coger 2 manojos de las hojas y sumidades floridas (unos 50-60 g), poner en 1 litro de agua, aproximadamente, y cocer durante 8 minutos; dejar templar, colar y agregar unas 4 o 5 cucharadas de miel de brezo. Disolver bien la mezcla y tomar en 3 o 4 veces durante el día. La primera toma debe hacerse por la noche, con el líquido caliente, la segunda antes de partir para la caminata y la otra al mediodía o por la tarde. Se debe seguir con las tomas unos días.

### Abscesos (dental, acumulación localizada de pus en una cavidad producida por la disgregación de los tejidos)

Cocer en un vaso de vino tinto (200-250 cm$^3$) un puñado de hojas y flores frescas (15-20 g), durante 3 minutos. Emplear el vino para hacer enjuagues, 3 veces al día, y las hojas y flores cocidas, para cataplasma de los abscesos. A la vez, se hacen fricciones con el vino sólo en la parte afectada, 2 a 3 veces al día: una por la noche, otra por la mañana y otra al mediodía. Seguir con la cura hasta que desaparezca el mal.

### Digestiones lentas y estimulante estomacal

Poner a hervir en un recipiente 300 cm$^3$ de agua. Preparar en otro recipiente o en una taza grande de 6 a 8 g de las sumidades floridas secas. Una vez hervida el agua, se vierte sobre el recipiente en el que están las flores y se tapa. Se deja reposar 3 minutos, se cuela y se añade un poco de miel. Acto seguido, se toma la mitad del preparado, y la mitad restante se deja para la siguiente toma. Como tratamiento de la pesadez de estómago, las tomas deben hacerse antes de las comidas, sobre todo si la comida es fuerte, por ejemplo, alubias o lentejas. Cuando se trate de estimular el estómago decaído, o cuando aun tomando alimentos más ligeros se note pesadez de estómago, entonces se debe tomar una taza tras las comidas. Se harán 2 tomas al día: una al mediodía, después de la comida, y otra por la noche, después de la cena. Se seguirá con el tratamiento hasta que desaparezcan las molestias. Es un buen remedio y proporciona óptimos resultados.

# ORTIGA MAYOR

URTICÁCEAS *Urtica dioica*

| | | | |
|---|---|---|---|
| EUSKERA: | Asun handia. | ALEMÁN: | Grosse Brennessel. |
| CATALÁN: | Ortiga grossa. | HOLANDÉS: | Brandnetel. |
| GALLEGO: | Estruga. | POLACO: | Pokrzywa. |
| INGLÉS: | Stinging Nettle. | SUECO: | Nœssla. |
| FRANCÉS: | Grande ortie. | DANÉS: | Broendenelde. |
| ITALIANO: | Ortiga maggiore. | PORTUGUÉS: | Urtiga-maior. |

## PARTES UTILIZADAS

La planta entera fresca.

## DESCRIPCIÓN BREVE:

Planta herbácea vivaz, de tallo erguido, cuadrangular, velloso. Hojas pecioladas y opuestas, lanceoladas, cordiformes, dentadas. Flores muy pequeñas, verdes, reunidas en ramilletes colgantes. Florece de mayo a septiembre. Suelen alcanzar de 40 a 130 cm de altura. Toda la planta tiene unos pelos urticantes.

## COMPONENTES ACTIVOS:

Los principales componentes son clorofila, histamina y acetilcolina; las semillas llevan mucílagos, proteínas y aceite, ácido linoleico y tocoferoles. Todos los componentes que llevan las hojas, tallos y raíces son importantes para los tratamientos. Lleva también sales minerales (potasio, hierro, calcio, sílice, azufre y manganeso).

| Localización | Propiedades medicinales | Contraindi- caciones |
|---|---|---|
| Vegeta espontáneamente entre escombros, muros, ruinas, cunetas de caminos, roquedos, terrenos baldíos ricos en nitrógeno, terraplenes y setos. | Hemostática, antidiabética, antirreumática, depurativa, antianémica, diurética, galactógena y astringente. | Sin referencias, o no descritas. |

# RECETARIO

Usado por los antiguos peregrinos de los Caminos de Santiago

## APLICACIONES

### Tratamiento de las inflamaciones debidas al reuma, y dolores de lumbago y reuma

Coger un buen manojo de ortigas y aplicar con ellas la urticación, que consiste en sacudir con la planta, sin mucha violencia, las partes enfermas que están junto a las articulaciones y alrededor de ellas. Se aplican varias veces al día. En ocasiones pueden provocar irritaciones que producen dolores; entonces se aplican fomentos calmantes, o bien, con el mismo zumo de la ortiga se friccionan las partes doloridas o la urticación, aunque generalmente no suele ser tan fuerte. Cuando se trata de inflamaciones, se pasan las ortigas recién cogidas sobre la parte inflamada varias veces. Esta operación se hace por lo menos 2 o 3 veces al día. En pocos días desaparece la inflamación.

### Tratamiento de las mordeduras de perros, llagas infectadas, diviesos y úlceras

Coger un puñado de hojas frescas, lavarlas, escurrirlas y aplastarlas poniendo un poco de sal. Después de haber lavado la mordedura, se coloca el preparado en una tela y se aplica sobre la mordedura, sujetando con una venda o tela. Se cambia 3 veces al día. Para las llagas, hacer lo mismo, pero procurar primero limpiar muy bien, con vinagre y agua. Las cataplasmas se cambian cada 8 horas, sobre todo la última, al acostarse.

### Hemorragia nasal

Coger unas hojas frescas y machacarlas, hasta que les salga el zumo. Hacer un tapón y meterlo en la nariz. También se puede hacer extrayendo el zumo y empapando con éste un algodón y meterlo en la nariz. En poco tiempo, corta la hemorragia.

### Tratamiento de la artritis

Preparar un recipiente pequeño con 100 cm³ de agua. Poner a hervir el agua y añadir 3 o 4 g de hojas secas de ortiga bien picadas. Apartar del fuego y dejar reposar unos 10 minutos. Filtrar y añadir 1 cucharadita de miel o azúcar. La dosis de tratamiento es de 3 tacitas diarias durante 20 días, aunque a veces es suficiente con tomarlo durante 2 semanas. Cuando se vea que el mal desaparece, dejar de tomar la infusión.

# ORTIGA MENOR

URTICÁCEAS *Urtica urens*

| | | | |
|---|---|---|---|
| EUSKERA: | Asunbeltza. | ALEMÁN: | Brennessel (Kleine). |
| CATALÁN: | Ortiga petita. | HOLANDÉS: | Brandnetel. |
| GALLEGO: | Estruga. | POLACO: | Pokrzywa. |
| INGLÉS: | Small Nettle. | SUECO: | Noessla. |
| FRANCÉS: | Ortie brüllante. | DANÉS: | Broendenelde. |
| ITALIANO: | Ortica minor. | PORTUGUÉS: | Urtiga-menor. |

## PARTES UTILIZADAS

Toda la planta.

## DESCRIPCIÓN BREVE:

Planta herbácea anual, de tallo ramificado. Hojas redondeadas, pubescentes. Flores muy pequeñas, agrupadas en racimos colgantes y ramificados. Cada planta tiene tantas flores masculinas como femeninas. Florece casi todo el año. Alcanza una altura de 55 cm o algo más. Toda la planta tiene pelos urticantes.

## COMPONENTES ACTIVOS:

Contiene histaminas, ácido fórmico, tanino, potasio, silicio, hierro, manganeso, azufre, polisacáridos, sitosterol, aglutinina, acetilcolina, una pequeña cantidad de vitaminas A y C y ácidos orgánicos. Las flores llevan urticina (colorante).

| Localización | Propiedades medicinales | Contraindicaciones |
|---|---|---|
| En terrenos baldíos, senderos, bordes de caminos, terrenos de cultivo y muros. | Hemostática, antianémica, antidiabética, diurética, depurativa y galactógena. | Sin referencias, o no descritas. |

# RECETARIO
Usado por los antiguos peregrinos de los Caminos de Santiago

## APLICACIONES

### Inflamaciones producidas por el reuma

Coger un puñado de hojas frescas y restregarlas por las partes afectadas por el reuma. Repetir la aplicación 2 o 3 veces al día. Es algo doloroso, pero en pocos días la inflamación desaparece. Pero si hay sólo dolor y no existe inflamación, también se fricciona la parte afectada por el mal con las hojas de ortiga. Este antiguo remedio fue muy empleado en el siglo pasado por peregrinos que padecían reuma.

### Reuma, lumbago e inflamaciones

Coger un buen ramillete de ortigas frescas y sacudir con ellas sin mucha violencia las partes afectadas por el mal. Repetir esta operación varias veces al día. Suele resultar doloroso pero sus resultados son óptimos, pues en pocos días hace desaparecer las inflamaciones y dolores de lumbago o reuma. A veces aparecen irritaciones que resultan dolorosas. Entonces se aplican unos fomentos calmantes o, si no, con el mismo zumo de la ortiga se fricciona en las partes irritadas por la urticación.

### Hemorragias nasales (epistaxis)

Coger un buen puñado de hojas frescas y machacarlas hasta que salga el zumo. Después empapar un algodón en este zumo y meter por el orificio nasal, taponándolo. Se coloca la cabeza boca arriba y en poco tiempo la hemorragia se detiene.

### Intoxicaciones (toxinas, mala sangre), gota o reuma

Coger 250 g de hojas verdes frescas, lavarlas bien y ponerlas a cocer en un poco de agua durante 5 minutos. Después se consumen en ayunas como verdura. Algunos le añaden un poco de limón y aceite. Se continúa con las tomas durante 9 días. Esta antigua receta fue utilizada por peregrinos alemanes, griegos, italianos y franceses.

# PARIETARIA

URTICÁCEAS *Parietaria diffusa*

| | | | |
|---|---|---|---|
| EUSKERA: | Horma-belar. | ALEMÁN: | Glaskraut. |
| CATALÁN: | Parietària. | HOLANDÉS: | Glaskruid. |
| GALLEGO: | Paleiro. | POLACO: | Pomuznik. |
| INGLÉS: | Pellitory of Wall. | SUECO: | Waeggœrt. |
| FRANCÉS: | Pariétaire. | DANÉS: | Murkurt. |
| ITALIANO: | Parietaria. | PORTUGUÉS: | Parietária. |

## PARTES UTILIZADAS

Toda la planta fresca.

## DESCRIPCIÓN BREVE:

Planta herbácea de tallos ramosos, perenne, erecta o tendida, pelosa; hojas alternas, ovallanceoladas, estrechadas en un corto peciolo, enteras. Las flores pequeñas, aglomeradas en las axilas de las hojas superiores, de color verdoso o un poco pardo rojizo. Florece de junio a octubre. Alcanza de 20 a 80 cm de altura.

## COMPONENTES ACTIVOS:

Contiene nitrato potásico (sales), principios amargos, taninos, oxalato cálcico, compuestos azufrados, mucílagos y flavonoides.

| Localización | Propiedades medicinales | Contraindicaciones |
|---|---|---|
| En muros, setos, rocas, terrenos baldíos en lugares con tapias o ruinas, siempre que haya algo de materia orgánica. | Diurética, emoliente, antirreumática, colagoga y vulneraria. | Sin referencias, o no descritas. |

# RECETARIO
Usado por los antiguos peregrinos de los Caminos de Santiago

## APLICACIONES

**Forúnculos, abscesos, inflamaciones, quemaduras y el fuego de San Antonio (ergotismo, envenenamiento crónico debido al cornezuelo de centeno, producido generalmente por comer pan de centeno atacado por dicho hongo)**

La planta entera fresca, lavada y machacada, se aplica en forma de cataplasma o emplasto sobre las partes atacadas por el mal. La cura se hace 2 o 3 veces al día. Favorece la cicatrización de las heridas y reduce los abscesos, forúnculos e inflamaciones.

**Tratamiento para depurar el hígado y aminorar la retención de orina, así como refrescante y reductor de toxinas en el verano**

Coger un buen manojo de la planta fresca, lavarla y hervir unos 35 g de la planta en medio litro de agua, durante 1 minuto; dejar enfriar, colar y añadir 2 cucharadas de miel. Tomar toda la tisana por la noche, media hora antes de acostarse. Se hace esto durante 9 días. Para emplear como refrescante, se pone en infusión durante 30 minutos la misma cantidad de planta, pero en 1 litro de agua. Se endulza con miel y se agrega un limón cortado en rodajas o bien su zumo. Esto se toma durante el día, pero es bueno tomar unos 250 cm³ antes de dormir. Hay que seguir este tratamiento entre 7 y 10 días.

**Pieles resecas, granillos y acnés, sobre todo cuando se hacen las caminatas con el sol de cara durante horas**

Coger un manojo de las plantas frescas y ponerlas en un recipiente con agua (1 o 2 litros). Dejar toda la noche macerar y, al día siguiente, lavar la cara y, si se quiere, parte del cuerpo con dicha agua. En pocos días la tez de la cara va cogiendo frescura.

# PASIFLORA AZUL
## o Flor de la pasión

PASIFLORÁCEAS *Passiflora caerulea*

| | | | |
|---|---|---|---|
| EUSKERA: | Pasio-lore. | ITALIANO: | Fior di pasione. |
| CATALÁN: | Passionera. | ALEMÁN: | Passionnskraut. |
| GALLEGO: | Flor do paixao. | HOLANDÉS: | Passiekruid. |
| INGLÉS: | Passion Flower. | PORTUGUÉS: | Passiflórea. |
| FRANCÉS: | Passiflore. Fleur de la Passion. | | |

## PARTES UTILIZADAS

Las partes aéreas, hojas, flores o toda la planta fresca.

## DESCRIPCIÓN BREVE:

Planta trepadora vivaz, vigorosa, de hojas perennes alternas, palmadas, con 5 o 7 lóbulos. Las flores son numerosas, de color blanco verdoso en su parte central, con una masa de filamentos azules en el ápice, blancos en su parte media y púrpura azul intenso en la parte basal. La posición que toman los estambres, pistilos y corona central de filamentos asemeja a los atributos de la Pasión de Cristo. Su fruto, carnoso, tiene forma ovoide, es de color amarillo a anaranjado, con numerosas semillas embebidas en su pulpa. Florece desde junio hasta octubre.

## COMPONENTES ACTIVOS:

Contiene derivados flavónicos y alcaloides (pasiflorina, harmina), así como vitamina C en sus frutos.

| Localización | Propiedades medicinales | Contraindicaciones |
|---|---|---|
| Se halla cultivada en parques, jardines y huertos. Algunos aparecen en estado cimarrón en caseríos abandonados. Es originaria de Brasil. | Sedante, narcótica y antiespasmódica (usada con prudencia). | No debe administrarse a embarazadas ni a niños, ni junto con sedantes, antihistamínicos, bebidas alcohólicas e hipnóticos. |

# RECETARIO
Usado por los antiguos peregrinos de los Caminos de Santiago

## APLICACIONES

### Quemaduras y hemorroides

Introducir en un recipiente 100 g de hojas y flores frescas o 50 g de las secas con medio litro de agua hirviendo. Retirar del fuego y dejar enfriar. A continuación, colar. Se emplea para hacer lavados de las hemorroides sangrantes. Después se humedece una compresa en el líquido y se aplica sobre la parte afectada. Se repite la aplicación 2 o 3 veces al día. Para las quemaduras, se aplican compresas humedecidas en el lavado y después se pone la pomada o ungüento. En caso de quemaduras solares, se aplican sobre la piel compresas humedecidas en el líquido varias veces al día.

### Quemaduras y almorranas

Coger 2 o 3 flores e introducirlas en un recipiente con un poco de leche (unos 150 cm³). Una vez todo junto, se pone a hervir en el fuego hasta que se evapore toda la leche. Después se extienden las flores en una gasa y, una vez que se haya templado, se aplica sobre la parte afectada por las hemorroides. Se repite la operación 2 veces al día. Para las quemaduras se emplea el mismo método, pero se debe procurar extender bien las flores en la gasa. Cubrir con ella la zona afectada y sujetar con una venda o esparadrapo. Algunos solían juntar las flores con la yema de 1 huevo y mezclaban todo hasta conseguir una pasta homogénea. Una vez hecho esto, cubrían la parte quemada con el preparado. Esta cataplasma la cambiaban 2 veces al día. Esta receta fue empleada por peregrinos del siglo XIX, especialmente de origen portugués.

### Neurosis por angustia, o crisis nerviosa

Poner en infusión durante 20 minutos 6 g de hojas y flores frescas o 3 g de las secas y 125 cm³ de agua. Colar y endulzar con 1 cucharada de miel. Tomar 3 tacitas durante el día, fuera de las comidas. No pasar de la dosis indicada, pues puede producir malestar y mareos.

*Nota:* Algunos confunden esta planta con la *Passiflora incarnata*, que resulta totalmente inofensiva, pues carece de toxicidad. En cambio la *Passiflora coerulea* tiene algunos elementos que pueden ser tóxicos si no se siguen las indicaciones de dosificación para uso interno.

# PATATA

SOLANÁCEAS *Solanum tuberosum*

| | | | |
|---|---|---|---|
| EUSKERA: | Lusagar. Patata. | ALEMÁN: | Kartoffel. |
| CATALÁN: | Trumfera. | HOLANDÉS: | Aardapel. |
| GALLEGO: | Pataca. | POLACO: | Ziemme jabiko. |
| INGLÉS: | Potato. | SUECO: | Jordpœron. |
| FRANCÉS: | Pomme de terre. | PORTUGUÉS: | Batateira. |
| ITALIANO: | Patata. | | |

## PARTES UTILIZADAS

Los tubérculos.

## DESCRIPCIÓN BREVE:

Planta herbácea anual, de tallos ramosos y raíces tuberculosas, gruesas y carnosas. Hojas pecioladas, alternas, vellosas, segmentadas y dentadas. Flores reunidas en corimbos terminales, con pétalos estrechos, morados. Fruto globuloso y carnoso, de color verde claro. Florece en primavera y verano. Puede alcanzar de 60 a 70 cm de altura.

## COMPONENTES ACTIVOS:

Los brotes jóvenes contienen mucha solanina (alcaloide). Toda la planta lleva alcaloides tóxicos (solanina, solanidina y solantreno). El tubérculo contiene fécula, tanino, vitamina C y $B_2$. Cuando el tubérculo está verde, contiene solanina.

| Localización | Propiedades medicinales | Contraindicaciones |
|---|---|---|
| Planta procedente de América del Sur, cultivada en todo el mundo. | Calmante y emoliente. | Sin referencias, o no descritas. |

# RECETARIO
Usado por los antiguos peregrinos de los Caminos de Santiago

## APLICACIONES

### Varices inflamadas y pies inflamados

Pelar una patata cruda, y rallarla con un rallador o cuchillo. Después colocar las ralladuras de la patata en un paño o tela y aplicarlo como cataplasma, cubriendo toda la parte inflamada con la cataplasma. Poner esta cataplasma por la noche, al terminar la caminata del día. Algunos peregrinos solían cambiar de cataplasma cada 2 o 3 horas.

### Tratamiento para los panadizos, forúnculos, abscesos, picaduras de avispas, abejas y otros insectos

Pelar la patata, rallarla y aplicar la ralladura sobre las partes afectadas; sujetarla con una venda. Se cambia de patata cada 2 horas. Suele rebajar muy bien las inflamaciones.

### Quemaduras de primer grado (las que no han producido ampollas)

Cocer una patata con el pellejo, pelarla después y aplastarla con un tenedor. Añadir 1 o 2 cucharadas de aceite de oliva, amasarlo bien y colocarlo sobre la quemadura, sujetándolo con una venda. Se cambia 2 veces al día. Esta cataplasma da resultado en ese tipo de quemaduras, que sólo producen el enrojecimiento de la piel.

*Nota:* Esta planta fue usada por los peregrinos desde el siglo XVIII, y algunas de las recetas son oriundas de América. Los peregrinos, al conocer las propiedades curativas de esta planta, la emplearon en sus remedios para hacer el largo recorrido del Camino francés.

### Tratamiento de las varices

Coger una patata sana y cortarla en lonchas finas. Poner las lonchas cortadas en una gasa y aplicar sobre las varices. Sujetar con una venda y mantener la cura de 6 a 8 horas. La dosis diaria es de una cataplasma de fécula de patata por la noche. Se continuará aplicando estas cataplasmas hasta que desaparezca la hinchazón de la vena varicosa. Este tratamiento da muy buenos resultados en algunas personas.

# PEREJIL

UMBELÍFERAS *Petroselinum crispum var. hortense*

| | | | |
|---|---|---|---|
| EUSKERA: | Perrexil. | ALEMÁN: | Petersilie. |
| CATALÁN: | Julivert. | HOLANDÉS: | Pieterselie. |
| GALLEGO: | Prixel. | POLACO: | Pietruszka. |
| INGLÉS: | Parsley. | SUECO: | Persilja. |
| FRANCÉS: | Persil. | DANÉS: | Persille. |
| ITALIANO: | Prezzemolo. | PORTUGUÉS: | Salsa. |

## PARTES UTILIZADAS

La planta fresca (hojas, tallos y raíces).

## DESCRIPCIÓN BREVE:

Planta herbácea bianual, de tallo sólido y estriado, ramoso y erecto; hojas basales, pecioladas trilobuladas, segmentadas, envainadas las caulinas, con foliolos dentado. Flores pequeñas, reunidas en umbelas terminales de color verde amarillo. Florece de junio a agosto. Tiene una altura de 50 a 120 cm. Toda la planta despide un fuerte aroma.

## COMPONENTES ACTIVOS:

Contiene aceite esencial (apiol, miristicina y pineno), un heterósido flavónico (apiósido), una cumarina (bergapteno), un esteroide (fitosterol), ácidos grasos y vitaminas A y C.

| Localización | Propiedades medicinales | Contraindicaciones |
|---|---|---|
| Se cultiva en diversos países y se halla escapado de los cultivos, en jardines, entre piedras, terrenos baldíos, paredes viejas o cercano a los poblados. | Diurético, carminativo, espasmolítico, estomacal, expectorante, emenagogo, vasoprotector, vasodilatador, excitante, tónico y antianémico. | Los que padezcan de hiperclorhidria, hipersensibilidad al apiol, insuficiencia cardíaca o renal. El aceite esencial no se debe tomar por vía oral durante el embarazo y la lactancia, ni debe administrarse a personas con problemas hepáticos o enfermedades neurológicas. |

# RECETARIO
Usado por los antiguos peregrinos de los Caminos de Santiago

## APLICACIONES

### Llagas, úlceras, abscesos y contusiones

Coger un buen puñado de hojas frescas, lavarlas bien y macha-carlas, colocarlas en una gasa o tela y aplicar la cataplasma sobre la parte afectada por el mal; sujetar con una venda. Cambiar la cura 2 veces al día. Limpia muy bien las llagas y ayuda a cicatrizar rápidamente.

### Asma, tos y ronquera

Coger unos manojos de hojas y tallos frescos, lavarlos y ponerlos en un recipiente, mortero (o licuadora) y añadir un par de cucharadas de agua. Triturar bien y extraer el zumo de unos 70 o 100 g. Se suele colar por un colador de paño o tela, estrujando bien. Este zumo se toma por la mañana con un vaso grande de leche caliente, endulzada con miel; cuanto más caliente esté la leche, hará más efecto. Este remedio se debe tomar en ayunas durante unos días. Dará gran alivio a los que sufran de asma.

### Epistaxis (hemorragia nasal)

Poner en un mortero un puñado de hojas y tallos de perejil y machacarlos bien, añadiendo unas gotas de agua. Impregnar una bolita de algodón en este zumo de perejil e introducirlo en la parte de la nariz por la que se esté sangrando. En poco tiempo, parará la hemorragia.

### Para hacer desaparecer la leche del pecho de las mujeres

Coger un buen puñado de hojas y tallos de perejil y machacarlos mucho. Colocar en una gasa fina y aplicar sobre los pechos. También se usa poniéndolo directamente sobre los pechos, sin emplear gasa. Otra forma de preparación consiste en batir una clara de huevo a punto de nieve y añadir el perejil; se deja reposar la mezcla una media hora y después se aplica con ayuda de una gasa muy fina sobre los pechos; también se puede hacer sin utilizar la gasa. Estas cataplasmas se aplican por la noche y se mantienen durante unas 6 horas. En poco tiempo suele desaparecer la secreción de la leche del pecho de la mujer.

# PERSICARIA

POLIGONÁCEAS *Polygonum persicaria*

| | | | |
|---|---|---|---|
| EUSKERA: | Txiñurri-belarra. | ITALIANO: | Persicaria. |
| CATALÁN: | Persicària. | ALEMÁN: | Rüttich. Pfirsichdraut. |
| GALLEGO: | Pexegueira. | HOLANDÉS: | Perzikkruid. |
| INGLÉS: | Redleg. Spotted persicarie. | SUECO: | Loppegras. |
| | | DANÉS: | Loppegras. |
| FRANCÉS: | Persica douce. | | |

## PARTES UTILIZADAS

Toda la planta fresca.

## DESCRIPCIÓN BREVE:

Planta herbácea anual, de tallos rojizos, glabros, poco ramificados, con algunos nudos inflamados. Hojas alternas, lanceoladas, enteras, a veces con una mancha oscura grande en el centro y, a veces, con el envés tomentoso. Las flores, rosadas o blanquecinas, en espigas cilíndricas y densas. Florece de junio a octubre. Puede alcanzar de 20 a 80 cm de altura.

## COMPONENTES ACTIVOS:

Contiene un aceite esencial (acre) que lleva persicariol. Lleva también flavonas, quercitina, persicarina y tanino.

| Localización | Propiedades medicinales | Contraindicaciones |
|---|---|---|
| Muy común en todos los sitios: lugares húmedos, tierras de cultivo, caminos y escombreras. | Astringente, vulneraria, detersiva y tónica. | Sin referencias, o no descritas. |

# RECETARIO

## APLICACIONES

### Heridas, llagas y úlceras

Poner 100 g de la planta fresca troceada en 1 litro de agua. Cocer durante 10 minutos y dejar reposar durante otros 15. Colar. Se emplea para hacer lavajes y emplastos. Su aplicación se efectúa de la siguiente manera: se lava bien la herida o úlcera con el líquido. Después se pone un puñado de hojas frescas en un recipiente. Se trituran hasta hacer una masa, que se coloca sobre la parte afectada. Algunos echaban un par de cucharadas de agua sobre las hojas y después las machacaban. A continuación, ponían la pasta sobre la herida y encima de ella vertían el jugo que quedaba en el recipiente. Colocaban una gasa y la sujetaban con una venda. La llevaban durante 4 horas y volvían a repetir la aplicación colocando otro emplasto. Así, 3 veces al día.

### Flujos del vientre

Cocer durante 10 minutos 35 g de la planta seca o 60 g de la fresca en 1 litro de agua. Filtrar y tomar de 3 a 4 tazas al día.

### Receta contra el malestar intestinal y flujos del vientre

Cocer, durante 10 minutos, 15 g de hojas y tallos secos o 30 g de los frescos en medio litro de agua. Retirar del fuego una vez pasados los 10 minutos y agregar un puñado de sumidades floridas frescas de hinojo. Dejar reposar durante 10 minutos y filtrar. Tomar 2 o 3 veces al día, después de las comidas.

### Heridas de los pliegues de los dedos del pie

Coger un puñado de hojas frescas y lavarlas bien. Triturarlas hasta conseguir hacer una masa. Después agregar 1 cucharada de miel. Preparar un emplasto y aplicar sobre las heridas. Se repite la aplicación por lo menos 3 veces al día, sobre todo, por la noche. Este antiguo remedio era practicado por peregrinos alemanes, ingleses, holandeses, polacos e italianos.

# PINO MARÍTIMO

PINÁCEAS *Pinus pinaster*

| | | | |
|---|---|---|---|
| EUSKERA: | Itsas pinu. | ITALIANO: | Pino marittimo. |
| CATALÁN: | Pi marítim. | ALEMÁN: | Seestradkiefer. |
| GALLEGO: | Pinneiro. | HOLANDÉS: | Zee-Den. |
| INGLÉS: | Maritime Pine. | PORTUGUÉS: | Pinheiro-bravo. |
| FRANCÉS: | Pin maritime. | | |

## PARTES UTILIZADAS

Las flores, yemas, hojas y resina.

## DESCRIPCIÓN BREVE:

Árbol de tronco recto, corteza grisácea y rugosa y hojas tiesas y aciculares, agrupadas por pares, de 10 a 25 cm de longitud, robustas, con márgenes ásperos. Flores en la base de los vástagos nuevos. Conos (estróbilo) de 8 a 22 cm, que permanecen cerrados mucho tiempo, de color rojizo pardo brillante, con escamas gruesas piramidales y pequeñas semillas. Liberan el polen entre marzo y mayo. Puede llegar a alcanzar 40 m de altura. Cuando se efectúa la incisión en el tronco sale una oleorresina que, al solidificarse, da lugar a lo que se conoce vulgarmente como «lágrima de resina» o «galipodio».

## COMPONENTES ACTIVOS:

Contiene aceites esenciales, resina (trementina), principios amargos (pinicrina), tanino y vitamina C, en las hojas frescas. En la corteza y tronco hay gran cantidad de resina (trementina) y tanino; en las flores y yemas, un aceite balsámico.

| Localización | Propiedades medicinales | Contraindicaciones |
|---|---|---|
| En terrenos pobres y arenosos. Se cultiva bastante para fabricar la esencia de trementina. Para ello, se «sangra» la corteza mediante cortes horizontales. También se halla cultivada en montes y landas. | Diurético, irritante y rubefaciente. | No es aconsejable que tomen tisanas hechas con las hojas y yemas quienes tengan problemas de inflamación de los riñones. |

# RECETARIO
Usado por los antiguos peregrinos de los Caminos de Santiago

## APLICACIONES

### Reuma (dolores articulares)

Poner en un recipiente, al baño María y a fuego lento, 150 g de aceite de oliva o de almendra. Añadir 150 g de la resina que fluye de la corteza del tronco. (En los conos suelen encontrarse lágrimas de resina producidas por puntadas o cortes hechos. Éstas se recogen y se pesan.) Se sigue el proceso hasta que queda la resina completamente disuelta. Se filtra a un frasco y el aceite resinoso queda listo para ser aplicado. Se aplica friccionando las partes doloridas de las articulaciones. Se repite la aplicación 2 o 3 veces al día. Esta receta fue empleada por peregrinos alemanes, franceses, yugoslavos e italianos. Es un aceite activo que da buenos resultados en estos tratamientos de reuma.

### Gota, reuma y lumbago

Cocer durante 15 minutos 50 g de hojas frescas con 1 litro de agua. Dejar enfriar y colar. Tomar todo el líquido durante el día, repartiéndolo en 3 tomas: una en ayunas, otra al mediodía y la otra al acostarse. Algunos peregrinos solían añadir de 100 a 150 g de miel. Seguían el tratamiento durante una semana, aunque este remedio, generalmente, se debe tomar durante 21 días, descansar una semana y volver a tomar durante otros 21 días. Es un buen remedio auxiliar.

### Catarro, resfriados, asma y bronquitis

Cocer durante 5 minutos en 1 litro de agua 30 g de yemas secas o 60 g de las frescas. Dejar enfriar y colar. Añadir 100 g de miel. Se toman 3 o 4 tazas al día, sobre todo, la última al acostarse, y la primera, bien caliente, en ayunas. También se prepara de la siguiente manera: por taza se ponen a hervir, durante 2 minutos, 200 cm$^3$ de agua y 6-12 g de yemas secas o frescas. Dejar templar y filtrar. Añadir 1 cucharada de miel y tomar 3 o 4 tazas al día. Es un buen remedio auxiliar, sobre todo para aliviar resfriados y asma.

# POLEO

LABIADAS *Mentha pulegium*

| | | | |
|---|---|---|---|
| EUSKERA: | Txortalo. | ALEMÁN: | Polei. |
| CATALÁN: | Poliol. | HOLANDÉS: | Poley. |
| GALLEGO: | Poexo. | POLACO: | Polej. |
| INGLÉS: | Pennyroyal. | SUECO: | Puleja. |
| FRANCÉS: | Pouliot. | DANÉS: | Poley. |
| ITALIANO: | Puleggio. | PORTUGUÉS: | Poejo. |

## PARTES UTILIZADAS

La planta entera fresca.

## DESCRIPCIÓN BREVE:

Planta herbácea vivaz, de tallos cuadrangulares. Hojas opuestas, pecioladas, lanceoladas y dentadas, de color verde. Flores pequeñas, de color blanco rosado-violeta, agrupadas en verticilos compactos. Florece de junio a noviembre. Puede alcanzar de 10 a 50 cm de altura. Toda la planta despide un fuerte aroma.

## COMPONENTES ACTIVOS:

Contiene aceite esencial (pulegona) y cetonas (isomentona, mentona y peperitenona).

| Localización | Propiedades medicinales | Contraindicaciones |
|---|---|---|
| Vegeta espontáneamente en lugares húmedos, terrenos baldíos, riberas, orillas de arroyos, caminos húmedos y senderos. | Es tónico, digestivo, estomacal y carminativo. | Sin referencias, o no descritas. |

# RECETARIO
Usado por los antiguos peregrinos de los Caminos de Santiago

## APLICACIONES

### Tratamiento de las malas digestiones, dolores de tripa, flatulencias

Preparar una infusión de tres brotes (sumidades floridas y hojas) en un recipiente de 150 cm$^3$ de agua; tapar y dejar durante 10 minutos; colar y tomar endulzado con miel. Para el dolor de tripa, hacer la misma infusión un poco más cargada, con 4 brotes (3-4 g de la planta) en 150-200 cm$^3$ de agua. Tomar 2 o 3 veces al día, antes o después de las comidas.

### Estimulante del ánimo decaído por una larga caminata, y tónico estimulante del apetito

Tomar durante el día 3 o 4 vasitos de vino rancio (70-100 cm$^3$) por vasito, al que se agrega un par de brotes frescos (parte alta de la planta fresca). Durante toda la noche, se tiene en maceración el vino que se vaya a tomar durante el día, con las sumidades. Por la mañana, colar el preparado y, nada más comenzar la caminata, tomar un vaso, otro al mediodía y el otro por la noche.

### Combatir las pulgas y el mal olor corporal y de ropa

Al finalizar la caminata del día, meter en la cama o camastro donde se vaya a dormir un buen manojo de las plantas frescas, sobre todo en la almohada y en la cama, para camuflar el mal olor corporal. Meter unas cuantas ramitas frescas en el cuerpo (pecho) y en la ropa y colocar otras ramitas en los bolsillos y pliegues o forros de las prendas.

### Tratamiento de jaquecas y estados nerviosos

Poner a hervir en un recipiente 100 cm$^3$ de agua. Preparar en un vaso o taza 1 g de menta poleo y añadir 1 g de flor de tilo. Una vez hervida el agua, se retira del fuego y cuando haya perdido el hervor se vierte sobre la taza o vaso donde están las plantas. Acto seguido, se tapa y se deja reposar unos 10 minutos; se filtra y se añade 1 cucharada de azúcar. La dosis de tratamiento es de 2 o 3 tazas diarias, mientras dure el estado de nerviosismo o jaqueca. Generalmente, la jaqueca desaparece al cabo de 1 o 2 días de tratamiento, aunque éste se puede seguir durante 10 días.

# PRIMAVERA

PRIMULÁCEAS *Primula veris*

| | | | |
|---|---|---|---|
| EUSKERA: | San Jose lore goiztiar. | ALEMÁN: | Frühlingsprimel. |
| | Udaberri-lore goiztiar. | HOLANDÉS: | Sleutelbloem. |
| CATALÁN: | Prímula. | POLACO: | Badwiza. Pierwiosnek |
| GALLEGO: | Primavera. | | lakarski. |
| INGLÉS: | Primrose. | SUECO: | Oxeloegg. |
| FRANCÉS: | Primavère. | DANÉS: | Oxedrif. |
| ITALIANO: | Primaverina. Primola. | PORTUGUÉS: | Primavera. |

## PARTES UTILIZADAS

Las flores y hojas frescas.

## DESCRIPCIÓN BREVE:

Planta herbácea vivaz, rizomatosa, de tallo florífero, con flores de color amarillo, que van reunidas en penachos terminales; hojas radicales pecioladas pubescentes, largas, aovadas y festoneadas. Florece entre marzo, abril y mayo. Alcanza de 10 a 30 cm de altura.

## COMPONENTES ACTIVOS:

Las flores contienen flavonoides y algo de saponinas. La raíz y el rizoma llevan saponinas. Toda la planta lleva flavonoides, heterósidos (primaverina y primulaverina), saponósidos triterpénicos (primulina), un ramnósido (kaempferol), así como materias minerales.

| Localización | Propiedades medicinales | Contraindicaciones |
|---|---|---|
| Vegeta, espontáneamente, en prados, bosques claros y setos, entre matorrales. | Expectorante, tónica, calmante y diurética. | Sin referencias, o no descritas. |

# RECETARIO
Usado por los antiguos peregrinos de los Caminos de Santiago

## APLICACIONES

### Tratamiento de las hinchazones producidas por los golpes y caídas

Coger unas cuantas hojas frescas, machacarlas y aplicarlas como cataplasma directamente sobre las partes afectadas por la inflamación; sujetar con una venda. Cambiar 2 o 3 veces al día de cataplasma. Seguir con la cura hasta que desaparezca el mal.

### Tratamiento de crisis o excitación nerviosa

Coger un puñado de flores frescas (10 g), poner en medio litro de agua en infusión durante 15 minutos; colar y endulzar, si se quiere, con miel. Tomar la mitad de líquido por la noche, poco a poco, y la otra mitad en ayunas. Suele dar buen resultado. Se puede seguir tomando más días, hasta lograr normalizar y calmar los nervios.

### Receta contra la artritis

Poner a hervir en un recipiente de 200 a 250 cm$^3$ de agua. Preparar en una taza de 6 a 7 g de flores secas o, en su lugar, de 12 a 15 g de las frescas. Una vez hervida el agua, se vierte en la taza donde se han preparado las flores, se tapa y se deja reposar durante 1 hora. Después se filtra y se agrega 1 cucharada sopera de miel de romero. Ya queda listo para ser tomado. El remedio consiste en tomar de 2 a 3 tazas por día: una en ayunas, otra antes de la comida y la última antes de la cena. También se pueden hacer 2 tomas diarias, una por la noche y otra por la mañana. Seguir con este tratamiento durante 21 días aunque, a veces, al cabo de una semana desaparecen los dolores.

# PUERRO

LILIÁCEAS *Allium porrum*

| | | | |
|---|---|---|---|
| EUSKERA: | Porru. | ALEMÁN: | Porree. |
| CATALÁN: | Porro. | HOLANDÉS: | Prei. |
| GALLEGO: | Porro. | SUECO: | Purjo. |
| INGLÉS: | Leek. Porret. | DANÉS: | Purjo. |
| FRANCÉS: | Porreau. | PORTUGUÉS: | Porro. |
| ITALIANO: | Porro. | | |

## PARTES UTILIZADAS

Las hojas, el bulbo y las semillas.

## DESCRIPCIÓN BREVE:

Planta herbácea bianual, de tallo corto y raíz bulbosa. Hojas largas, lanceoladas, formando un conjunto en forma de abanico, envesadas unas sobre otras y de matiz verde glauco. Flores pequeñas, globulosas, de color blanco rosado, reunidas en umbelas y huecas al extremo de un escapo. Fruto capsular, aplastado y negruzco. Florecen al segundo año, en primavera. El bohordo, hueco y cilíndrico, puede alcanzar 1 m de altura.

## COMPONENTES ACTIVOS:

Toda la planta contiene cicloaliína y metilaliína; lleva también mucílago y heterósidos de flavonas.

| Localización | Propiedades medicinales | Contraindicaciones |
|---|---|---|
| Se cultiva en diversos países, en huertos y, a veces, escapa a terrenos incultos y crece como planta silvestre. | Diurético, vulnerario, laxante y calmante. | Quienes sean propensos a flatulencias o meteorismo. |

# RECETARIO
Usado por los antiguos peregrinos de los Caminos de Santiago

## APLICACIONES

### Picaduras de abejas, avispas y otros insectos

Coger un trozo de la cabeza del puerro y lavarlo bien. Si la picadura es de abeja, se ha de quitar primero el aguijón para luego
frotar con el trozo de puerro en la parte atacada. En poco tiempo desaparece el ardor. Se repite esta operación varias veces.
Para los demás insectos, se procura frotar más suavemente.

### Inflamaciones de las vías respiratorias (resfriados, catarros)

Cocer durante 10 minutos 3 puerros grandes enteros, cortados
en trozos, en medio litro de agua. Dejar reposar durante 15 minutos y colar por expresión. Añadir al líquido 250 g de miel. Disolver y tomar a menudo en tacitas: una por la tarde, cuando se
llega a la posada tras la caminata, otra al acostarse, otra en
ayunas, otra cuando se comienza a caminar y otra al mediodía.
Esta receta fue muy empleada por peregrinos alemanes, italianos y franceses. En Navarra se preparaba la cocción con vino
blanco.

### Durezas, callos, rozaduras y heridas

Coger unas cuantas hojas y quitar la parte verde. Poner la parte blanca en vinagre puro de vino. Dejar reposar durante 24 horas. Se aplica poniendo los pedazos de hojas blancas sobre las
durezas o callos por la noche. Repetir esta operación varias veces al día. Antes de comenzar la caminata, se pone un emplasto con trozos de hoja macerada, se coloca sobre una gasa empapada en vinagre y se sujeta con una venda o esparadrapo.
Se sigue colocando cada 2 o 3 horas de caminata. En poco
tiempo los callos se ablandarán, e incluso se podrán quitar. Esta
receta la emplearon peregrinos ingleses, holandeses, alemanes,
italianos y franceses. En la zona que se extiende desde Roncesvalles hasta Puente la Reina también era común este remedio.
La preparaban haciendo una maceración de 24 horas con la
hoja verde y la hoja blanca. Después hacían una pasta y la aplicaban sobre las durezas 3 veces al día. Las rozaduras y heridas
solían cubrirse con la hoja bien limpia varias veces al día.

### Abscesos

Coger un bulbo fresco y limpiarlo bien. Machacarlo y aplicarlo
como cataplasma sobre el absceso. Repetir la operación 3 veces al día. Logra reducir la inflamación.

# PULMONARIA

BORAGINÁCEAS *Pulmonaria longifolia*

| | | | |
|---|---|---|---|
| EUSKERA: | Biri-belar hosto luze. | ITALIANO: | Pulmonaria. |
| CATALÁN: | Pulmonària. | ALEMÁN: | Lungenkraut. |
| GALLEGO: | Pulmonaria. | HOLANDÉS: | Longkruid. |
| INGLÉS: | Lungoert. Pulmonary. | POLACO: | Plaenik. |
| | Narrow-leaved | SUECO: | Lungoert. |
| | lungwort. | DANÉS: | Lungeurt. |
| FRANCÉS: | Pulmonaire. | PORTUGUÉS: | Pulmonária. |

## PARTES UTILIZADAS

Las hojas y sumidades floridas frescas.

## DESCRIPCIÓN BREVE:

Planta herbácea perenne, pubescente, de tallos simples y erguidos. Hojas con largos peciolos ovales, híspidas y con manchas
blancas. Las basales son lanceoladas y puntiagudas, más estrechas en la base. Las caulinarias son más anchas y abrazadoras.
Las flores, en inflorescencias cortas y en cimas terminales, de color violeta, azul violáceo o algo rosado. Florece entre marzo y
mayo. El tallo puede medir de 15 a 50 cm de altura.

## COMPONENTES ACTIVOS:

Toda la planta contiene mucílago, una saponina, aceite esencial, alantoína, glucósidos (quercitina), sales minerales, taninos,
azúcar invertido, ácido silícico y vitamina C. También lleva alcaloides pirrolizidínicos, en menor cantidad.

| Localización | Propiedades medicinales | Contraindi-caciones |
|---|---|---|
| En lugares som-bríos, bosques, lan-das y montes. | Emoliente, expec-torante, astringen-te, antiinflamatoria y vulneraria. | Está contraindica-do en caso de dis-funciones hepáti-cas (hepatopatías), embarazo y tam-bién en los niños. |

# RECETARIO

Usado por los antiguos peregrinos de los Caminos de Santiago

## APLICACIONES

### Catarro, afecciones de las vías respiratorias y afecciones pulmonares

Cocer durante 5 minutos en 1 litro de agua 35 g de hojas frescas cortadas en trozos. Dejar reposar durante 10 minutos y colar. Agregar 100 g de miel de brezo. Tomar todo el líquido en un día repartido en 3 o 4 tomas. La primera se toma por la noche, al acostarse, la segunda en ayunas, la tercera al mediodía y la cuarta por la tarde. Se suele calentar el líquido antes de tomarlo. Se debe seguir tomando el preparado durante unos días y en poco tiempo desaparecen bastante las molestias. Esta planta fue empleada por peregrinos ingleses, alemanes, suizos, austríacos, polacos, daneses, suecos y franceses durante varios siglos de peregrinación a Santiago.

### Afecciones de las vías respiratorias (irritación de garganta, tos, resfriado o catarro)

Poner en infusión 50 g de las sumidades floridas frescas en medio litro de agua. Dejar reposar durante toda la noche (8 horas) y filtrar. Agregar 500 g de miel de brezo. Calentar un poco y, una vez diluida la miel, tomar en ayunas un vaso caliente de 100 cm³, otro al mediodía, otro por la tarde y otro al acostarse. Se sigue tomando durante varios días. Además de curar el resfriado y otras afecciones de las vías respiratorias, estimula el organismo y da más fuerza y vigor para caminar.

### Hemorroides y heridas (llagas y úlceras en la boca)

Cocer durante 5 minutos 100 g de la planta entera fresca troceada en 1 litro de agua. Dejar reposar durante 15 minutos y colar. Para gargarismos y enjuagues se añaden 100 g de miel. Para las hemorroides se efectúan lavados y se aplican compresas pequeñas humedecidas en el líquido sobre el orificio del ano. Se repite la aplicación 3 o 4 veces al día. Para las heridas se hacen también lavados y después se aplica una compresa humedecida en el líquido. Repetir la operación 2 o 3 veces al día. Para las llagas y úlceras de la boca se hacen gárgaras o enjuagues con el líquido endulzado en miel. Los enjuagues se repiten de 3 a 5 veces al día, y los gargarismos, de 3 a 4 veces.

# ROBLE COMÚN
## o Roble albar o Carvallo

FAGÁCEAS *Quercus robur*

| | | | |
|---|---|---|---|
| EUSKERA: | Haritz kandundun. | ALEMÁN: | Stieleiche. Eiche. |
| CATALÁN: | Roure de fulla gran. | HOLANDÉS: | Rode Eik. |
| GALLEGO: | Carballo. | POLACO: | Dab. |
| INGLÉS: | Oak. | SUECO: | Ek. |
| FRANCÉS: | Rouvre. | DANÉS: | Egetree. Ege. |
| ITALIANO: | Rovere. Quercia. | PORTUGUÉS: | Carvalho. |

## PARTES UTILIZADAS
Corteza de las ramas, hojas y fruto.

## DESCRIPCIÓN BREVE:
Árbol robusto, de hojas caducas, tronco grueso, corteza profundamente agrietada, de color pardo grisáceo. Hojas membranosas, acorazonadas, ovadas, con 5-7 pares de lóbulos basales. Flores masculinas sobre amentos de color amarillo parduzco, las femeninas, globulares de color pardo. Los frutos (bellotas), por pares, sobre un pedúnculo largo y delgado. Florece de abril a mayo. Puede superar los 30 m de altura.

## COMPONENTES ACTIVOS:
Contiene taninos, ácido gálico, ácido elágico, sitosterol, resinas, pectina y flavonoides.

| Localización | Propiedades medicinales | Contraindicaciones |
|---|---|---|
| En bosques, barrancos y montes. Sobrevive sobre suelos arcillosos y terrenos secos y pedregosos. | Astringente, hemostático, febrífugo, tónico, energético y esotérico. | Es incompatible si se sigue un tratamiento con alcaloides, hierro o pectina. |

# RECETARIO

Usado por los antiguos peregrinos de los Caminos de Santiago

## APLICACIONES

### Tumores malignos y heridas infectadas

Cocer durante 15 minutos 100 g de la corteza de las ramas jóvenes en 1 litro de agua. Colar y después dejar enfriar. Se aplican unos lavajes y después se coloca una compresa humedecida en el líquido sobre la zona afectada. Se sujeta con una venda o tela. Cambiar 3 o 4 veces al día.

### Sudor de las axilas y los pies

Poner 15 g de corteza seca o 50 g de la fresca en 1 litro de agua hirviendo en infusión. Dejar reposar durante 30 minutos y colar. Hacer un buen lavado de las axilas (sobacos) o de los pies nada más terminar la peregrinación del día. Se procuran hacer lavados frecuentes. Es muy bueno y, además, tiene efectos estimulantes para el organismo.

### Sabañones (panadizos)

Poner en infusión 2 litros de agua con 100 g de hojas frescas o 120 g de corteza de ramas jóvenes frescas (también se pueden tomar 35 g de corteza seca). Dejar reposar durante 20 minutos y colar. El tratamiento consiste en tomar baños en las zonas de pies y manos afectadas por los sabañones. Solamente se practican baños prolongados 1 vez al día, por la noche o por la mañana.

### Fortalecimiento del organismo (receta esotérica)

Desde muy antiguo, el hecho de tomar fuerzas de la naturaleza y, sobre todo, del roble, resulta una práctica muy común entre los caminantes.

El momento más propicio del día para llevar a cabo esta práctica es por la mañana. Cuando se llega a un punto del camino donde hay un roble, si es en verano, hay que apoyarse, con el torso desnudo, en el tronco del árbol durante 30 minutos. Otra variante consiste en abrazar el tronco durante media hora. Otra distinta es la de sentarse junto al roble apoyando la espalda contra la corteza del árbol. Algunos practicaban esta receta sin quitarse la ropa pero, en ese caso, elegían el roble más grande del bosque para llevarla a cabo. Según referencias, da buen resultado, pues el cuerpo recobra la energía perdida. Lo practicaron peregrinos alemanes, austríacos, holandeses, griegos, italianos, ingleses y polacos.

# ROMAZA DE HOJA GRANDE

POLIGONÁCEAS *Rumex obtusifolius*

| | | | |
|---|---|---|---|
| EUSKERA: | Ustaoa. | ALEMÁN: | Ampfergrind. |
| CATALÁN: | Paradella de fulla grossa. | HOLANDÉS: | Ridderzuring. |
| GALLEGO: | Labaca. | POLACO: | Rabarbarowy. |
| INGLÉS: | Round-leave Dock. | DANÉS: | Skrepprod. |
| FRANCÉS: | Parelle sauvage. | PORTUGUÉS: | Labaca obtusa. |
| ITALIANO: | Romice comume. | | |

## PARTES UTILIZADAS
Las hojas y raíces frescas.

## DESCRIPCIÓN BREVE:
Planta herbácea perenne, de tallos ramosos y erectos. Hojas anchas y ovales; las basales, grandes y pilosas por el envés. Ramas de inflorescencia erecta, con las piezas florales dentadas, y de ellas con 1 o 3 tubérculos. Florece desde junio a octubre. Alcanza una altura de 70 a 100 cm.

## COMPONENTES ACTIVOS:
Contiene rumicina, tanino, resina, minerales (hierro) y ácido.

| Localización | Propiedades medicinales | Contraindicaciones |
|---|---|---|
| En terrenos baldíos, cultivos, huertos, caminos, senderos y tierras removidas. | Antiescrofulosa, depurativa y tónica. | Sin referencias, o no descritas. |

# RECETARIO
Usado por los antiguos peregrinos de los Caminos de Santiago

## APLICACIONES

### Heridas, úlceras y llagas

Coger unas hojas y escaldarlas en agua hirviendo durante unos segundos. Después dejar templar un poco y aplicarlas sobre las partes afectadas. Se repite la operación 3 veces al día. Algunos preparaban esta receta lavando las hojas, machacándolas y después colocándolas como emplasto sobre el mal. El período en que se hizo mayor uso de este remedio fue entre los siglos XVI y XVIII, por peregrinos ingleses, daneses, alemanes, holandeses, griegos, italianos y franceses.

### Irritación producida por picaduras de ortiga

Coger unas hojas frescas y triturarlas. Extraer el jugo y aplicarlo sobre la zona de la piel afectada por la irritación. Repetir esta operación varias veces.

### Quemaduras y llagas

Coger unas hojas, lavarlas y machacarlas hasta hacer una pasta. Añadir media cucharada de aceite de oliva. Mezclar y aplicar la mezcla poniéndola en una gasa y colocándola sobre la quemadura o llaga. Cambiar 3 o 4 veces al día.

### Afecciones de hígado (efecto depurativo) y limpieza de sangre

Cocer durante 10 minutos 35 g de la raíz fresca bien limpia y troceada en 1 litro de agua. Colar y añadir 100 g de miel. Tomar 2 vasos al día, uno en ayunas y otro por la noche, durante 9 días. Su uso se extendió hasta el siglo XIX entre peregrinos alemanes, ingleses, holandeses, italianos y franceses.

### Infecciones de las uñas de los pies (sarnas)

Cocer durante 10 minutos 50 g de las raíces frescas troceadas con medio litro de vinagre. Colar. Aplicar lavados y fomentos sobre los dedos y uñas de los pies varias veces al día, sobre todo al acostarse. Una de las enfermedades más frecuentes entre los peregrinos era la sarna y, a veces, la tiña, que afectaba a los dedos de los pies debido al uso de sandalias. Esta receta fue bastante utilizada por peregrinos holandeses, alemanes, irlandeses, ingleses, franceses e italianos.

# ROMERO

LABIADAS *Rosmarinus officinalis*

| | | | |
|---|---|---|---|
| EUSKERA: | Erromero. | ALEMÁN: | Rosmarin. |
| CATALÁN: | Romaní. | HOLANDÉS: | Roozemaryn. |
| GALLEGO: | Romeo. | POLACO: | Roozemaryn. |
| INGLÉS: | Rosemary. | SUECO: | Rosmarin. |
| FRANCÉS: | Romarin. | DANÉS: | Rosmarin. |
| ITALIANO: | Rosmarino. | PORTUGUÉS: | Alecrim. |

## PARTES UTILIZADAS

Las hojas y sumidades floridas frescas y las ramas.

## DESCRIPCIÓN BREVE:

Arbustillo perenne, ramoso. Flores pequeñas, de color violáceo o blanco azulado. Hojas opuestas, entrecruzadas, coriáceas y puntiagudas. Florece casi todo el año. Mide entre 90 y 110 cm de altura. Toda la planta despide un fuerte aroma.

## COMPONENTES ACTIVOS:

Las hojas contienen aceite esencial, terpenos, cineol, borneol, a-pineno y alcanfor. Las flores y frutos y el tallo contienen almidón, aceite esencial, tanino, grasa, azúcar y albúmina.

| Localización | Propiedades medicinales | Contraindicaciones |
|---|---|---|
| Vegeta en terrenos secos y áridos, entre riscos y sotobosques. También se cultiva. | Es emenagogo, estimulante, antiespasmódico, colorético, carminativo y estomacal. | En el embarazo y en caso de padecer prostatitis, dermatosis, gastroenteritis y migraña. |

# RECETARIO
Usado por los antiguos peregrinos de los Caminos de Santiago

## APLICACIONES

### Tratamiento de la falta de circulación y agotamiento físico, sobre todo para las varices

Coger un puñado de hojas frescas y poner en infusión durante 15 minutos. Colar y aplicar compresas humedecidas en la tisana sobre la parte afectada, sobre todo en las piernas, que es donde más se suele sentir la actividad sanguínea. Se suelen colocar varias compresas. Normalmente se hace al terminar la caminata del día. También reanima tomar un baño con 1 litro de líquido preparado con 100 g de ramas y hojas secas, y si no es posible bañarse, lavar todo el cuerpo pasando una toalla empapada en dicha agua. Da buenos resultados.

### Tratamiento para los abscesos, inflamaciones y heridas

Poner en 1 litro de agua 20 g de flores (sumidades floridas y hojas). Poner al fuego y hervir 2 minutos. Dejar reposar hasta que se enfríe. Para tratar las heridas, lavar con el líquido y poner una compresa empapada en él. Cambiar la compresa 2 veces al día. Para los abscesos e inflamaciones, se usa el líquido templado, colocando una compresa caliente sobre la parte afectada por el mal, se cambia varias veces al día. También se hace esta misma operación cogiendo un buen puñado de ramas y hojas frescas e hirviéndolas en medio litro de agua, durante 5 minutos. Después se cuela y se aplican compresas humedecidas en dicho líquido. Este remedio suele dar buenos resultados, sobre todo en quienes sufren de heridas en los pies, por culpa de las largas caminatas.

### Tratamiento de la tortícolis

Poner en un recipiente 50 cm³ de vino blanco. Añadir 8 g de hojas frescas de romero o 5 g de hojas secas. Una vez todo junto, poner a hervir durante 10 minutos a fuego lento. Una vez hervido, se cogen las hojas y se colocan en un paño o venda, que se aplica en la zona afectada de tortícolis. Estas cataplasmas se colocan 2 veces al día, una por la noche, antes de acostarse, y otra al mediodía. El tratamiento se debe prolongar hasta que desaparezca la tortícolis.

# ROSA ROJA

ROSÁCEAS *Rosa ssp.*

| | | | |
|---|---|---|---|
| EUSKERA: | Arrosa-landare. | ALEMÁN: | Rosenstrauch. Rot. |
| CATALÁN: | Rosa. | HOLANDÉS: | Rosen. |
| GALLEGO: | Rosa. | POLACO: | Rosa. |
| INGLÉS: | Red rose. Rosebush. | SUECO: | Roettikeroser |
| FRANCÉS: | Rosiers. | DANÉS: | Edike cose. |
| ITALIANO: | Rosa. | PORTUGUÉS: | Rosa. |

## PARTES UTILIZADAS

Las flores frescas.

## DESCRIPCIÓN BREVE:

Arbustillo leñoso, vivaz, espinoso y ramoso, de flores grandes de color rojo oscuro a púrpura, que van en corimbos o solitarias. Hojas caducas, pecioladas, alternas, compuestas de 5-7 foliolos, ovales, cordiformes, dentados y agudos. Fruto bayoso, globuloso, de color rojo cuando madura. Florece en primavera y en verano. Puede alcanzar de 1 a 3 m de altura. Es un rosal híbrido muy aromático.

## COMPONENTES ACTIVOS:

Los pétalos contienen aceite esencial, tanino, cianina y quercitina. Las semillas (fruto), aceite esencial, azúcar, lecitina y vitamina E.

| Localización | Propiedades medicinales | Contraindicaciones |
|---|---|---|
| Cultivada, en jardines, huertos y parques y, a veces, escapada a terrenos colindantes libres. Ésta se emplea como la *Rosa gallica* híbrida. | Fónica, astringente, antirreumática, antiséptica y cicatrizante. | Sin referencias, o no descritas. |

# RECETARIO
Usado por los antiguos peregrinos de los Caminos de Santiago

## APLICACIONES

### Tratamiento de la irritación de los ojos, legañas, inflamación de párpados y ojos cansados

Coger un puñado de pétalos frescos y poner en infusión, durante media hora, en 300-400 cm³ de agua. Se lavan los ojos con este líquido y se preparan compresas empapadas en él, que se aplican directamente sobre las partes afectadas, durante 8-10 minutos o, a veces, en períodos más cortos. Estas aplicaciones y lavados de ojos se hacen al dormir y al levantarse por la mañana, antes de comenzar la peregrinación. Se aplica esta fórmula durante unos días, hasta que desaparezca el mal.

### Tratamiento para refrescar el cutis, y a la vez darle vigor

Recoger un puñado o dos de pétalos frescos y ponerlos en medio litro de agua a macerar durante la noche. Por la mañana, colar y exprimir bien los pétalos. Lavar la cara con dicho líquido y después aplicar compresas.

### Tratamiento para la inflamación de garganta y boca

Coger un puñado de pétalos frescos y poner en 250 cm³ de agua en infusión durante 10 minutos. Colar y exprimir bien los pétalos y agregar 1 cucharada de miel. Para la boca, hacer enjuagues de 3 minutos de duración 2 veces al día, por la noche y por la mañana. Para la garganta, lo mismo, pero serán gargarismos.

### Tratamiento de la piel (prurito, acné, eccemas, quemaduras solares)

Preparar en un recipiente medio litro de agua destilada de lluvia o de manantial. Agregar 50 g de pétalos frescos o 15 g de los secos. Una vez todo junto, poner en maceración. Si los pétalos son frescos, macerar durante 24 horas, y si son secos, durante 48 horas. Algunos lo maceran durante 2 días, tanto si se trata de pétalos frescos como de secos. Después, colar por expresión a un frasco y ya queda listo para ser usado. El tratamiento consiste en aplicar sobre las zonas afectadas 3 o 4 lociones al día con una gasa o paño empapados en el líquido. Seguir con el re-medio hasta que desaparezca el mal. Da buen resultado para curar los granos y también en quemaduras de la piel producidas por exceso de exposición al sol.

# RUDA

RUTÁCEAS *Ruta graveolens*

| | | | |
|---|---|---|---|
| EUSKERA: | Erruda usaindun. | ALEMÁN: | Raute. |
| CATALÁN: | Ruda vesa. | HOLANDÉS: | Ruit. |
| GALLEGO: | Arruda. | POLACO: | Rus. |
| INGLÉS: | Rue. | SUECO: | Winruta. |
| FRANCÉS: | Rue fétide. | DANÉS: | Winruta. |
| ITALIANO: | Ruta. | | |

## PARTES UTILIZADAS
Las hojas frescas y sumidades floridas.

## DESCRIPCIÓN BREVE:
Planta herbácea perenne, de tallo erecto y ramoso, hojas 2 o 3 veces divididas en segmentos ovales o espatuladas, de color verde, algo carnosas. Flores pequeñas, amarillas, reunidas en ramilletes terminales. Florece entre marzo y julio, según las zonas. Puede alcanzar de 40 a 80 cm de altura. Toda la planta despide un fuerte olor muy desagradable. Es planta tóxica.

## COMPONENTES ACTIVOS:
Las hojas contienen gran cantidad de aceite esencial (metilnonilcetona), varios alcaloides (arborinina, graveolinina y trazas de otros). Las sumidades floridas llevan metilnonilcetona, un glucósido (rutina), terpenos y furanocumarinas.

| Localización | Propiedades medicinales | Contraindicaciones |
|---|---|---|
| Vegeta espontáneamente entre paredes viejas, ruinas, rocas, colinas y huertos, y cultivada como planta ornamental que, al escapar, llega a naturalizarse en algunos lugares. | Espasmolítica, emenagoga, diaforética, antiespasmódica, antihelmíntica y sudorífica. | Sin referencias, no descritas. |

# RECETARIO

Usado por los antiguos peregrinos de los Caminos de Santiago

## APLICACIONES

### Cansancio y agotamiento de la vista

Coger un manojo de hojas frescas y lavarlas bien. A lo largo del día, masticar las hojas, a intervalos de 3 o 4 horas, durante media hora. También se puede hacer en varias veces al día, a intervalos cortos. Desde la Antigüedad, este remedio ha sido considerado como clarificante de la vista, a la vez que la agudiza. Algunos, en lugar de masticar las hojas, las comían. Fue empleado también por los antiguos pintores de las bóvedas de las iglesias y catedrales, para fortalecer la vista.

### Tratamiento de las llagas, heridas, úlceras varicosas, cortaduras y picaduras de insectos

Coger un puñado de hojas frescas, lavarlas bien y machacarlas. Hacer una masa con ellas y ponerla en una gasa o algodón. Aplicar directamente sobre la parte afectada, sujetándolo con una venda o hilo fuerte. Cambiar 2 o 3 veces al día, la última por la noche. Algunos peregrinos solían añadir a la mezcla miel y hacían una masa compacta. La aplicaban como cataplasma 2 veces al día. Para las picaduras de avispas y mosquitos, se hace una mezcla a partes iguales de hojas y miel, y se aplica en forma de emplastos.

### Tratamiento de la modorra (forma de vértigo) y de los desmayos

Tomar un puñado de hojas frescas, lavarlas y triturarlas. Después, ponerlas en un frasco y agregar 150 cm³ de vinagre de vino blanco. Mezclar bien y ya queda listo para ser usado. El tratamiento para la modorra consiste en frotar varias veces las sienes y la nariz con una gasa o algodón empapados en el vinagre, hasta recuperarse. Para los desmayos, se suele aplicar varias veces sobre los orificios de la nariz una gasa o algodón empapados en el vinagre. Se debe seguir haciendo esto hasta recuperarse del desmayo. El vinagre con las hojas trituradas se puede conservar largo tiempo. A veces, pasados 15 días, este vinagre de ruda se filtraba a un botellín y se conservaba en buen estado durante mucho tiempo.

# RUDA DE LOS MUROS

POLIPODIÁCEAS *Asplenium ruta-muraria*

| | | | |
|---|---|---|---|
| EUSKERA: | Iturri-belar zuria. | FRANCÉS: | Rue des murailles. |
| | Horma-erruda. | ITALIANO: | Ruta di muro. |
| CATALÁN: | Falzia blanca. | ALEMÁN: | Mauerraute. |
| GALLEGO: | Arruda dos muros. | HOLANDÉS: | Muurvaren. |
| INGLÉS: | Wall-Rue-Maidenhair. | PORTUGUÉS: | Arrudo dos muros. |

## PARTES UTILIZADAS
La planta entera fresca.

## DESCRIPCIÓN BREVE:
Planta herbácea (helecho) vivaz, de tallos pequeños. Hojas de peciolo verde oscuro en la base, foliolos con base en cuña y segmentos romboides en abanico. Los soros están dispuestos en línea y tienen forma membranosa en los bordes de la fronda, cuyos esporangios se mantienen gran parte del año. El contorno de las hojas es más o menos triangular. Alcanza de 5 a 15 cm de altura.

## COMPONENTES ACTIVOS:
Se desconocen.

| Localización | Propiedades medicinales | Contraindicaciones |
|---|---|---|
| En grietas de muros, rocas y peñascos sombríos. | Expectorante, excitante, aperitiva y anticatarral. | Sin referencias, o no descritas. |

# RECETARIO

Usado por los antiguos peregrinos de los Caminos de Santiago

## APLICACIONES

### Afecciones respiratorias

Poner a hervir durante 3 minutos 35 g de la planta fresca en medio litro de agua. Dejar reposar durante 15 minutos y colar. Agregar 50 g de miel de brezo. Tomar toda la tisana durante el día, repartida en varias tomas.

### Inflamación purulenta de la mucosa conjuntiva

Poner a hervir durante 10 minutos 60 g de las hojas frescas en 350 cm³ de agua. Filtrar. Se emplea para hacer lavados y para aplicar compresas locales. El lavado se hace con el líquido templado. Después se colocan durante un rato unas compresas humedecidas en el líquido. Repetir esta operación 3 veces al día: una por la noche, otra por la mañana y otra al mediodía.

### Afecciones del hígado y el bazo (efecto excitante de la orina)

Poner a hervir durante 3 minutos 30 g de la planta entera fresca en 1 litro de agua. Dejar reposar durante 10 minutos y colar. Agregar 150 g de miel. Tomar 3 tazas al día (150-200 cm³ por taza): una en ayunas, otra al mediodía y la última al acostarse. Algunos tomaban esta receta sin miel y empleaban sólo unos 15 g de planta por litro de agua. Este remedio lo emplearon peregrinos italianos, alemanes, holandeses y portugueses.

### Tos impertinente

Poner a hervir durante 5 minutos 10 g de hojas frescas en 250 cm³ de agua. Colar y agregar 2 cucharadas soperas de miel. Tomar a cucharadas todo el líquido durante el día. Algunos empleaban cantidades mayores: 15 g por litro de agua y 100 g de miel de brezo. Lo tomaban a lo largo del día durante varios días, hasta que desaparecía la tos. Además, este remedio resultaba tonificante para la larga caminata de la peregrinación diaria. Fue empleado entre los siglos XVI y XVIII por peregrinos italianos, griegos, alemanes, checos, suizos, franceses y portugueses.

# SALEP

ORQUÍDEAS *Orchis mascula*

| | | | |
|---|---|---|---|
| EUSKERA: | Orhideo (salep) purpurazhoa. | ALEMÁN: | Salep-pflanze. Knabenkraut. |
| CATALÁN: | Botons de gos. | HOLANDÉS: | Standelkruid. Salepplant. |
| GALLEGO: | Satirao. | | |
| INGLÉS: | Salep plant. | SUECO: | Salep. |
| FRANCÉS: | Salep. Orchis mâle. | DANÉS: | Salep. |
| ITALIANO: | Testicolo. Concordia. | PORTUGUÉS: | Satirão-macho. |

## PARTES UTILIZADAS

El tubérculo fresco (tiene dos, uno arrugado y casi seco) y las hojas frescas.

## DESCRIPCIÓN BREVE:

Planta herbácea vivaz, de raíces tuberosas, tallo erguido simple y hojas envainadas, acanaladas, estrechas y lanceoladas. Vainas foliares, basales y obtusas, con manchas redondas de color rojo. Flores numerosas en espiga, con espolón curvado hacia arriba, largo y grueso, de color púrpura oscuro o rosa. Florecen de abril a junio. El tallo alcanza una altura de hasta 55 cm y, a menudo, está teñido de color purpúreo.

## COMPONENTES ACTIVOS:

Es rico en mucílago, almidón y albúmina. Lleva también azúcar, en los tubérculos.

| Localización | Propiedades medicinales | Contraindicaciones |
|---|---|---|
| En praderas, laderas herbosas, bosques, bordes de caminos forestales y rurales, y prados secos. | Emoliente, antidiarreico, tónico, nutritivo y antiinflamatorio. | Sin referencias, o no descritas. |

# RECETARIO

Usado por los antiguos peregrinos de los Caminos de Santiago

## APLICACIONES

### Inflamaciones intestinales

Cocer 30 g de tubérculo fresco o 10 g del seco en 1 litro de agua durante 10 minutos. Dejar reposar durante 10 minutos. Tomar el litro de líquido durante el día. También se puede preparar la receta con medio litro de agua. Este remedio se empleaba cuando se sufrían trastornos de diarrea o disentería y se permanecía convaleciente.

### Irritaciones del estómago e intestino

Introducir en un frasco 2 o 3 g de bulbo seco rallado o molido. Añadir 2 cm³ de orujo (120 gotas). Agregar 20 cm³ de agua hirviendo. Cerrar el frasco y agitar con fuerza. Una vez que ya no se ven burbujas, se agregan 196 cm³ de agua hirviendo. Agitar otra vez un poco y, seguidamente, tomarlo. La receta se toma 2 veces al día, media hora antes de la comida y de la cena.

### Úlceras, tumores y llagas

Cocer durante 5 minutos 50 g de hojas frescas y tallos en medio litro de agua. Dejar reposar durante 20 minutos y colar. Se emplea en lavajes y aplicaciones con compresas. Primero se lava la úlcera con el líquido. Después se pone una compresa humedecida en el mismo líquido y se sujeta con una venda. Se cambia de compresa 3 veces al día. Antiguamente esta receta era utilizada por peregrinos alemanes, holandeses y franceses.

### Úlceras de boca, gingivitis y amigdalitis (inflamaciones bucofaríngeas)

Cocer durante 10 minutos 100 g de hojas frescas en 1 litro de agua. (Algunos empleaban vino tinto en lugar de agua.) Retirar una vez transcurridos los 10 minutos y colar. Agregar 100 g de miel. Disolver bien. La aplicación consiste en hacer 3 o 4 gárgaras al día en caso de irritaciones de garganta. La duración por gargarismo será de 3 minutos. Para irritaciones de boca se efectúan 4 o 6 enjuagues bucales al día. Da buenos resultados.

### Hambre durante la peregrinación diaria

Se recogen unos cuantos tubérculos frescos (nuevos), se lavan bien y se cortan en laminitas. Se degustan poco a poco durante el trayecto, hasta llegar a la próxima bodega donde poder comer algo. Proporciona ánimo y quita las fuertes ganas de comer. Antiguamente se decía de esta planta que era afrodisíaca, estimulante del apetito libidinoso. Emplearon mucho este remedio peregrinos alemanes, austríacos, checos, suizos, franceses e ingleses.

# SALICARIA

LITRÁCEAS *Lythrum salicaria*

| | | | |
|---|---|---|---|
| EUSKERA: | Egur-belar. | ITALIANO: | Salicaria. |
| CATALÁN: | Salicària. | ALEMÁN: | Weiderich. |
| GALLEGO: | Salgueriño. | HOLANDÉS: | Pareike. |
| INGLÉS: | Purple Looseetrife. | POLACO: | Krwawnica. |
| FRANCÉS: | Salicaire. | PORTUGUÉS: | Salicário. |

## PARTES UTILIZADAS

Las hojas frescas y sumidades floridas.

## DESCRIPCIÓN BREVE:

Planta herbácea vivaz, erecta, pubescente, de hojas sentadas, casi siempre opuestas, semiabrazadoras, lanceoladas. Flores dispuestas en espiga larga, densas, de color rosa púrpura. Florece de junio a agosto. Suele alcanzar de 45 a 150 cm de altura.

## COMPONENTES ACTIVOS:

Las flores contienen gran cantidad de taninos, ácidos gálicos, flavonoides, antocianinas, mucílagos, sales de hierro y glucósido (salicarina).

| Localización | Propiedades medicinales | Contraindicaciones |
|---|---|---|
| Vegeta espontáneamente en las orillas de ríos, arroyos y manantiales y, generalmente, en terrenos húmedos. | Astringente, antidiarreica, antidisentérica, antiséptica y algo hemostática, así como vulneraria. | Quienes padezcan trastornos gástricos no deben tomar la planta por vía oral. |

# RECETARIO

Usado por los antiguos peregrinos de los Caminos de Santiago

## APLICACIONES

### Tratamiento de diarreas

Poner en infusión dos puñados de las sumidades floridas (60 g) en medio litro de agua, durante 30 minutos. Colar y tomar el líquido en 2 veces. Si se quiere, se puede tomar otra nueva dosis y, en poco tiempo, desaparecen las molestias. Se toma siempre antes de la comida, que suele ser arroz. Se considera a la salicaria como uno de los más eficaces antidiarreicos, sobre todo en el tratamiento de diarreas estivales y gastroenteritis.

### Tratamiento de molestias gastrointestinales débiles y como bebida refrescante para aminorar la sed

Infusión de una pizca (6 g) de las sumidades floridas frescas, en una taza de agua hirviendo (125 cm³ de agua o más). Se deja reposar 15 minutos y se cuela. Se puede tomar si se quiere endulzado con miel o azúcar, antes o después de la comida. Como refrescante se puede tomar a cualquier hora.

### Tratamiento de heridas, llagas y úlceras varicosas

Coger un buen puñado de hojas frescas, lavarlas bien y machacarlas hasta hacer una masa compacta. Ponerla en una gasa o tela y aplicar directamente sobre el mal, después de lavar la herida.

También se prepara escaldando las hojas en un poco de agua hirviendo. Se escurre el agua y se colocan las hojas sobre una tela. La cataplasma se aplica sobre la llaga o úlcera 2 veces al día, una por la noche y la otra por la mañana, antes de comenzar la caminata.

# SALVIA

LABIADAS *Salvia officinalis*

| | | | |
|---|---|---|---|
| EUSKERA: | Salbia sendakari. | ALEMÁN: | Salbei. |
| CATALÁN: | Sàlvia. | HOLANDÉS: | Salie. |
| GALLEGO: | Sarxa. | POLACO: | Szalwia. |
| INGLÉS: | Sage. | SUECO: | Salvia. |
| FRANCÉS: | Sauge officinale. | DANÉS: | Salwie. |
| ITALIANO: | Salvia. | PORTUGUÉS: | Salva. |

## PARTES UTILIZADAS

Las hojas y sumidades floridas frescas.

## DESCRIPCIÓN BREVE:

Planta subarbustiva, de base leñosa y tallos herbáceos; hojas perennes, pecioladas, alargadas, ovales, lanceoladas; flores pequeñas de color violeta, que van en espiga. Florece de abril a junio. Tiene de 45 a 85 cm de altura. Toda la planta despide un agradable aroma.

## COMPONENTES ACTIVOS:

Las hojas contienen aceite esencial (tuyona, linalol, alcanfor, borneol), ácido labiático, ácido triterpénico, flavonas y un principio amargo (picrosalvina).

| Localización | Propiedades medicinales | Contraindicaciones |
|---|---|---|
| Vegeta espontáneamente en las laderas, llanuras áridas, tierras abandonadas, ribazos y montañas. También se cultiva en jardines y huertos. | Espasmolítica, antidiarreica, estimulante, tónica, hipoglucemiante, cicatrizante y antirreumática. | Durante el embarazo y la lactancia, y en enfermos de epilepsia, insuficiencia renal y quienes sigan tratamiento farmacológico con estrógenos. |

# RECETARIO
Usado por los antiguos peregrinos de los Caminos de Santiago

## APLICACIONES

### Tratamiento de las picaduras de mosquitos, avispas y abejas

Coger unas hojas frescas y frotar con ellas las partes afectadas por las picaduras, varias veces al día. Enseguida calma el dolor y baja la inflamación.

### Llagas, úlceras y heridas viejas

Cocer unos dos puñados de hojas frescas (30 g) en medio litro de vino blanco, durante 3 minutos. Lavar las llagas o heridas con este vino y después colocar una compresa humedecida en el preparado. Aplicar directamente sobre la llaga o úlcera, colocando una o dos compresas durante las primeras 8 horas. Después se coloca una por la noche y otra al comenzar la caminata del día. Seguir con la cura, que da buen resultado.

### Tratamiento estimulante para el agotamiento físico y estimulante del sistema nervioso

Cocer un puñado de hojas frescas (15 g) en 1 litro de vino blanco durante 2 minutos. Dejar reposar 30 minutos y colar. Tomar el vino frío 3 veces al día. Si se emplea para reponerse del agotamiento físico, se le añade 1 cucharada de miel. Con 1 litro de vino se obtienen dosis para 2 o 3 días.

### Tratamiento del asma

Cuando se tengan ataques de tos producidos por asma, se pueden calmar fumando un cigarrillo hecho con las hojas secas de la salvia. Los cigarrillos se preparan triturando las hojas de la planta hasta dejarlas en hebras, como las del tabaco. Fumar 3 o 4 cigarrillos diarios de hojas de salvia puede ayudar a los que padecen asma.

# SANÍCULA

UMBELÍFERAS *Sanicula europaea*

| | | | |
|---|---|---|---|
| EUSKERA: | Oxitxeka. | ALEMÁN: | Sanikel. |
| CATALÁN: | Sanícula. | HOLANDÉS: | Heelkruid. |
| GALLEGO: | Sanicula. | POLACO: | Zankiel. |
| INGLÉS: | Sanicle. | SUECO: | Sanikel. |
| FRANCÉS: | Sanicle d'Europe. | DANÉS: | Sanikel. |
| ITALIANO: | Sanicola. | PORTUGUÉS: | Sanicula. |

## PARTES UTILIZADAS
Las hojas y la planta florida, ambas frescas.

## DESCRIPCIÓN BREVE:
Planta herbácea vivaz, de tallo glabro, con cepa robusta, y rizoma corto y negro. Hojas palmeadas, dentadas, pecioladas, lobuladas (con 3, 5 o 7 lóbulos). Flores en falsas umbelas con 3 o 4 radios, de pétalos blancos o rosados. Fruto con espinas ganchudas. Florece desde mayo hasta julio. Mide de 20 a 60 cm de altura.

## COMPONENTES ACTIVOS:
Las hojas y el rizoma contienen saponina, un principio amargo, tanino, alantoína, esencia, azúcar y ácidos orgánicos.

| Localización | Propiedades medicinales | Contraindicaciones |
|---|---|---|
| En bosques frondosos y de montaña. | Astringente, hemostática, depurativa, pectoral y vulneraria. | Sin referencias, o no descritas. |

# RECETARIO
Usado por los antiguos peregrinos de los Caminos de Santiago

## APLICACIONES

### Inflamación de encías e inflamación de la lengua

Poner a hervir en un recipiente 60 g de la planta florida entera en 1 litro de agua durante 10 minutos. Dejar reposar durante 15 minutos y colar. Se emplea para hacer enjuagues de boca, 4 o 6 veces al día. Cada enjuague debe tener una duración de 3 o 4 minutos.

### Encorar las heridas, llagas y úlceras

Poner a hervir durante 10 minutos en 1 litro de agua 35 g de hojas secas o 70 g de las frescas. Dejar reposar durante 20 minutos y colar. Se emplea para hacer lavajes y para aplicar con compresas. Se efectúa un lavado de la zona afectada y después se coloca una compresa humedecida en el líquido sobre la llaga. Se sujeta con una venda o gasa. Se repite la operación 3 veces al día. Algunos peregrinos preparaban la tisana con una mezcla a partes iguales de sanícula y llantén. Según referencias, fue la planta más utilizada en los siglos XVIII y XIX. Era muy común entre los peregrinos alemanes, franceses, holandeses e italianos.

### Anginas, amigdalitis y afecciones de garganta

Poner en un recipiente a hervir durante 10 minutos 20 g de hojas secas o 40 g de las frescas en medio litro de agua. Dejar enfriar durante 15 minutos. Agregar 5 cucharadas de miel. Se emplea para hacer gargarismos y enjuagues. Para la amigdalitis (úlceras en la boca) se realizan de 4 a 5 enjuagues diarios. Para las anginas y afecciones de garganta se hacen 3 o 4 gargarismos diarios. La duración de cada gargarismo será de unos 3 minutos. Algunos peregrinos preparaban esta receta sin miel. Otros mezclaban a partes iguales la sanícula y la hierba de los cantores.

### Resfriados, catarros y tos

Poner en infusión 6 g de hojas secas o sumidades floridas con 200 cm³ de agua durante 10 minutos. Colar y tomar el preparado distribuido de la forma siguiente: 3 veces al día, una en ayunas, otra al mediodía y la otra por la noche. Algunos peregrinos solían endulzar el preparado con 1 cucharada de miel para obtener mejores y más rápidos resultados. Otros solían emplear la planta fresca poniendo en infusión durante 10 minutos 30 g de planta en medio litro de agua. Agregaban 5 cucharadas de miel y tomaban todo el líquido durante el día, repartido en 3 o 4 tomas, procurando siempre que la última fuera por la noche, al acostarse.

# SAPONARIA

CARIOFILÁCEAS *Saponaria officinalis*

| | | | |
|---|---|---|---|
| EUSKERA: | Xaboi-belar sendakari. | ALEMÁN: | Seifenkraut. |
| CATALÁN: | Saponària. | | Waschkraut. |
| GALLEGO: | Herba xabroneira. | HOLANDÉS: | Zeepkruid. |
| INGLÉS: | Soapwort. | POLACO: | Mydlnica. |
| FRANCÉS: | Saponaire. | SUECO: | Sapoert. |
| ITALIANO: | Saponaria rosso. | DANÉS: | Saebeurt. |
| | | PORTUGUÉS: | Saponária. Saboeira. |

## PARTES UTILIZADAS

La planta entera fresca y seca.

## DESCRIPCIÓN BREVE:

Planta herbácea perenne, de tallos floríferos rectos, con rizoma reptante. Hojas basales, pecioladas, opuestas, lanceoladas, oval-elípticas y largas. Flores grandes, pedunculadas, fragantes, de color blanco rosado, en inflorescencias densas. Florece entre junio y septiembre. Alcanza de 30 a 90 cm de altura.

## COMPONENTES ACTIVOS:

La raíz y el rizoma contienen abundantes saponinas saporrubina, que, por hidrólisis, dan la gipsonina. Las hojas llevan vitaxina y vitamina C.

| Localización | Propiedades medicinales | Contraindicaciones |
|---|---|---|
| En terrenos baldíos húmedos, setos, taludes, vegas, orillas arenosas y escombreras. | Es depurativa, sudorífica, expectorante, diurética y laxante. | No debe tomarse si se padece gastritis o úlcera gastroduodenal. |

# RECETARIO
Usado por los antiguos peregrinos de los Caminos de Santiago

## APLICACIONES

### Contra la suciedad del cabello

Coger unos trozos de raíz y rizomas frescos, lavarlos y trocearlos. Poner a remojo en medio litro o 1 litro de agua durante toda la noche. Al día siguiente, se agita el agua con las raíces y rizomas y, cuando se forma espuma, se lava la cabeza. Se debe procurar lavar mediante un masaje del cuero cabelludo. Los resultados son óptimos al comienzo de la primavera y al final del otoño, cuando los rizomas y raíces son más fuertes. Algunos peregrinos, en especial los italianos y alemanes, solían llevar unas porciones de raíces secas para lavarse el cabello durante la caminata. También solían emplearlo para limpiar camisas y calcetines.

### Tratamiento de la tiña y durezas de la piel

Coger un puñado de raíces frescas, lavarlas bien y triturarlas. Después dejar macerar toda la noche en vinagre y aplicar compresas humedecidas en el líquido resultante sobre las partes afectadas por la tiña. Cambiar de compresas 3 o 4 veces al día. Para las durezas, se coloca la raíz triturada sobre una compresa y se aplica sobre la parte afectada, sobre todo, por la noche, sujetas con una venda o esparadrapo. Se repite la aplicación 2 veces al día.

### Afecciones cutáneas, eccemas, erupciones o granos

Coger un puñado (50 g) de raíces y rizomas frescos o 20 g secos. Poner a hervir durante 15 minutos en 1 litro de agua y colar. Se aplica en fomentos de compresas húmedas sobre las partes afectadas por el mal, varias veces al día.

### Depuración de la sangre

Cocer durante 3 minutos 5 g de la planta entera fresca o 2 g de la seca en 125 $cm^3$ de agua. Colar y tomar 2 vasitos durante el día. El contenido por vaso será de 50 $cm^3$ de líquido. Una toma se realiza antes de la comida y la otra antes de la cena. Tomar durante 9 días. También se pueden tomar las raíces y rizomas para preparar esta receta: poner 2 g por cada 100 $cm^3$ de agua y cocer durante 2 minutos. Esta tisana vale también para la tos y las afecciones bronquiales. Se endulza con 1 cucharada de miel. No se deben rebasar las dosis indicadas, pues podría producir intoxicaciones, por ejemplo, irritación de las mucosas y alteraciones digestivas, respiratorias y cardíacas. En el Medievo, esta planta fue muy considerada por los peregrinos alemanes, italianos, holandeses, ingleses y franceses.

# SAÚCO

CAPRIFOLIÁCEAS *Sambucus nigra*

| | | | |
|---|---|---|---|
| EUSKERA: | Sauko. Intsusa beltz. | HOLANDÉS: | Vlier. |
| CATALÁN: | Saüc. Saüquera. | POLACO: | Bez bezowy. |
| GALLEGO: | Xabuco. Sabugueiro. | SUECO: | Flaeder. Hyll. |
| INGLÉS: | Elder. | DANÉS: | Hyld. |
| FRANCÉS: | Sureau noir. | PORTUGUÉS: | Sabugueiro. |
| ITALIANO: | Sambuco. | HÚNGARO: | Bodza fekete. |
| ALEMÁN: | Hollunder Flieder. | | |

## PARTES UTILIZADAS

Las flores, las hojas, la corteza (su parte interna, el líber) y los frutos maduros.

## DESCRIPCIÓN BREVE:

Arbusto ramoso, caducifolio, de corteza suberosa parda. Hojas opuestas, pecioladas, pinnadas, entre 5 y 9 foliolos, ovalelípticos. Flores pequeñas, reunidas en gran número en umbelas terminales; su color es blanco o crema, y son muy olorosas. Los frutos (bayas) son pequeños, carnosos y jugosos, de sabor ácido dulce y de color negro; son comestibles previa cocción. Florecen desde mayo hasta agosto.

## COMPONENTES ACTIVOS:

Las flores contienen fitosteroles, flavonoides (rutósido, isoquercitrósido y un aceite esencial), ácidos fenilcarboxílicos, ácidos triterpénicos (ursólico u oleanólico) y nitratos potásicos. Los frutos contienen antocianósidos (sambucósido, sambucianósido), aceite esencial (linalol, nerol y geraniol). Las semillas llevan sambunigrósido, azúcares, pectina, ácido cítrico, ácido málico y vitamina C. Las hojas llevan sambucina (alcaloide) y glucósidos cianogenéticos. La corteza fresca lleva heterósido (sambunigrósido), taninos, colina y sales potásicas.

| Localización | Propiedades medicinales | Contraindicaciones |
|---|---|---|
| Vegeta espontáneamente en casi todos los tipos de terreno. | Diurético, laxante, diaforético, antirreumático, antineurálgico y antiespasmódico. | Sin referencias, o no descritas. |

# RECETARIO
Usado por los antiguos peregrinos de los Caminos de Santiago

## APLICACIONES

### Afecciones respiratorias (resfriados, catarros, gripe)

Poner en un recipiente medio litro de agua a hervir. En otro recipiente poner 5 g de flores frescas o 2 g de secas. Una vez hervida el agua, verter ésta en el recipiente en el que están las flores. Tapar y dejar reposar 10 minutos. Después colar y agregar 4 cucharadas de miel de eucalipto o de romero. Disolver bien y queda listo. El tratamiento consiste en tomar la mitad de la tisana por la noche, al acostarse, y la otra mitad por la mañana, en ayunas (algo caliente). Seguir con este remedio mientras dure el mal. Solamente con tomar dos veces al día, da buen resultado.

### Gota

Se coge un puñado de hojas frescas y se les extrae el jugo exprimiéndolas. Se mezcla el jugo con un poco de avena y manteca de cerdo (algunos lo hacían con grasa de caballo). Se hace una masa y se guarda en un frasco. El tratamiento consiste en aplicar varias veces al día una pequeña cantidad sobre la zona afectada por la gota. Es un buen remedio para bajar la inflamación del dedo causada por esa enfermedad.

### Tratamiento del dolor de cabeza (migraña) y para favorecer el sueño

Coger un buen puñado de flores frescas y poner a remojo con vinagre de vino blanco, durante un rato (unos 15 minutos). Poner sobre una tela y aplicar directamente sobre la frente. Se sujeta bien con una venda o cinta. Estas aplicaciones se hacen media hora antes de acostarse y se mantienen durante un tiempo. (Se tienen referencias de que algunos dormían con el remedio puesto.) Favorece el sueño y quita el dolor de cabeza. Esta receta fue empleada por los peregrinos de la Ruta de la Plata.

### Tratamiento de las almorranas externas

Coger unas hojas frescas y cocerlas durante 5 minutos. Después se retira del fuego y se aplican, en forma de cataplasmas tibias, para quitar el dolor de las almorranas externas y, a la vez, hacer que baje la inflamación de las hemorroides.

# SIEMPREVIVA MAYOR

CRASULÁCEAS *Sempervivum tectorum*

| | | | |
|---|---|---|---|
| EUSKERA: | Teiletuetako betibizi. | ALEMÁN: | Hauslauch-Hauswurz. |
| CATALÁN: | Herba puntera. | HOLANDÉS: | Donderbaard. |
| GALLEGO: | Herba punteira. | POLACO: | Rozchadmik. |
| INGLÉS: | Hpuseleek. | SUECO: | Hunslaek. |
| FRANCÉS: | Joubarbe toit. | DANÉS: | Hunslaek. |
| ITALIANO: | Siempreviva. | PORTUGUÉS: | Sempreviva. |

## PARTES UTILIZADAS

Las hojas frescas.

## DESCRIPCIÓN BREVE:

Planta crasa perenne, acaule, de hojas radicales, sésiles, gruesas y carnosas, puntiagudas que forman una roseta. El bohordo lleva una espiga que también lleva hojas, pero menores, y en lo alto, un ramillete de flores rosadas o rojas. Florece entre junio y agosto. Suele alcanzar 45 cm de altura.

## COMPONENTES ACTIVOS:

Toda la planta contiene ácido málico, ácido fórmico, ácido isocítrico, malato cálcico, mucílagos, resina y taninos.

| Localización | Propiedades medicinales | Contraindicaciones |
|---|---|---|
| Es cultivada, naturalizada en algunos lugares y, a veces, vegeta espontáneamente en muros derruidos, tejados de caseríos viejos y sobre rocas, en climas templados. | Refrescante, vulneraria, astrigente, diurética, antiséptica y callicida. | Sin referencias, o no descritas. |

# RECETARIO
Usado por los antiguos peregrinos de los Caminos de Santiago

## APLICACIONES

### Tratamiento de los callos y durezas, así como verrugas, picaduras de abejas, avispas y mosquitos, sabañones y cortaduras

Coger las hojas frescas y quitarles la piel de la parte superior. Aplicar sobre la parte afectada por el mal. Sujetar con una venda o tela. Se deben cambiar las hojas 3 veces al día, sobre todo, antes de acostarse por la noche. En poco tiempo reducen y sanan el mal. Para los sabañones, hay que poner el remedio más veces al día.

### Llagas, úlceras e inflamación de ojos debida a hemorragia

Coger un puñado de hojas frescas, limpiarlas y machacarlas o triturarlas para extraer el zumo. Filtrar por medio de una tela. Aplicar dicho zumo empapado en una gasa o algodón sobre las llagas o úlceras y cubrir con una venda. Cambiar la cura 2 o 3 veces al día, la última por la noche. Por la mañana, para los ojos inflamados, frotar con el zumo el ojo afectado. Esta operación se hace 3 o 4 veces al día, normalmente, por la noche y por la mañana. En poco tiempo desaparecen la inflamación y las manchas de sangre de los ojos.

### Tratamiento de las irritaciones de la boca y de la erupción cutánea de la faringitis

Coger unas hojas frescas, lavarlas, quitar la piel y extraer el zumo. Por cada cucharada de zumo, agregar 2 de miel de espliego. Algunos solían prepararlo a partes iguales, pero es mejor emplear 1 parte de zumo y 2 de miel. Se prepara un frasco con 100 o 150 g de esta mezcla de zumo y miel y ya queda listo para ser usado. El tratamiento consiste en poner en una tacita 50 cm$^3$ de agua caliente o templada y añadir de 1 a 2 cucharadas del preparado, según cómo se encuentre uno de mal; para la erupción cutánea deben ponerse 2 cucharadas. Se disuelve bien y se hacen enjuagues bucales, de 3 o 4 minutos de duración. Se deben hacer 4 o 6 enjuagues a lo largo del día, el último antes de acostarse. Seguir con este remedio hasta que desaparezca la molestia. Se debe evitar beber o tragar el preparado al hacer los enjuagues.

# TANACETO

## COMPUESTAS TUBULIFLORAS *Tanacetum vulgare*

| | | | |
|---|---|---|---|
| EUSKERA: | Mota-belarra. | HOLANDÉS: | Zekehichat. |
| CATALÁN: | Tanarida. | | Reinevaven. |
| GALLEGO: | Herba lombrigueira. | POLACO: | Wrotyez. |
| INGLÉS: | Tansy. | SUECO: | Renfana. |
| FRANCÉS: | Tanaisie. | DANÉS: | Reinfan. |
| ITALIANO: | Tanaceto. | PORTUGUÉS: | Tánasia. |
| ALEMÁN: | Rheifarn. Wurmkraut. | | |

## PARTES UTILIZADAS

Las flores, hojas y tallos. Algunas veces, también las raíces.

## DESCRIPCIÓN BREVE:

Planta herbácea perenne, con rizoma corto del que salen varios tallos erectos. Hojas basales, pecioladas y alternas; las superiores, sésiles, abrazadoras, ovales, pennatisectas, con foliolos dentados. Flores pequeñas, tuberosas, amarillas, sin lígulas, en capítulos y reunidas en corimbos terminales. Fruto en aquenio. Florece desde junio hasta octubre. Puede alcanzar de 50 cm a 1 m de altura. Toda la planta despide un fuerte aroma.

## COMPONENTES ACTIVOS:

Las sumidades floridas contienen un aceite esencial volátil (compuesto por b-tuyona, alcanfor, borneol y terpeno). Las hojas y tallos llevan aceite esencial y un principio amargo (tanacetina).

| Localización | Propiedades medicinales | Contraindicaciones |
|---|---|---|
| En terrenos frescos y húmedos, setos, pastos, arcenes y huertos. | Es vermífugo, emenagogo y calmante. | Durante el embarazo. |

# RECETARIO

Usado por los antiguos peregrinos de los Caminos de Santiago

## APLICACIONES

### Dolores de las varices inflamadas y úlceras varicosas

Coger unas hojas, tallos y flores, lavarlos bien y poner todo en un mortero o recipiente. Añadir un par de cucharadas de aceite de oliva. Machacar bien. Una vez hecha una pasta homogénea, se aplica sobre las partes afectadas por el mal colocando sobre una gasa o tela y sujetando ésta con una venda o hilo. Se cambia 2 veces al día. Sobre todo, se debe efectuar una aplicación colocando una cataplasma al acostarse, y después, otra al mediodía. Para las úlceras se cambia 3 veces al día. Algunos peregrinos solían coger un buen montón de la planta entera y, por la tarde, al terminar la caminata del día, preparaban esta receta en cantidad abundante para varias jornadas. Lo hacían de la siguiente manera: una vez bien lavadas las plantas, se troceaban. Generalmente se solían poner unos 250 g de planta. Se tomaba medio litro de aceite de oliva y se calentaba un poco. A continuación, se mezclaba con la planta. Se revolvía bien y se dejaba reposar durante toda la noche. Después, se aplicaba una compresa humedecida en el aceite y encima se colocaba una porción de la planta, también con aceite. Solían llevar consigo esta cura auxiliar para aplicarla durante varios días.

### Contra los dolores de miembros contusionados

Aplicar las hojas frescas en forma de cataplasma sobre las partes afectadas varias veces al día. Actúan calmando los dolores.

### Contra las lombrices

Preparar una infusión que contenga 200 cm³ de agua y 15 g de las hojas y flores. Dejar reposar durante unos minutos y filtrar cuando todavía esté caliente. Se toma en ayunas toda la dosis. Se puede endulzar. En caso de que no se quiten con una aplicación, volver a tomar otro día. No pasar de la dosis, pues puede provocar vómitos, diarreas y convulsiones. También se puede preparar tomando 3 o 4 g de las flores secas desmenuzadas, a las que se añade 1 cucharada de miel, 1 sola vez al día y en ayunas.

### Contra la sarna

Poner en infusión 100 g de tallos y flores frescas en 1 litro de agua. Dejar reposar durante 30 minutos y colar. Se usa para baños locales sobre las partes afectadas por la sarna. También se aplican compresas humedecidas en el líquido y se hacen lavados: el principal, al acostarse, y otro, por la mañana, al comenzar la peregrinación.

# TILO

TILIÁCEAS *Tilia platyphyllos*

| | | | |
|---|---|---|---|
| EUSKERA: | Ezki. | ALEMÁN: | Sommerlinde. |
| CATALÁN: | Tell de fulla gran. | POLACO: | Linde. |
| GALLEGO: | Tilia. Tilleira. | SUECO: | Lind. |
| INGLÉS: | Large-leaved lime. | DANÉS: | Lind. |
| FRANCÉS: | Tilleul âlarges feuilles. | PORTUGUÉS: | Tilia. |
| ITALIANO: | Tiglio de flogie grandi. | | |

## PARTES UTILIZADAS

Las flores y la corteza fresca y las hojas.

## DESCRIPCIÓN BREVE:

Árbol de tronco recto y desarrollado, ramoso, caducifolio. Flores de color blanco amarillento, en grupos de 3-5 o más, que van en un pedúnculo floral, muy fragantes. Las hojas, pecioladas, alternas, cordiformes, dentadas y pubescentes por el envés. Florece de junio a julio. Tiene una altura de 10 a 15 m.

## COMPONENTES ACTIVOS:

Las inflorescencias son ricas en mucílagos, aceite esencial, con farnesol, geraniol y eugenol; lleva también flavonoides y ácidos orgánicos. Y en la altura (corteza quitada la primera capa), contiene bastante mucílago, cumarina y taninos.

| Localización | Propiedades medicinales | Contraindicaciones |
|---|---|---|
| Vegeta espontáneamente en montes y valles umbríos de alturas. También se cultiva en jardines y parques. | Antiespasmódico, diurético, anticatarral, emoliente y estomacal. | Obstrucciones de las vías biliares. |

# RECETARIO
Usado por los antiguos peregrinos de los Caminos de Santiago

## APLICACIONES

### Tratamiento de las heridas

Cortar unos trozos de las ramas jóvenes y quitar el pellejo. Machacar estas cortezas con un poco de agua hervida, hasta hacer una masa, y aplicar sobre la herida reciente. Se cambia la cura 2 o 3 veces al día. Se debe seguir con el tratamiento hasta que cicatrice la herida.

### Tratamiento, para calmar y recuperar fuerzas, después de la larga caminata realizada durante el día

Poner en infusión unas 20 flores frescas en 150 cm$^3$ de agua, durante 10 minutos, y colar añadiéndole 1 o 2 cucharadas grandes de miel. Tomarlo antes de acostarse para dormir y otra taza antes de salir al día siguiente de peregrinación. Estas tisanas hacen calmar los nervios y, a la vez, relajan y ayudan a dormir bien.

### Tratamiento para las hinchazones debidas a golpes y caídas, así como para las inflamaciones de pies

Coger unas hojas frescas y machacarlas con un poco de agua caliente. Después, aplicar la mezcla, puesta en un paño, sobre las partes afectadas por la inflamación. Sujetar con una tela o venda. Este tratamiento se hace por la noche, al terminar la caminata, y se deja puesto hasta el día siguiente.

### Fórmula para calmar los estados nerviosos

Poner a hervir en un recipiente 100 cm$^3$ de agua. Preparar en una taza 2 o 2,5 g de flor de tilo. Una vez hervida el agua, se vierte sobre la taza donde está la flor de tilo. Se tapa, se deja reposar durante unos 15 minutos y se pasa por un colador fino. Se puede evitar colarlo si la flor de tilo se pone en una bolsita de papel fino, como las de infusiones de té o manzanilla que se venden en las tiendas. Se toma la taza de tila con un poco de azúcar o miel, bien en el momento en que uno se siente nervioso o bien después de las comidas. Hasta que desaparezca el nerviosismo, la dosis será de unas 2 o 3 tazas al día.

# TRÉBOL DE LOS PRADOS

LEGUMINOSAS *Trifolium pratense*

| | | | |
|---|---|---|---|
| EUSKERA: | Hirusta gorria. | ITALIANO: | Trifoglio dei prati. |
| CATALÁN: | Trèvol de prat. | ALEMÁN: | Rotklee. |
| GALLEGO: | Trevo rubro. | HOLANDÉS: | Rode Klaver. |
| INGLÉS: | Trefoil, clover. | PORTUGUÉS: | Trevo-dos-prados. |
| FRANCÉS: | Trèfle rouge. | | |
| | Trèfle des prés. | | |

## PARTES UTILIZADAS

Las sumidades floridas frescas.

## DESCRIPCIÓN BREVE:

Planta herbácea perenne, muy variable, de tallos erectos o inclinados, generalmente, vellosos. Hojas trifoliadas, con foliolos vellosos y estípulas triangulares contraídas en una punta fina. Flores en densas cabezuelas globulares, solitarias o en parejas, de color purpúreo rojizo o rosa. Florece desde mayo hasta septiembre. Alcanza de 10 a 50 cm de altura.

## COMPONENTES ACTIVOS:

Las flores contienen glucósidos (la trifolina y la quercitina), ácido salicílico, ácido cumarínico y flavonas. En las hojas hay asparagina, así como diversas materias, compuestos sulfurados y proteínas.

| Localización | Propiedades medicinales | Contraindicaciones |
|---|---|---|
| Se encuentra en prados, campos y linderos. Cultivado por toda Europa. | Es antiespasmódico, sedante, tónico, diurético y estimulante. | Sin referencias, o no descritas. |

# RECETARIO
Usado por los antiguos peregrinos de los Caminos de Santiago

## APLICACIONES

### Heridas y pies sudorosos

Coger unos 60 g de sumidades floridas e introducirlas en 1 litro de agua. Dejar calentar hasta que rompa a hervir y retirar. Dejar reposar durante 5 minutos y colar. El tratamiento para pies sudorosos consiste en hacer lavados y aplicar compresas húmedas. Se repite esta operación 2 veces al día: una por la noche y otra por la mañana, antes de comenzar la peregrinación. Para las heridas se efectúan 2 o 3 lavados y se aplican compresas durante el día. Lo empleaban los peregrinos alemanes, polacos e ingleses.

### Reuma y gota, así como heridas y pies sudorosos

Cocer durante 5 minutos 50 g de sumidades floridas en 1 litro de agua. Dejar reposar durante 15 minutos y colar. Agregar 100 g de miel de brezo. Para el reuma y la gota, tomar 3 tazas diarias: una en ayunas, por la mañana, otra antes de la comida y otra antes de la cena. Para las heridas y pies sudorosos, no se agrega miel a la tisana y se aplica lavando la parte afectada y colocando sobre ella compresas húmedas en el líquido. Se repite esta operación 2 o 3 veces al día. Para los pies sudorosos, se aplica por la noche y por la mañana. Esta receta fue empleada por peregrinos alemanes, austríacos y holandeses.

### Diarreas estivales

Poner a calentar 12 g de sumidades floridas frescas o 5 g de las secas en 250 cm³ de agua. Nada más comenzar a hervir, retirar del fuego. Dejar reposar durante 2 minutos y colar. Tomar 2 o 3 tazas diarias.

### Sarpullidos, granos y reuma, y como receta estimulante

Coger 3 o 4 manojos (150 g) de sumidades floridas frescas y cocerlas con 2 litros de agua durante 10 minutos. Colar. Aparte se prepara un baño con agua caliente suficiente para cubrir el cuerpo y se le agrega la tisana. Tomar el baño durante 15 o 20 minutos, antes de acostarse por la noche. Continuar tomando baños durante una semana. Los peregrinos pudientes podían disfrutar de este baño en las posadas. Según referencias, causaba buenos efectos, pues además actuaba como estimulante.

# TUSILAGO o Fárfara

COMPUESTAS TUBULIFLORAS *Tussilago farfara*

| | | | |
|---|---|---|---|
| EUSKERA: | Eztul-belarra. | ALEMÁN: | Huflattich. |
| CATALÁN: | Fàrfara. | HOLANDÉS: | Hoef-blad. |
| GALLEGO: | Farfara. Farfugio. | POLACO: | Podbial. |
| INGLÉS: | Coltsfoot. | SUECO: | Haesthof. |
| FRANCÉS: | Tussilage. | DANÉS: | Hestehov. |
| ITALIANO: | Tossilaggine. | PORTUGUÉS: | Farfugio. |

## PARTES UTILIZADAS
Las hojas frescas.

## DESCRIPCIÓN BREVE:
Planta herbácea vivaz, de tallos florales sin hojas, con escamas purpúreas que aparecen antes que las hojas. Flores grandes capitulares, de color amarillo, solitarias, que aparecen antes que las hojas. Hojas radicales, pecioladas, grandes, acorazonadas. Florece entre el invierno y la primavera. Alcanza de 10 a 20 cm de altura.

## COMPONENTES ACTIVOS:
Las flores contienen mucílago y alcoholes terpénicos. Las hojas llevan también mucílago, así como inulina, materias minerales, un poco de tanino y principios amargos. En las hojas jóvenes se halla una pequeña cantidad de alcaloides pirrolizidínicos, que son hepatotóxicos. Las raíces también llevan bastante mucílago.

| Localización | Propiedades medicinales | Contraindicaciones |
|---|---|---|
| Vegeta espontáneamente en lugares húmedos, sobre todo, arcillosos, cunetas de caminos y senderos. | Béquico, emoliente, mucilaginoso y expectorante. | Está contraindicado en quienes padezcan hepatitis, cirrosis o insuficiencia hepática, así como en el embarazo y la lactancia. No se deben tomar por vía oral las infusiones o decocciones preparadas con las hojas jóvenes. |

# RECETARIO
Usado por los antiguos peregrinos de los Caminos de Santiago

## APLICACIONES

### Fórmula para el tratamiento de las úlceras inflamadas y erisipela

Coger unas hojas, lavarlas bien y aplicar directamente sobre la parte afectada por el mal. Sujetar con una venda. Cambiar cada 6 horas. Suele quitar el dolor y hace bajar la inflamación. Seguir con la cura hasta que desaparezca la inflamación.

### Tratamiento contra las úlceras escrofulosas

Coger un puñado de hojas, lavarlas bien y extraer todo el jugo posible, exprimiendo las hojas. Este jugo se aplica sobre la úlcera y se cubre con una gasa o paño, sujetándolo después con una venda. Hay que cambiar la cura 2 o 3 veces al día.

### Tratamiento contra la sarna, enrojecimiento de la piel y costras

Coger unas hojas, lavarlas bien, machacarlas y exprimir al máximo para extraer todo el zumo. Se empapa una compresa con dicho zumo y se coloca sobre la parte afectada por el mal. Se aplican 2 o 3 curas diarias. Se ponen 2 o 3 compresas cada vez. También se hace aplicando directamente el zumo sobre las costras que produce la sarna, varias veces al día. El zumo se suele guardar en un tarrito o frasco y dura 24 horas.

### Tratamiento de la tos y de los catarros

Poner a hervir en un recipiente 125 cm³ de agua. Preparar en una taza 4 g de hojas frescas bien limpias y picadas, o 1,5 g de hojas desecadas picadas. Una vez hervida el agua, se vierte sobre la taza donde se tienen las hojas. Acto seguido se tapa y se deja reposar 5 minutos. Después se filtra y se añade 1 cucharada de miel o de azúcar. Este preparado debe tomarse muy caliente. Hasta que se cure el mal, la dosis es de 3 vasos diarios, distribuidos de la forma siguiente: uno por la mañana, otro a mediodía y otro por la noche, antes de acostarse. Da muy buenos resultados en el tratamiento de catarros, problemas de bronquios, tos y enfriamientos.

# UVA DE GATO

CRASULÁCEAS *Sedum album*

| | | | |
|---|---|---|---|
| EUSKERA: | Teilatu-belar zuri. | FRANCÉS: | Orpin blanc. |
| CATALÁN: | Crespinell blanc. | ITALIANO: | Pinocchiella. |
| GALLEGO: | Piñeiriña. | ALEMÁN: | Weisses Fetkraut. |
| INGLÉS: | White Stonecrop. | PORTUGUÉS: | Arroz-dos-telhados. |

## PARTES UTILIZADAS
La planta entera fresca.

## DESCRIPCIÓN BREVE:
Planta herbácea perenne, de tallo simple, hojas alternas, cilíndricas, ovoides, carnosas, gruesas (6-12 mm), enteras y de sabor ácido. Flores pequeñas, blancas, muy numerosas, en inflorescencia de los tallos floríferos. Florece de junio a agosto. Suele tener de 10 a 35 cm de altura.

## COMPONENTES:
Las hojas contienen fosfatos, sulfatos, cloruros y silicatos. En sus cenizas se hallan óxidos de calcio, de potasio, de manganeso, de sodio y de hierro.

| Localización | Propiedades medicinales | Contraindicaciones |
|---|---|---|
| Vegeta espontáneamente sobre los muros, tejados, rocas, ruinas y paredes de los caminos. | Astringente, refrescante y vulneraria. | Sin referencias, o no descritas. |

# RECETARIO
Usado por los antiguos peregrinos de los Caminos de Santiago

## APLICACIONES

### Tratamiento de la sed y como refrescante en las largas caminatas

Coger un buen puñado de la planta, lavarla bien y extraer el zumo machacándola. Colar mediante un colador de tela y añadir 1 cucharada de agua. Una vez extraído el zumo, verterlo en 1 litro de agua. Endulzar si se quiere. Tomar varias veces. Alivia la sed y a la vez refresca. También contrae la función de los órganos.

### Heridas, llagas y úlceras varicosas

Coger un buen puñado de la planta fresca, lavarla bien, machacarla y ponerla en una gasa o tela y aplicarla sobre la parte afectada. Esta cura se hace 2 o 3 veces al día, sobre todo por la noche.

### Heridas de los dedos del pie, rozaduras y almorranas externas

Coger un puñado de la planta fresca y lavarla bien. Machacarla y aplicarla sobre las partes afectadas, a manera de pegotes, y sujetar con una tela o hilos. Hacer esta cura 3 o 4 veces al día, con la planta machacada y aplicada en forma de cataplasma. Por la mañana, antes de comenzar la caminata, se sustituye la cataplasma, o bien se puede colocar una gasa o algodón, empapado con el zumo extraído de las hojas. Para las almorranas externas, se aplican cataplasmas preparadas con toda la planta fresca hecha una masa, que se coloca en una tira de tela y se pone en el ano. Se cambia 2 veces al día.

### Tratamiento de las llagas, úlceras y heridas malignas

Tomar un buen puñado de esta planta fresca y limpiarla muy bien. Poner la planta limpia en un mortero y machacarla hasta hacer una pasta. Aplicar esta pasta sobre la llaga o úlcera y cubrir con una venda. Mantener esta cura 12 horas y sustituir la cataplasma. Seguir con el tratamiento hasta que cicatrice la úlcera o llaga. Es un buen remedio para tratar este tipo de lesiones.

# VARA DE ORO

COMPUESTAS TUBULIFLORAS *Solidago virga-aurea*

| | | | |
|---|---|---|---|
| EUSKERA: | Urrezko makila. | ALEMÁN: | Goldrute. |
| CATALÁN: | Vara d'or. | HOLANDÉS: | Guldenroede. |
| GALLEGO: | Verga da ouro. | POLACO: | Nawlok. |
| INGLÉS: | Golden Rod. | SUECO: | Guldris. |
| FRANCÉS: | Verge d'or. | DANÉS: | Saarurt. |
| ITALIANO: | Verga d'oro. | PORTUGUÉS: | Vara-de-oiro. |

## PARTES UTILIZADAS

Las sumidades floridas.

## DESCRIPCIÓN BREVE:

Planta herbácea vivaz, de tallos erguidos y caducos, poco ramificados (sólo en la parte superior). Hojas sésiles, alternas, pubescentes, pecioladas en la parte inferior, largas, obtusas, lanceoladas y enteras. Flores pequeñas, amarillas o amarillo doradas, pedunculadas, dispuestas en solitario o en racimos, en corimbos axilares y terminales. Fruto, un aquenio con vilano. Florece en verano. Alcanza de 20 a 120 cm de altura.

## COMPONENTES ACTIVOS:

Toda la planta contiene taninos, saponinas y polifenoles, ácidos fenólicos, cumarinas, heterósidos y algo de aceite esencial.

| Localización | Propiedades medicinales | Contraindicaciones |
|---|---|---|
| En bosques, matorrales, prados, senderos forestales y linderos. | Es diurética, astringente, vulneraria, hemostática y expectorante. | Está contraindicado en personas que padezcan insuficiencia renal, cardiopatías e hipertensión. Los tratamientos con esta planta se deben hacer bajo receta y control médico, y por vía oral, en los casos mencionados. |

# RECETARIO
Usado por los antiguos peregrinos de los Caminos de Santiago

## APLICACIONES

### Hematuria (presencia de sangre en la orina)

Poner en infusión 80 g de sumidades floridas frescas o 40 g de las secas en 1 litro de agua. Dejar reposar durante 30 minutos y colar. El tratamiento consiste en tomar 3 tazas (de 200 cm³ por taza) de tisana al día, fuera de las comidas: una en ayunas, otra al mediodía y la última al acostarse. Seguir con las tomas hasta que desaparezca el mal.

### Inflamación aguda de la uretra (uretritis)

Poner a hervir durante 10 minutos 35 g de las sumidades secas o 70 g de las frescas en 1 litro de agua. Una vez finalizados los 10 minutos, retirar del fuego y dejar reposar durante 1 hora. Colar y tomar 3 o 4 tazas al día, fuera de las comidas.

### Inflamaciones de la boca, heridas y úlceras

Poner a hervir durante 15 minutos 100 g de sumidades floridas y hojas frescas en 1 litro de agua. Dejar reposar durante 30 minutos y colar. Se emplea para lavajes y para la aplicación de compresas, así como para enjuagues bucales. El tratamiento de las inflamaciones de la boca consiste en hacer 3 o 4 enjuagues diarios: uno por la mañana, y 3 por la tarde, el último, antes de acostarse para dormir. Para las heridas y úlceras, se aplican unos lavajes y después se colocan compresas humedecidas en el líquido sobre la parte afectada, de manera que la cubra por completo. Cambiar de compresa 3 veces al día, procurando hacer el último cambio por la noche.

### Reuma, afecciones renales, prostatitis y artritis

Poner a hervir durante 3 minutos 20 g de las sumidades floridas secas o 40 g de las frescas en 1 litro de agua. Dejar reposar durante 2 horas y colar. El tratamiento consiste en tomar 3 vasitos (de 150 cm³ por vaso) al día, fuera de las comidas. Seguir este tratamiento durante 3 semanas.

# VERBENA

VERBENÁCEAS *Verbena officinalis*

| | | | |
|---|---|---|---|
| EUSKERA: | Berbena-belarra. | ALEMÁN: | Eisenkraut. |
| CATALÁN: | Berbena. | HOLANDÉS: | Verbain. |
| GALLEGO: | Orxavan. | POLACO: | Welbena. |
| INGLÉS: | Vervein. | SUECO: | Jenur. |
| FRANCÉS: | Verveine. | DANÉS: | Jenurt. |
| ITALIANO: | Verbena. | PORTUGUÉS: | Verbena. |

## PARTES UTILIZADAS

Las hojas frescas, raíces y flores.

## DESCRIPCIÓN BREVE:

Planta herbácea vivaz, con tallo rizomatoso y cuadrangular. Hojas opuestas, rugosas y divididas irregularmente. Flores en espigas finales, pedunculadas, con corola en forma embudada, de color rosado o lila. Florece de junio a octubre. Suele alcanzar de 30 a 65 cm de altura.

## COMPONENTES ACTIVOS:

Las hojas contienen heterósidos iridoides, verbenalina y la verbanina, que hidroliza en verbenalol, mucílagos, ácido cafeico, taninos, una pequeña cantidad de aceite esencial y principio amargo. Los tallos llevan verbalina, invertina, emulsina y un principio amargo.

| Localización | Propiedades medicinales | Contraindicaciones |
|---|---|---|
| En caminos, escombreras, taludes, prados, huertos y terrenos baldíos. | Depurativa, espasmolítica, digestiva, analgésica, antirreumática, antiinflamatoria, emoliente y vulneraria. | Durante el embarazo. |

# RECETARIO
Usado por los antiguos peregrinos de los Caminos de Santiago

## APLICACIONES

### Erupciones de la piel, dolores producidos por la pleuresía, llagas

Coger un puñado de hojas tiernas. En un poco de vinagre, machacar bien y dejar macerar 1 hora. Después, colocar las hojas sobre una gasa o tela. Previamente, lavar las erupciones y llagas con el vinagre y después aplicar la cataplasma sobre la zona afectada. Se coloca una cataplasma por la noche y otra por la mañana, con las hojas sobrantes.

### Artritis, ciática, neuralgia y reuma

Poner un puñadito de hojas y flores en un poco de vinagre hasta que éste se evapore. Después se ponen en una tela o paño las hojas y las flores y se aplica directamente sobre la parte afectada por el mal. Esta cataplasma ha de colocarse caliente. Se pone por la noche y, a veces, otra al mediodía.

### Lavar y cicatrizar heridas y llagas

Cocer durante 30 minutos 125 g de hojas, raíces y flores frescas, en 1 litro de agua. Dejar enfriar y lavar bien las heridas o llagas. Aplicar unos fomentos o compresas húmedas, durante 10 o 15 minutos. Después vendar la herida. Hacer esta cura 2 veces: una por la noche y otra por la mañana, antes de comenzar la caminata.

### Tratamiento depurativo de la sangre e insuficiencias hepáticas

Poner en un recipiente 500 cm$^3$ de agua. Añadir 10 g de las hojas y flores secas o, en su lugar, 25 g de las hojas y flores frescas. Una vez todo junto, ponerlo a hervir durante 10 minutos. Retirar del fuego y dejar reposar unos 20 minutos. Después se cuela a una botella y ya está listo para ser utilizado. El tratamiento consiste en beber todo el líquido en 2 días, distribuido en 3 o 4 tazas al día, antes de las comidas. Este depurativo se debe tomar al menos durante 2 semanas. Si se trata de insuficiencia hepática, se tomará durante 21 días o más. Aunque no está contraindicado en ningún caso, se usa muy poco y casi exclusivamente entre la gente del campo.

# VERÓNICA COMÚN

ESCROFULARIÁCEAS *Veronica officinalis*

| | | | |
|---|---|---|---|
| EUSKERA: | Beronike. | ITALIANO: | Veronica. |
| | Kitzikagarri-belar. | ALEMÁN: | Echter Ehrenpreis. |
| CATALÁN: | Verónica oficinal. | HOLANDÉS: | Feremprys. |
| | Herba dels leprosos. | POLACO: | Przetaczek lésny. |
| GALLEGO: | Herba da triaga. | SUECO: | Aerenpris. |
| INGLÉS: | Common Speedwell. | DANÉS: | Aerenpris. |
| FRANCÉS: | Véronique. | PORTUGUÉS: | Veronica das boticas. |

## PARTES UTILIZADAS
Toda la planta.

## DESCRIPCIÓN BREVE:
Planta herbácea vivaz, de tallo ramoso, tumbado o inclinado. Hojas pecioladas, opuestas, ovoideas, pelosas, finalmente serradas, de matiz verde oscuro. Flores en inflorescencias erectas, pequeñas, bilobuladas, de color azul, lila o rosado. Florece desde marzo. Alcanza de 10 a 50 cm de altura.

## COMPONENTES ACTIVOS:
Toda la planta contiene taninos, un principio amargo, aceite esencial y saponósidos.

| Localización | Propiedades medicinales | Contraindicaciones |
|---|---|---|
| En terrenos silíceos y áridos, bosques, landas, brezales, prados, senderos forestales y rurales. | Tónica, estimulante, digestiva, depurativa y vulneraria. | Sin referencias, o no descritas. |

# RECETARIO
Usado por los antiguos peregrinos de los Caminos de Santiago

## APLICACIONES

### Falta de apetito y digestiones pesadas

Poner en infusión 40 g de la planta entera fresca o 20 g de la seca en 1 litro de agua. Dejar reposar durante 15 minutos y colar. Tomar 1 taza media hora antes de las comidas. Para las digestiones pesadas, se toma 1 taza después de haber comido. Es un estimulante bueno para abrir el apetito. Algunos solían preparar esta infusión de la siguiente manera: a una dosis de 100 cm$^3$ de vino blanco recién hervido, añadir un puñado de plantas frescas. Dejar reposar durante 10 minutos y tomar una hora antes de las principales comidas.

### Bronquitis, asma, resfriados y catarros

Introducir en un recipiente 30 g de la planta entera seca o 70 g de la fresca con 1 litro de agua recién hervida. Dejar reposar durante 10 minutos y colar. Agregar 100 g de miel de brezo. Tomar 3 tazas diarias: una en ayunas, otra al mediodía y la última por la noche. Esta receta fue empleada por peregrinos alemanes, holandeses, daneses y suecos. Algunos no le añadían miel.

### Eccemas, herpes, psoriasis, llagas y úlceras (heridas)

Poner a hervir durante 10 minutos 100 g de la planta fresca o 40 g de la seca en 1 litro de agua. Dejar reposar durante otros 10 minutos y colar. Se aplica en lavajes y compresas. Está indicada para heridas producidas por descamación de la piel que luego han dado lugar a eccema, herpes o psoriasis. El tratamiento consiste en lavar bien la zona afectada y poner sobre ella, durante un rato, una compresa humedecida en el líquido. Después se aplica la medicina recetada. En caso de llagas y heridas con mal aspecto, se aplican 3 o 4 lavajes diarios y se coloca una compresa humedecida en el líquido sujetándola con una venda. Repetir la aplicación 3 o 4 veces al día. Esta receta fue empleada durante siglos para cicatrizar heridas de los dedos de los pies, producidas durante la larga andadura de la peregrinación por los caminos de Santiago. Ha sido empleada hasta el presente siglo. Algunos la usaban también para el agotamiento o cansancio y la preparan de la siguiente forma: coger 100 g de las sumidades floridas secas trituradas y 10 g de canela en rama triturada. Revolver bien y guardar en un frasco de cristal. Se emplea durante el día preparando tazas de agua hirviendo y poniendo 1 cucharadita del preparado (2-3 g) a cada una. Dejar reposar durante 10 minutos y agregar 1 cucharada de miel. Tomar 3 o 4 tacitas durante el día. Empezar a tomar nada más notar el cansancio.

# VERRUCARIA

BORAGINÁCEAS *Heliotropium europaeum*

| | | | |
|---|---|---|---|
| EUSKERA: | Garitxa-belarr. | ITALIANO: | Erba porraia. |
| CATALÁN: | Herba berruguera. | | Verrucaria. |
| GALLEGO: | Herba da verruga. | ALEMÁN: | Sonnenwende. |
| INGLÉS: | Heliotrope. | HOLANDÉS: | Tuinheliotroop. |
| FRANCÉS: | Héliotrope. | PORTUGUÉS: | Verrucaria. |
| | | | Erva das verrugas. |

## PARTES UTILIZADAS

Las hojas frescas y los tallos. La raíz y las semillas son tóxicas.

## DESCRIPCIÓN BREVE:

Planta herbácea anual, de tallos vellosos y ramosos grises. Hojas pecioladas, alternas, aovadas, lanceoladas, obtusas, vellosas y de color verde grisáceo. Flores pequeñas, de color blanco o lila, que van en una espiga terminal similar a la cola de escorpión *(Cimas escorpioides)*. Fruto con tubérculos dehiscentes. Florece desde junio a octubre. Mide de 25 a 50 cm de altura. Se considera algo tóxica.

## COMPONENTES ACTIVOS:

La raíz y las semillas contienen un alcaloide líquido (la cinoglosina), que es tóxico, y algo de aceite esencial.

| Localización | Propiedades medicinales | Contraindicaciones |
|---|---|---|
| En terrenos baldíos, cultivos, bordes de caminos y senderos. | Es febrífuga, excitante y vulneraria. | Durante el embarazo. |

# RECETARIO
Usado por los antiguos peregrinos de los Caminos de Santiago

## APLICACIONES

### Estados febriles

Poner a hervir durante 3 minutos 60 g de hojas y tallos frescos en 1 litro de agua. Dejar reposar durante 10 minutos y añadir 100 g de miel. Tomar de 3 a 5 tazas (150-200 cm³ por taza) al día fuera de las comidas.

### Estados orgánicos de falta de fuerza y decaimiento (para la secreción de la bilis)

Poner a hervir durante 5 minutos 30-35 g de la planta seca o 70 g de la fresca en 1 litro de vino blanco. Dejar reposar durante 10 minutos y colar. Agregar 150 g de miel de romero. Tomar 4 o 5 vasitos (75-100 cm³) al día. Se toma, sobre todo, durante el recorrido y la última vez al acostarse. Algunos peregrinos solían cocer con agua y tomaban 3 veces diarias: una en ayunas, otra al mediodía y, la última, por la noche. Añadían 1 cucharada sopera de miel a cada toma. Para la secreción biliar, tomaban 2 tazas: una al mediodía y otra a la noche, pero sin miel.

### Heridas, llagas y úlceras

Poner a hervir durante 3 minutos 100 g de la planta entera fresca en 1 litro de agua. Dejar reposar durante 30 minutos y colar. Se emplea en lavajes y en la aplicación de compresas. Se efectúan de 2 a 3 lavados diarios de las partes afectadas. Después se aplica una compresa humedecida en el líquido sobre la llaga o herida y se sujeta con una venda o esparadrapo. Se cambia de compresa 2 veces al día, en caso de herida, y 3 veces si se trata de una llaga o úlcera. Ayuda mucho a cicatrizar. Resulta ser un buen auxiliar de la medicina moderna.

### Dolores de gota

Poner a hervir durante 5 minutos 35 g de las hojas y tallos secos en 1 litro de agua. Dejar enfriar y colar. Tomar de 3 a 4 tazas al día. También se aplican las hojas cocidas como cataplasma sobre el dedo inflamado y dolorido. Se cambia de cataplasma varias veces al día. Esta planta fue utilizada, en los siglos xv, xvii y xviii, por peregrinos checos, suizos, italianos, griegos y portugueses.

# VIOLETA

VIOLÁCEAS *Viola odorata*

| | | | |
|---|---|---|---|
| EUSKERA: | Bioleta usaindun. | HOLANDÉS: | Maarts Viooltje. |
| CATALÁN: | Violeta. | POLACO: | Fiolki. |
| GALLEGO: | Violeta. | SUECO: | Luktviol. |
| INGLÉS: | Sweet Violet. | DANÉS: | Marisfioler. Viol. |
| FRANCÉS: | Violette odorante. | PORTUGUÉS: | Viola. |
| ITALIANO: | Violetta. | HÚNGARO: | Tilatos Ibolya. |
| ALEMÁN: | Veilchen. | | |

## PARTES UTILIZADAS

Las flores y raíces; a veces, también las hojas frescas.

## DESCRIPCIÓN BREVE:

Planta herbácea vivaz, de rizoma corto, con grandes estolones radicantes y floríferos. Hojas pecioladas, cordiformes, ovales, acorazonadas, con bordes festoneados, pubescentes. Flores solitarias, violetas, a veces rosadas o blancas, que van en largos pedúnculos encorvados en su ápice; son muy olorosas. Su floración tiene lugar en marzo y mayo, pero, a veces, también puede darse en otoño. Mide de 5 a 15 cm de altura.

## COMPONENTES ACTIVOS:

Las flores contienen aceite esencial, mucílagos, una pequeña cantidad de ácido salicílico y violamina. El rizoma y la raíz contienen saponinas, salicilato de metilo, aceite esencial, un alcaloide (odoratina) y saponósidos. Las hojas llevan ácidos y saponinas.

| Localización | Propiedades medicinales | Contraindicaciones |
|---|---|---|
| En prados, setos, ribazos, bosques y huertos. Se cultiva como planta ornamental, y para uso en confiterías y perfumerías. | Expectorante, emética (en dosis altas) y béquica. | Sin referencias, o no descritas. |

# RECETARIO
Usado por los antiguos peregrinos de los Caminos de Santiago

## APLICACIONES

### Afecciones gotosas en los dedos de los pies (podagra)

Poner a hervir durante 1 minuto 100 cm³ de agua con un puña-do de hojas frescas. Retirar del fuego y aplicar como cataplas-ma sobre el dedo inflamado. Se cambia varias veces al día, so-bre todo al acostarse por la noche. Esta antiquísima receta la emplearon peregrinos alemanes, ingleses, franceses, italianos, suizos y griegos. Daba mejor resultado en las inflamaciones de-bidas a contusiones causadas por caídas o golpes. Se suele con-fundir con otras violetas, como la *Viola alba* o la *Viola sylvestris*.

### Tos ferina, catarro o resfriados

Poner 2 g de flores secas o 4 g de las frescas en 125 cm³ de agua recién hervida. Dejar reposar durante 10 minutos y colar. Añadir 1 cucharada de miel y tomar seguidamente. Se toman entre 3 y 4 dosis al día.

### Bronquitis, irritación de garganta, afonía o laringitis

Poner en infusión 400 cm³ de agua con 45 g de flores frescas du-rante toda la noche (unas 8 o 10 horas). Después filtrar y agre-gar 750 g de miel de brezo o de romero. Poner a calentar y di-luir bien la miel en el líquido. Una vez diluido, queda listo para ser empleado. Para la bronquitis y catarros o resfriados, se toman 2 cucharadas soperas cada hora, o 4 vasitos (de 75 a 100 cm³): uno en ayunas, otro al mediodía, otro por la tarde y el último al acostarse. Para las irritaciones de garganta, afonía y laringitis, se realizan gárgaras 4 veces al día, calentando el líquido antes de tomar y añadiendo la tercera parte de agua caliente. Los gar-garismos se distribuyen del siguiente modo: uno en ayunas, otro al mediodía, otro por la tarde y el último al acostarse. Suele dar buen resultado. Si se traga el líquido involuntariamente no pasa nada. La duración de las gárgaras no debe superar los 3 minu-tos, porque de lo contrario podría irritar más la garganta. Fue uti-lizada durante mucho tiempo por peregrinos alemanes, pola-cos, húngaros, italianos y franceses. A veces empleaban por equivocación la *Viola sylvestris*, que, a pesar de no ser aromáti-ca, también daba buenos resultados.

# VULNERARIA

**FABÁCEAS** *Anthyllis vulneraria*

| | | | |
|---|---|---|---|
| EUSKERA: | Zauri-belarra. | ITALIANO: | Vulneraria. |
| CATALÁN: | Vulnerària. | ALEMÁN: | Wundklee. |
| GALLEGO: | Herba do heridas. | HOLANDÉS: | Wondklaver. |
| INGLÉS: | Kidney Vetch. | PORTUGUÉS: | Vulneraria. |
| FRANCÉS: | Anthyllide vulnéraire. | | |

## PARTES UTILIZADAS

Las hojas y flores frescas.

## DESCRIPCIÓN BREVE:

Planta herbácea bienal o perenne, erecta o tendida, pubescente y ramosa. Hojas pecioladas, pinnadas, con foliolo terminal, oval y alargado, sedosas al tacto y de color verde grisáceo. Flores amarillas o rojas anaranjadas, blancas o coloreadas por partes, dispuestas en cabezuelas apretadas. Florecen de abril a septiembre. Suelen alcanzar de 10 a 50 cm de altura. Planta muy variable.

## COMPONENTES ACTIVOS:

Las flores contienen taninos y flavonoides. Las hojas llevan taninos, saponinas, xantofila y mucílagos.

| Localización | Propiedades medicinales | Contraindicaciones |
|---|---|---|
| En terrenos baldíos, bordes de caminos y senderos, prados, lugares secos y pastos de montaña. | Vulneraria y astringente. Las flores son laxantes y vulnerarias. | Sin referencias, o no descritas. |

# RECETARIO

Usado por los antiguos peregrinos de los Caminos de Santiago

## APLICACIONES

### Cortaduras y heridas

Coger unos 100 g de hojas frescas, lavarlas bien y machacarlas hasta conseguir una pasta homogénea. Esta cataplasma se aplica sobre la parte afectada y se sujeta con una venda. Se cambia 2 o 3 veces al día. Ayuda a cicatrizar más rápidamente las heridas.

### Llagas, úlceras y heridas

Poner en infusión 100 g de flores frescas en 1 litro de agua. Dejar reposar durante 20 minutos y colar por expresión. Se hacen de 3 a 4 lavados durante el día, se colocan sobre las llagas compresas humedecidas en el líquido y se sujetan con una venda. Estos lavados se efectúan principalmente al acostarse (el primero), y el segundo cuando se va a comenzar la caminata. Los otros se hacen al mediodía y por la tarde.

### Contusiones, llagas, úlceras y heridas

Cocer durante 5 minutos en 1 litro de agua 100 g de hojas y raíces bien lavadas. Después dejar reposar durante 10 minutos y colar. El líquido se emplea para hacer lavados sobre las partes afectadas, y para preparar compresas humedecidas en el líquido, poniéndolo sobre la úlcera y sujetándola con una venda. Cambiar de compresa 2 o 3 veces al día.

### Resfriados, catarros o tos

Poner en infusión durante 15 minutos 250 cm$^3$ de agua con una mezcla a partes iguales (15 g o 2 cucharadas) de las flores de la vulneraria y las hojas del llantén mayor. A continuación, colar y añadir 2 cucharadas de miel. Tomar todo al acostarse. Por la mañana, en ayunas, se toma otra dosis. También se suelen emplear las flores secas, unos 5 g por cada 250 cm$^3$ de agua. Esta receta fue empleada por peregrinos alemanes y franceses.

# YEZGO

CAPRIFOLIÁCEAS *Sambucus ebulus*

| | | | |
|---|---|---|---|
| EUSKERA: | Intsusa beltza. | ALEMÁN: | Attich. Zwergholunder. |
| CATALÁN: | Évol. | HOLANDÉS: | Vlier. |
| GALLEGO: | Ebulo. Engos. | POLACO: | Bez Bzowy. |
| INGLÉS: | Dwarf-Elder. | SUECO: | Fläder. |
| FRANCÉS: | Hieble sureau. | DANÉS: | Hylde. |
| ITALIANO: | Ebbio. Sambuco minore. | PORTUGUÉS: | Sabuguerinho. |
| | | HÚNGARO: | Bodza. |

## PARTES UTILIZADAS

Las hojas, corteza, raíces y flores frescas.

## DESCRIPCIÓN BREVE:

Planta herbácea vivaz, de tallo erguido y listado. Hojas peciola-das, opuestas, con numerosos foliolos estrechos, lanceolados y dentados. Flores en corimbos, pequeñas, numerosas y de color blanco o, a veces, rosado. Despiden un aroma maloliente muy fuerte. Frutos pequeños (bayas), que cuando maduran son ne-gros y muy tóxicos. Florece desde julio hasta septiembre. Puede alcanzar una altura de 50 a 150 cm. Toda la planta despide un aroma maloliente.

## COMPONENTES ACTIVOS:

Las hojas contienen aceite esencial, sambunigrósido, ácido má-lico, ácido tartárico, ácido valeriánico y taninos. Las flores con-tienen parecidas sustancias, pero en más cantidad, así como sales potásicas. Los frutos llevan taninos, principios amargos, sa-ponósidos, azúcares, colorantes (sambucianina), ácidos málico, tartárico y valeriánico, así como esencia y vitamina C.

| Localización | Propiedades medicinales | Contraindi-caciones |
|---|---|---|
| En cunetas, setos, linderos de bosques, caminos, riberas y zonas húmedas ar-cillosas. | Diurético, laxante, colerético y vulne-rario. | Sin referencias, o no descritas. |

# RECETARIO

Usado por los antiguos peregrinos de los Caminos de Santiago

## APLICACIONES

### Gota, quemaduras, sabañones y contusiones de uñas

Poner a cocer a fuego moderado durante 30 minutos 100 g de las hojas y corteza (segunda) con 500 cm³ de aceite de oliva. Después agregar 100 cabezuelas de manzanilla común (algunos añaden matricaria). Dejar reposar durante 12 horas y colar por expresión. Por cada 100 cm³ de aceite se agregan 20 g de cera virgen amarilla. Se pone otra vez a calentar en el fuego y se vuelve a filtrar. Se guarda en un tarro y, una vez frío, ya queda listo. Se emplea como loción sobre las zonas afectadas de 3 a 4 veces diarias. Este ungüento lo empleaban peregrinos alemanes, austríacos y suizos. Lo preparaban para llevar consigo durante la peregrinación. Hoy en día está considerado un buen remedio auxiliar.

### Hemorroides

Coger un puñado de flores y machacarlas hasta hacer una pasta. Se le agregan unas gotas de aceite y se aplica directamente sobre las almorranas 3 veces al día. La pasta se suele guardar en un poco de tela para que se conserve bien.

### Resfriados y catarros

Poner en infusión durante 10 minutos 3 g de flores frescas en 150 cm³ de agua. Después filtrar y añadir 1 cucharada de miel. Tomar una por la noche y otra antes de comenzar la peregrinación.

### Inflamaciones de los pies como consecuencia de largas caminatas

Cocer durante 10 minutos 100 g de hojas frescas en una mezcla de 1 litro de vinagre, medio litro de agua y un puñado de sal gruesa. Una vez transcurridos los 10 minutos, retirar del fuego y dejar reposar hasta que alcance la temperatura adecuada para poder tomar un baño de pies, que se realiza cubriendo los pies hasta los tobillos durante un período de 30 minutos. Se guarda el líquido y, al día siguiente, se efectúa otro baño antes de comenzar la caminata. Además de bajar la inflamación, deja muy bien los pies y hace que uno ande más ligero.

# ZARZAMORA

ROSÁCEAS *Rubus fruticosus*

| | | | |
|---|---|---|---|
| EUSKERA: | Laharra. | ITALIANO: | Rovo. |
| CATALÁN: | Esbarzer. | ALEMÁN: | Brombeerstrauch. |
| GALLEGO: | Silveira. | POLACO: | Cholodok. |
| INGLÉS: | Bramble. | PORTUGUÉS: | Sarca. |
| FRANCÉS: | Ronce commune. | | |

## PARTES UTILIZADAS

Los frutos maduros y los brotes jóvenes.

## DESCRIPCIÓN BREVE:

Arbusto robusto, con fuertes espinas o aguijones, hojas alternas, redondeadas u ovales, elípticas, con 3-5 foliolos; flores blancas o blancas-rosadas en ramilletes; frutos (drupillas) comestibles, globulosos, de color verde a rojo y negro cuando maduran, muy jugosos, de sabor dulce ácido y dulce, cuando están maduros. Alcanza de 2 a 4 m de altura.

## COMPONENTES ACTIVOS:

Las hojas contienen mucho tanino, inosita, ácidos orgánicos y sales minerales; los vástagos también llevan, pero menos cantidad. Los frutos contienen azúcar (de uva y levulosa) y ácidos cítrico, láctico, oxálico, succínico, salicílico y vitamina C.

| Localización | Propiedades medicinales | Contraindicaciones |
|---|---|---|
| Lindes y cercados de toda Europa, en terrenos calcícolas, setos, huertos, caminos y orillas de ríos. | Diurética, hemostática, antidiarreica y algo hipoglucemiante. | Sin referencias, o no descritas. |

# RECETARIO
Usado por los antiguos peregrinos de los Caminos de Santiago

## APLICACIONES

### Encías débiles y sangrantes

Coger unos brotes jóvenes frescos, pelarlos y masticarlos varias veces al día, durante la caminata. Seguir con el remedio hasta lograr curar el mal.

### Cansancio y agotamiento producido por la caminata

Comer los frutos maduros, en porciones de 1 a 2 puñados grandes, durante la caminata y, sobre todo, por la noche. También se toman mezclando un vaso de vino tinto y un puñado de moras maduras. Se toman 3 vasos en la caminata del día. Es un buen estimulante del organismo.

### Diarrea débil o mal de tripas

Pelar un buen puñado de brotes tiernos y hervir en 250 cm$^3$ de agua, durante 10 minutos. Comerlos como si fuesen espárragos y tomar el líquido. Esta toma se hace por la tarde, al finalizar la caminata del día. Algunos tomaban también por la mañana, antes del comienzo de la peregrinación diaria.

### Tratamiento de las diarreas estivales

Poner en un recipiente 350 cm$^3$ de agua. Añadir 60 g de hojas de zarza frescas, bien limpias. Una vez todo junto, ponerlo a hervir durante 15 minutos y filtrar a una botella. El tratamiento consiste en tomar 3 vasos al día distribuidos del siguiente modo: uno por la mañana, en ayunas, otro al mediodía y otro por la noche. Antes de tomarlo, se debe calentar un poco el líquido. Seguir tomando este preparado hasta que desaparezca la diarrea. Si se acompaña de una dieta de arroz blanco hecho con un poco de aceite, la mejoría es más rápida y la diarrea desaparece en pocos días.

# Miel, vino, azúcar, vinagre, sal, frutos secos, arcilla, barro y piedras

Remedios de los antiguos peregrinos de los Caminos de Santiago

# La miel

La miel, desde tiempos muy remotos, ha sido considerada un producto muy preciado. Durante siglos, la miel extraída por las abejas del néctar de las flores fue el único alimento utilizado por el hombre como endulzante.

Por sus propiedades curativas, también se considera remedio contra varias enfermedades. Sin embargo, hay quien resta importancia a sus virtudes curativas y considera que no es un producto tan especial, pues únicamente se compone de azúcares, glucosa y fructosa, una cuarta parte de agua y pequeñas cantidades de otros nutrientes, demasiado insignificantes como para tener repercusión alguna en tratamientos dietéticos. Aun así, se puede afirmar que obra muy bien en tratamientos homeopáticos de ciertas enfermedades.

Los antiguos peregrinos la emplearon durante siglos como estimulante, curativa de ciertos males y también como refrescante en las largas caminatas de su peregrinación para ganar el jubileo.

**Nota:**
*Como se puede observar en los tratamientos que en un tiempo practicaron los caminantes, peregrinos y romeros para aliviar los males que sufrían, el empleo de la miel era bastante frecuente. Existían diversas variedades dependiendo de las zonas del recorrido de la Ruta de la Plata a Santiago. Generalmente, todas estas variedades son válidas para hacer uso de ellas en el recetario que se describe en esta obra sobre el empleo de la miel por peregrinos procedentes de toda Europa en su trayecto por los Caminos de Santiago.*

# Virtudes medicinales

MIEL PLURIFLORAL

## Miel de mil flores

Es la más común de las mieles, empleada en gran variedad de pócimas, tisanas, hidromieles, sacarolados líquidos, meleolados, oximelitos, electuarios, enemas y jarabes. Sus propiedades medicinales son las siguientes: emoliente, refrescante y laxante.

Es una miel compuesta por la libación de las abejas en gran variedad de flores, lo que hace que en su composición intervengan un gran número de flores. La miel es soluble en agua y alcohol.

Con fines terapéuticos, la dosis máxima de consumición puede llegar a los 200 g al día repartidos en 3 o 4 tomas.

La miel es un producto complejo formado por glucosa y levulosa principalmente (70-75%). Contiene, además, ácido fórmico, principios aromáticos, colorantes, sustancias grasas, principios nitrogenados, y vitaminas B y C. Es conveniente que la miel sea pura y no separar el polen, pues si éste se quita la miel carece de vitamina C casi por completo y pierde sus propiedades.

Comenzaremos con una de las variedades cuyo uso fue más extendido. Tiene varios nombres: miel de mil flores, miel plurifloral o miel de los prados.

Es libada por las abejas a partir de diversas flores. Tiene sabor agradable y aroma perfumado.

Esta miel es la más común y la más empleada como alimento y como remedio curativo para afecciones pulmonares, como expectorante y calmante de la tos. Antiguamente se solían tomar 2 cucharadas soperas 4 veces al día vertidas en un vaso de agua o leche caliente.

**Refrescante:** se solía preparar poniendo en 1 litro de agua fría 6 cucharadas de miel. Se disolvía y quedaba listo para tomarlo durante la peregrinación. Algunos peregrinos, y en particular los que venían por la Ruta de la Plata, solían mezclar 3 partes de agua, 1 de vino tinto y 10 cucharadas soperas de miel.

**Quemaduras de la piel debido a la exposición al sol u otras causas:** se preparaba mezclando 2 cucharadas de miel con 1 de aceite de oliva de 1°. Se aplica cubriendo bien la superficie de la piel quemada. Este mismo remedio se utiliza también para el prurito anal (se efectúa 3 veces al día), para irritaciones de la piel, y para grietas de pies y manos.

**Grietas de pies y manos:** solían embadurnar con la miel estas zonas. En los pies se ponían después unos calcetines, y las manos las envolvían con una tela o guante, procurando hacerlo siempre por la noche, durante el descanso de la peregrinación diaria. En poco tiempo se ponían bien.

**Grietas de los labios:** solían preparar una mezcla hecha a partes iguales de miel y aceite de ricino. Se aplicaba varias veces al día en los labios. Este mismo preparado es útil también para las grietas en los senos.

**Tratamiento auxiliar para los dedos de los pies ensangrentados y rozaduras:** se aplicaba una buena loción sobre las partes afectadas varias veces al día. Para las escoceduras genitales, de las ingles y anales, se emplea la miel pura directamente sobre las partes afectadas 2 o 3 veces al día, sobre todo por la noche, al terminar la peregrinación diaria.

**Tratamientos de fiebres intermitentes:** empleaban una mezcla de 750 cm³ de agua por 250 g de miel. Una vez bien diluida la miel, se toma poco a poco a sorbos todo el líquido en 24 horas. También solían preparar la mezcla con 9 partes de agua por 1 de miel.

**Tratamientos de gota:** se aplicaba la miel directamente sobre la parte afectada, extendiéndola sobre ella y efectuando un suave masaje. Después se cubría con una gasa y un trozo de lana. Se repetía la aplicación de 4 a 5 veces al día. Este mismo sistema se empleaba para el reuma (dolores de las articulaciones).

**Ciática, dolores articulares y musculares:** extendían 1 o 2 cucharadas de miel sobre un tro-zo de tela o gasa y la ponían en contacto directo con la parte afectada. Después cubrían con un paño de lana. Dejaban actuar durante 2 o 3 horas. Se repetía la aplicación 4 o 5 veces al día. Algunos efectuaban esta cura tomando a la vez 2 cucharadas de miel cada vez que renovaban la aplicación.

**Reconstituyente y estimulante:** se preparaba mezclando 2 partes de miel por 1 de moras. Este remedio se empleaba para reponerse del agotamiento y como estimulante. También solían preparar una tacita de zumo de moras con 2 tacitas de miel y media de agua. Ponían a hervir la mezcla hasta que engordaba y tomaba la consistencia de jarabe. A veces lo filtraban, pero casi siempre lo tomaban sin hacerlo. Daba buen resultado, sobre todo en días de largos recorridos.

Otra preparación llevaba los frutos del saúco. La mezcla consistía en extraer el zumo de este fruto hasta llenar un vaso. Se ponía el doble de miel y un poco de agua. Se hervía hasta que alcanzara la consistencia de jarabe. Generalmente, para la caminata del día, se ponían a hervir 100 g de zumo de los frutos de saúco, 200 g de miel y 50 cm³ de agua hasta que tomara la consistencia del jarabe y quedaba ya listo para ser tomado durante el día.

También solían preparar miel de vinagre, y lo hacían de la siguiente forma: tomaban 3 cucharadas de miel y 1 de vinagre, las mezclaban y calentaban hasta que se hiciera una

pasta homogénea. Lo empleaban para curar heridas y ampollas de los pies, aplicando 3
o 4 veces al día. Los peregrinos
de la Ruta de la Plata preparaban esta cura de otra forma:
mezclaban 4 cucharadas de
miel por 1 de vinagre y quedaba listo para ser usado sobre las
heridas, ampollas y rozaduras.

**Heridas, rozaduras y llagas:** solían preparar miel y barro o arcilla en la proporción de 4 partes de miel y 2 de barro o
arcilla. Mezclaban bien hasta
que quedara una masa homogénea. Después colocaban el
preparado directamente sobre
la herida, llaga o rozadura, y lo
cubrían con una gasa o venda. Repetían la operación
3 veces al día. Este remedio lo
solían emplear frecuentemente los peregrinos portugueses y
castellanos, quienes se tomaban unos días de descanso
para aplicar las cataplasmas
4 veces diarias, si las heridas o
llagas eran grandes.

**Supuración producida por úl-
ceras infectadas:** para dete-
nerla solían preparar un emplasto de musgo y miel. Cogían
un puñado de musgo fresco, lo
lavaban bien y después lo estrujaban hasta quitarle toda el
agua. Ponían unas cucharadas
de miel en un plato y agregaban el musgo haciendo una
masa compacta. Después lo
colocaban en una venda o
gasa y lo aplicaban sobre la úlcera sujetándolo con una cuer-
da o hilo. Repetían la aplicación de 3 a 4 veces al día.
Daba óptimos resultados. Este
mismo remedio era válido también para las cortaduras de los
pliegues de los dedos de los
pies y manos. Lo emplearon
durante siglos los peregrinos de
la Ruta o Camino de la Plata y
también los portugueses.

**Úlceras, llagas y abscesos:** solían preparar un ungüento: poniendo en una taza 2 cucharadas soperas de miel, otras 2
cucharadas de harina y un
poco de agua. Mezclaban
todo bien hasta conseguir una
pasta homogénea. Solían aplicar este ungüento 2 o 3 veces
al día sobre las partes afectadas, que cubrían luego con
una tela o gasa.

**Úlceras, llagas y heridas ana-
les (hemorroides o fisuras):** preparaban una mezcla a partes
iguales de miel y harina, con
1 cucharada de miel y otra de
harina. Una vez preparada la
pasta, hacían con ella un supositorio y lo introducían por el
ano. Aplicaban estos suposito-
rios 3 veces al día: uno por la
mañana, otro al mediodía y el
tercero por la noche, al acostarse. Según las referencias que
se tienen daba buen resultado
en pocos días. También lo preparaban de otra forma: ponían 1 cucharada de miel cris-
talizada y 1 cucharada de
mantequilla. Mezclaban bien
y, si se trataba de úlceras inter-
nas en el ano, preparaban un
supositorio, y si eran externas,
entonces se aplicaba la mezcla puesta en una gasa o tela.
También se empleaba esta
mezcla de miel y mantequilla
para ablandar las durezas de
la piel y la sequedad, aplicando varias veces al día una pequeña loción sobre la parte
afectada. Se utilizaba entre 2
y 3 días a la semana, cuando
la peregrinación transcurría por

zonas de secano y los días eran muy calurosos.

**Quemaduras (cuando éstas se producían con fuego, aceite o agua hervida):** consistía en poner en una taza la yema de un huevo y añadirle 3 cucharadas de miel. Lo mezclaban hasta lograr una pasta homogénea y lo aplicaban directamente sobre la parte afectada por la quemadura. Esta aplicación se repetía 4 veces al día. En el caso de quemaduras pequeñas daba buen resultado. Otra de las fórmulas consistía en mezclar a partes iguales la miel y el aceite de oliva hasta hacer una masa homogénea. Esto se empleaba mucho contra las irritaciones de la piel debido sobre todo a la exposición prolongada a los rayos de sol.

**Sabañones:** empleaban una mezcla a partes iguales de aceite de laurel y miel. Una vez hecha una pasta homogénea con la miel clarificada, se cubría con ella la zona afectada procurando que ésta estuviera limpia y seca. Sujetaban la cataplasma con una gasa o paño. Se procuraba hacer por la noche, al final de la jornada. Otra fórmula consistía en mezclar 2 cucharadas de miel, 1 clara de huevo y 1 cucharada de harina. La mezcla se aplicaba sobre la zona afectada y se cubría con una venda o paño.

**Picaduras de abeja, avispa u otros insectos:** solían aplicar miel sobre la picadura varias veces al día, procurando siempre quitar primero el aguijón.

**Tratamiento de irritaciones de garganta, inflamación, afonía y dolores al comer:** empleaban 10 onzas (330 cm$^3$) de agua. Ponían el agua a hervir y, una vez que hervía, le agregaban 2 cucharadas soperas de miel. Después de 1 minuto, lo retiraban del fuego. Dejaban enfriar un poco y, a continuación, efectuaban gargarismos, de una duración aproximada de 3 o 4 minutos por gargarismo. Repetían esta operación 4 o 5 veces al día.

**Reconstituyente para caminar:** preparaban un refresco con cebada. Ponían a hervir 1 litro de agua en un puchero y le agregaban 100 g de cebada de grano. Al cabo de 15 minutos, colaban el preparado. Le añadían de 8 a 10 cucharadas de miel, disolvían bien la mezcla y ya quedaba listo para ser tomado. Generalmente, se tomaba frío durante la caminata del día. Daba buen resultado como refrescante y reconstituyente.

# Virtudes medicinales

MIEL MONOFLORAL

## Miel de acacia

*Miel libada del néctar de las flores de la acacia, considerada como una de las mejores. Se emplea para tratar resfriados y contra la fatiga.*

**Tratamiento auxiliar para los resfriados:** poner a calentar 150 cm³ de agua. Agregar 50 cm³ de orujo (aguardiente). Una vez que esté bien caliente, retirar del fuego y añadir 2 cucharadas soperas de miel. Disolver bien y ya queda listo. El tratamiento consiste en tomar una dosis antes de acostarse y otra por la mañana, al comenzar el peregrinaje. Se seguirá el tratamiento hasta que desaparezca por completo el mal.

**Tratamiento auxiliar para la fatiga:** poner unos 250 cm³ de vino blanco en un frasco o botella. Agregar 150 g de miel. Disolver bien y ya queda listo para tomar. El tratamiento consiste en beber todo el preparado durante la caminata del día. Algunos solían emplear vino tinto. Las tomas se efectúan cada hora. Resulta un buen reconstituyente.

## Miel de azahar

*Miel libada en el néctar de las flores del naranjo. Empleada para resfriados, catarros y bronquitis.*

**Tratamiento auxiliar para los resfriados, catarros y bronquitis:** poner en una taza 200 cm³ de leche muy caliente y 2 cucharadas soperas de miel. Disolver y tomar una al acostarse y otra al comenzar la caminata. En caso de catarro, se emplean 200 cm³ de leche caliente, 50 cm³ de anís o aguardiente y 2 cucharadas soperas de miel. Para la bronquitis, se prepara con 100 cm³ de leche, 100 cm³ de ron y 3 cucharadas de miel. Se disuelve y ya queda listo. El tratamiento consiste en tomar la dosis poco a poco antes de acostarse, y por la mañana antes de comenzar el peregrinaje. Seguir con la cura hasta que desaparezca la afección.

## Miel de arándano

*Miel libada del néctar de las flores del arándano. De sabor muy agradable y muy buen aroma. Usada para curar inflamaciones de boca y garganta, eccemas y afecciones intestinales y como reconstituyente.*

**Tratamiento auxiliar como reconstituyente (debilidad, agotamiento, estados anémicos):** poner en un frasco 200 cm³ de vino tinto y agregar 150 g de miel. Diluir bien y queda listo. El tratamiento consiste en tomar todo el preparado durante el día en varias tomas, la última al acostarse. Seguir tomando el preparado durante una semana. Para los estados anémicos, se emplea leche en lugar de vino. El tratamiento puede prolongarse durante largo tiempo.

**Tratamiento auxiliar de las inflamaciones de boca y garganta:** poner en un vaso 75 cm³ de agua, 25 cm³ de vinagre de vino y 1 cucharada de miel. Diluir todo bien y queda listo para utilizarlo. El tratamiento para las inflamaciones de boca (estomatitis aftosa) consiste en efectuar de 4 a 5 enjuagues de boca, de 3 minutos de duración cada uno. Se repite 4 o 5 veces al día y se sigue con el tratamiento hasta que desaparezca el mal. Para la garganta, se efectúan gárgaras 4 veces al día. La duración de cada gárgara será de 3 minutos. Se continúa con el tratamiento hasta que desaparezca la inflamación.

**Tratamiento auxiliar de las inflamaciones gastrointestinales e irritaciones:** poner en un vaso 100 cm³ de agua y 1 cucharada sopera de miel. Diluir bien y queda listo. El tratamiento consiste en tomar de 3 a 4 vasos diarios hasta que desaparezcan las molestias.

## Miel de brezo

*Miel libada del néctar de las flores del brezo. De aroma suave y sabor algo amargo. Empleada para el tratamiento del reuma, la gota y la cistitis.*

**Tratamiento auxiliar para el reuma y la gota:** tomar 2 cucharadas de miel en ayunas y otras 2 por la tarde. Algunos solían tomar 3 cucharadas soperas en ayunas durante una semana o más. Otros solían preparar una tisana de ortiga y le agregaban 2 cucharadas de miel. Tomaban una en ayunas y otra antes de la cena. Seguían con la cura hasta que desaparecían las molestias.

**Tratamiento auxiliar para la cistitis:** tomar una infusión de flores frescas de yezgo, preparada de la siguiente forma: poner en maceración durante 15 minutos 200 cm³ de agua y 8 g de flores frescas. Colar por expresión. Agregar 2 cucharadas de miel y ya se puede usar. Se toman 2 tisanas al día: una en ayunas y otra antes de la cena. Algunos peregrinos solían hervir las flores durante 5 minutos en 200 cm³ de agua y le agregaban 1 o 2 cucharadas de miel.

## Miel de espliego o lavanda

*Miel libada del néctar de las flores del espliego. De sabor agradable y aroma suave. Empleada para los resfriados, catarros, dolor de muelas, fiebres, irritaciones de la piel, sequedad de la piel, prurito, quemaduras y sabañones.*

**Tratamiento auxiliar para los resfriados y catarros:** poner 250 cm³ de agua a punto de ebullición. Exprimir un limón pequeño y verter el zumo sobre el agua. Añadir 2 cucharadas de miel y revolver bien. Tomarlo lo más caliente posible inmediatamente antes de acostarse. Taparse con bastantes mantas para sudar mucho.

**Tratamiento auxiliar para el dolor de muelas y dientes:** poner en un frasquito un puñado de semillas de lino molidas y 2 cucharadas de miel. Revolver todo muy bien y ya queda listo para ser empleado. El tratamiento consiste en efectuar varias fricciones al día en la pieza afectada hasta que se calme el dolor. (Cuando el dolor no cesa y con el empaste no se remedia, lo mejor es extraer el diente o la muela.)

**Tratamiento auxiliar para el prurito anal:** poner en un frasco 3 cucharadas de aceite de oliva y 3 cucharadas de miel. Usar una vez esté bien mezclado. El tratamiento consiste en aplicar de 3 a 4 cataplasmas al día poniendo un poco de ungüento en un paño y colocándolo sobre el prurito.

**Tratamiento auxiliar de las fiebres intermitentes:** poner en un vaso 100 cm$^3$ de agua con 1 cucharada de miel. Disolver bien y tomar de 6 a 8 vasos durante el día.

**Tratamiento auxiliar para las irritaciones de la piel y piel seca:** aplicar una loción de la miel sobre las partes afectadas de la piel y tenerla puesta media hora. Después lavar con agua. Se efectúa la aplicación por la noche y por la mañana, durante unos días.

**Tratamiento auxiliar para los sabañones:** poner en un frasquito 50 g de miel líquida y 50 g de aceite de laurel. Después de disolver ya se puede utilizar. Se aplica varias veces al día sobre las partes afectadas. Seguir con la cura hasta que desaparezcan los sabañones.

**Tratamiento auxiliar para las quemaduras:** poner en un frasco 100 g de aceite de oliva y 100 g de miel. Disolver bien y queda listo. Se aplica una loción sobre las partes afectadas 3 o 4 veces al día. Seguir con la cura hasta que la piel esté recuperada.

## Miel de eucalipto

*Miel libada del néctar de las flores del eucalipto. De sabor fuerte y algo desagradable, y apreciable aroma. Empleada para tratamientos de afecciones de garganta y pecho.*

**Tratamiento auxiliar para las afecciones de garganta:** poner en un recipiente 200 cm$^3$ de agua y 25 cm$^3$ de vinagre de vino blanco. Calentar un poco y agregar 2 cucharadas soperas de miel. Disolver bien y queda preparado para usar. Se efectúan enjuagues bucales y gargarismos 3 o 4 veces al día. La duración por enjuague será de 3 a 4 minutos. Seguir el tratamiento hasta que desaparezcan las molestias. Esta receta se emplea desde el año 1964.

**Tratamiento auxiliar para las afecciones de pecho:** tomar 250 cm$^3$ de leche con 3 cucharadas soperas de miel 2 veces al día: una en ayunas y la otra por la noche. También se pueden tomar sólo 3 cucharadas soperas antes de acostarse. Algunos toman 100 cm$^3$ de moscatel con 2 cucharadas de miel 3 veces al día. Seguir con la cura hasta que desaparezcan las molestias. También se pueden emplear otros tipos de miel para curar esta afección.

## Miel de orégano

*Miel libada del néctar de las flores del orégano. De aroma apreciable y sabor un poco amargo. Empleada para el tratamiento del asma, la bronquitis y los catarros.*

**Tratamiento auxiliar para el asma, la bronquitis y los catarros:** poner en un frasco unos 150 cm³ de orujo (aguardiente) con 150 g de miel. Diluir bien y ya queda preparado. El tratamiento consiste en tomar varios sorbos del preparado durante el día, en varias tomas. Seguir con el tratamiento hasta que desaparezcan las molestias.

**Tratamiento auxiliar para la bronquitis y el asma:** poner en infusión 200 cm³ de agua con 1 cucharadita de té. Dejar reposar durante 5 minutos y colar. Agregar 3 cucharadas de miel y diluir bien. Ya queda preparado. Se toma todo antes de acostarse. En ayunas, antes de comenzar la peregrinación, se toma de nuevo la misma cantidad. Se sigue con el tratamiento hasta que desaparezcan las molestias.

## Miel de romero

*Miel libada del néctar de las flores del romero. De agradable aroma y sabor exquisito. Usada para el tratamiento de la excitación nerviosa y el insomnio, y como reconstituyente y tónico.*

**Tratamiento auxiliar de la excitación nerviosa y el insomnio:** tomar 2 o 3 cucharadas de miel antes de acostarse. Para la excitación nerviosa, preparar en un vaso 50 cm³ de agua con 1 cucharada de miel. Tomar 3 o 4 vasos al día, bebiendo a sorbos, poco a poco.

**Tratamiento auxiliar como reconstituyente:** poner en un frasco 100 g de mantequilla y 100 g de miel. Batir bien la mezcla hasta que quede una masa homogénea. Cerrar el frasco y ya queda listo. Los peregrinos manchegos y portugueses solían tomar durante el desayuno y a media tarde una rebanada de pan, sobre la que extendían 1 o 2 cucharadas de la mezcla. Es un buen reconstituyente para el agotamiento y la debilidad producidos por la caminata diaria. Algunos solían tomarlo durante todo el transcurso de la peregrinación. Hoy en día también se podría emplear margarina, especialmente la de maíz, en lugar de mantequilla. Es un potente reconstituyente, idóneo para personas debilitadas por causa de diversos esfuerzos y enfermedades.

## Miel de tomillo

*Miel libada del néctar de las flores del tomillo. De aroma delicado y sabor agradable. Empleada en el tratamiento de irritaciones, magulladuras, grietas de manos y cara, piel áspera, difteria y lavado de heridas y llagas.*

**Tratamiento auxiliar de las irritaciones, grietas de manos y cara:** poner en un frasco 100 g de miel y 100 g de glicerina. Mezclar todo muy bien batiéndolo y queda listo para ser utilizado. El tratamiento consiste en aplicar la mezcla sobre las partes afectadas dando un suave masaje. Se debe hacer de 2 a 3 veces al día.

**Tratamiento auxiliar de las magulladuras y piel áspera:** poner en un frasco 100 g de miel y 75 g de aceite de oliva de 1º. Preparar bien la mezcla y, una vez lista, emplearla durante el día dando un suave masaje sobre la parte afectada. Para la piel seca, se aplica de 3 a 4 veces al día. Para las magulladuras, se suele emplear como cataplasma colocándola sobre la parte afectada 3 veces al día.

**Tratamiento auxiliar para el lavado de heridas y llagas:** poner en un frasco 150 cm³ de agua, 25 cm³ de vinagre puro de vino tinto y 50 g de miel. Disolver bien y queda listo. El tratamiento consiste en efectuar de 2 a 3 veces al día un lavado con el líquido impregnando una venda o paño. Después del lavado se aplica un poco de miel sobre la parte afectada.

**Tratamiento auxiliar de las grietas de los pies y manos:** aplicar una pequeña cantidad de miel sobre las partes afectadas y envolverlas con una venda o gasa. A veces, en lugar de cubrir con una venda o gasa se pueden emplear unos calcetines o guantes. Esta cura se efectúa por la noche, al terminar la caminata del día. Es conveniente aplicarla 2 veces al día. Seguir con la cura hasta que desaparezcan las grietas.

**Tratamiento auxiliar de la difteria (enfermedad infecciosa aguda que afecta a la nariz, laringe o garganta):** nada más notar los síntomas (fiebre, dolor variable, obstrucción respiratoria o afonía) poner sobre un paño o papel secante una buena capa de miel y aplicarla sobre la garganta, sujetándolo con una venda o tela. Cambiar la aplicación 3 veces al día. Continuar hasta que desaparezca el mal.

## Miel de encina y miel de mielato de encina

*Las abejas liban una secreción que sale en el borde del casquete de las bellotas de la encina. Es de color oscuro a chocolate claro, de sabor a malta y aromática. Considerada como un buen energético, por tener un alto contenido en minerales. Es muy buena para los tratamientos de diarreas crónicas, desmineralizaciones del organismo, anemias y disentería.*

**Tratamiento contra el agotamiento orgánico, debido a largas caminatas, trabajo fuerte y deportes:** el tratamiento consiste en tomar durante el día de 3 a 4 cucharadas soperas, solas o diluidas en agua o leche. Estas tomas se hacen fuera de las comidas. Seguir con el remedio mientras dure la fatiga.

**Tratamiento para la anemia:** el remedio consiste en tomar durante el día 3 cucharadas soperas, con 3 vasitos de vino (75-100 cm³ de vino tinto). Primero se toma la cucharada de miel y después se bebe el vino, antes de la comida, otro a la tarde y el último antes de la cena. Seguir con este remedio durante 21 días, descansar una semana y tomarlo nuevamente. Éste es un remedio para los que están convalecientes y para los que hacen peregrinación de largas rutas. Se toman 3 cucharadas soperas disueltas en agua de manantial. Se suele tomar a sorbos durante el peregrinaje del día, algunos solían hacerlo poniendo unos 150 g de miel y 500 cm³ de agua. Lo disolvían bien y lo tomaban durante el día por el camino.

**Tratamiento contra las quemaduras producidas por agua hirviendo o vapor:** poner en un frasco 6 cucharadas soperas rasas de miel de encina y 2 cucharadas soperas rasas de aceite de oliva virgen de 1°. Mezclar bien y, una vez que se ha homogeneizado la mezcla, queda listo para ser usado. El tratamiento consiste en aplicar sobre las zonas afectadas por la quemadura, extendiendo el preparado, sobre compresas o gasas. Después se venda y se cambia de compresas cada 4 horas. Seguir con el remedio hasta curar.

**Tratamiento para las irritaciones de la piel:** se aplica sobre la zona afectada por la irritación de la piel una capa fina de miel de encina, de 3 a 4 veces al día. Seguir con el remedio mientras dure el mal. También se hace mezclando a partes iguales miel de encina y aceite de almendra dulce, y aplicándolo cubriendo la piel irritada con una capa fina.

**Tratamiento para el dolor de muelas:** poner 1 cucharada sopera de semillas de lino molidas y 2 cucharadas de miel de encina. Revolver bien y queda listo. El remedio consiste en friccionar las encías con esta mezcla de miel y semillas. Se hace varias veces al día, sobre todo al acostarse. Cuando se tiene una muela o diente malo y no se puede empastar, lo mejor para el doliente es sacar lo más pronto posible la muela o el diente malo.

**Tratamiento para las heridas y úlceras:** tomar 500 g de miel de encina pura sin calentar. Previamente, lavar bien la herida o úlcera con agua, o mitad agua y mitad vinagre. Después se aplica la miel sobre la parte afectada. Se suele proteger vendando la herida con una gasa o tela. El remedio se aplica de 3 a 4 veces al día, realizando la última aplicación al acostarse. Seguir con el remedio hasta curar el mal. Éste es uno de los remedios que más se empleó entre los siglos X y XVI por los peregrinos que pasaban por la Ruta de la Plata, y es, quizás, uno de los mejores para curar heridas y úlceras. Hoy en día también puede ser usado para curar ciertas úlceras y heridas.

# El vino como medicina

## Para los resfriados y catarros

Poner a hervir durante media hora medio litro de vino blanco, medio litro de agua y 10 higos secos, todo junto, a fuego moderado. Una vez pasado ese tiempo, se cuela a una botella y queda listo.

El tratamiento que solían hacer consistía en beber un vaso (250 cm³ por toma) y en continuar bebiendo durante la noche, hasta terminar la botella. Otros también tenían la costumbre de endulzarlo con miel de romero.

Continuaban tomando este remedio mientras durase el resfriado o catarro, haciendo las tomas del preparado por las tardes, al finalizar el recorrido diario. Generalmente se recuperaban en pocos días.

## Flemones

Para el tratamiento de los flemones se hacía un preparado de higos cocidos con vino blanco, del modo siguiente: poner en un recipiente 250 cm³ de vino y 6 higos. Cocer durante 15 minutos a fuego lento. Pasado ese tiempo, se retira del fuego y queda listo. El tratamiento consiste en aplicar el higo abierto sobre el flemón y cubrirlo después con una venda o tela. Se tiene así durante media hora y después se susti-

tuye por otro. Estas aplicaciones se hacen 3 veces durante el día y otra vez más al acostarse. Por la mañana, para estar en condiciones de seguir el camino, se calientan los 2 higos restantes y se aplica de igual modo. Se procura usar esta fórmula mientras dura el mal. Algunos peregrinos solían quemar la punta de una aguja y, una vez quemada, la hacían pasar por la parte exterior de la encía inflamada, haciendo salir toda la materia purulenta; después solían enjuagarse la boca varias veces al día con el vino tinto sin cocer. Puedo decir que yo mismo lo he practicado y logré que del flemón, que tenía muy inflamado, saliese todo el pus; en pocas horas noté un gran alivio. A la vez, hice los enjuagues con vino tinto y el flemón se curó en poco tiempo.

## Para los que tengan tendencia a diarreas

Seguían este remedio algunos peregrinos que, por ingerir alimentos o agua en mal estado o a causa de resfriados, sufrían diarreas frecuentes, conocidas como «diarreas del viajero». El remedio consistía en tomar un gran vaso de vino tinto en las comidas principales.

## Para aliviar la sed de los peregrinos

Poner en un frasco 250 cm$^3$ de vino tinto, 750 cm$^3$ de agua de manantial y el zumo de 2 limones. Se pasa a una botella y queda listo. Algunos solían añadir a la receta 4 o 6 cucharadas de miel de mil flores, pero es más efectiva sin añadir nada. Se tomaba todo el líquido durante la peregrinación del día. Se puede decir que es muy eficaz para aliviar la sed, especialmente durante el verano. Algunos peregrinos, sobre todo los que hacían la peregrinación durante los meses del verano, tenían por costumbre llevar esta bebida metida en la famosa calabaza. Cuando terminaban el recorrido diario, al atardecer, solían preparar la bebida para la siguiente marcha. En estas preparaciones metían el limón en trozos y lo dejaban toda la noche al sereno. Al día siguiente estrujaban los trozos de limón y quedaba listo.

## Los vinos en el Camino de Santiago

El vino rosado o clarete se empleó poco por los peregrinos. En las zonas del trayecto entre Pamplona y Santo Domingo de la Calzada, peregrinos franceses y alemanes lo usaron como bebida refrescante. Solían tomar mitad de agua y mitad de vino rosado (clarete). Medicinalmente, lo emplearon en la preparación de remedios contra los resfriados, para cocer higos secos. Solían cocer una docena de higos secos en 250 cm$^3$ de vino clarete, durante 15 minutos. Después lo retiraban del fuego. Tomaban antes de acostarse los higos cocidos y el vino. También tomaban el vino por la noche, y por la mañana, en ayunas, comían los higos cocidos acompañados de un poco de miel. El vino blanco lo emplearon bastante los peregrinos alemanes, franceses e italianos. Para tratar catarros, resfriados y también cuando tomaban comidas con mucha grasa, hacían un vino fuerte que adquiría un color dorado al mezclarlo con coñac. La mezcla era la siguiente: por cada litro de vino blanco (el más corriente de todos), se agregaban de 50 a 100 cm$^3$ de coñac (el más barato). Generalmente se empleaban 50 cm$^3$ por litro. Una vez bien diluido, quedaba listo. Se tomaba un vaso por la noche

*Observación: Hace unos cuarenta años, en el norte del país, algunos taberneros de aquella época lograron vender este vino con coñac como si fuese un buen vino cosechero, empleando los vinos blancos más baratos y el coñac que se vendía a granel. Hacían las mezclas empleando por cada 5 litros de vino blanco de 100 a 250 cm$^3$ de coñac, aunque algunos ponían más cantidad. El vino tenía buen sabor pero, si se bebía más de la cuenta, en algunos bebedores producía dolor de cabeza (conocido vulgarmente como «clavo»). Durante un tiempo este vino, de color atractivo y sabor agradable, tuvo bastante aceptación.*

(150 cm$^3$ por vaso), antes de acostarse; también se hacía durante la cena. Por la mañana, comían un trozo de pan empapado en el vino. Otros también cocían el vino con pan, como si fuese una sopa. Ponían a cocer 250 cm$^3$ de vino y 100 g de pan durante 10 minutos, y quedaba listo para ser tomado. Si los catarros eran fuertes, a este cocimiento añadían 1 cucharada sopera de miel de tomillo. Seguían tomando este vino, considerado un buen auxiliar de la medicina de la época, hasta que desaparecía el catarro.

# El vino como medicina

El azúcar de caña fue empleado por los peregrinos como estimulante del organismo para recorrer los Caminos de Santiago.

Durante los siglos XVIII y XIX peregrinos del sur y este de España utilizaron este producto. Lo empleaban como energético, tomando 1 cucharada sopera de azúcar con unas 50 gotas de aguardiente (orujo) antes de empezar el recorrido diario. Al cabo de unas 4 horas, solían tomar 2 cucharadas más, esta vez sin aguardiente. Otros tomaban unos 50 g de azúcar con 25 cm$^3$ de aguardiente, y tras 4 o 6 horas volvían a tomar otra ración igual.

Los peregrinos que venían por la Ruta de la Plata tomaban unas 2 o 3 cucharadas soperas con otras 3 cucharadas de coñac, de 2 a 3 veces durante la peregrinación del día.

Otros untaban en un trozo de pan aceite de oliva y después lo cubrían con unas 3 cucharadas de azúcar. Tomaban esto 2 o 3 veces al día, la primera en el desayuno, antes del comienzo de la peregrinación.

Empleaban tanto el azúcar blanco como el moreno. Algunos peregrinos que vinieron de América para recorrer el Camino de Santiago aplicaron el azúcar para cortar las hemorragias. Esto se hacía cuando una herida reciente sangraba mucho. Aplicaban sobre la herida un montón de azúcar que cambiaban varias veces.

Con este remedio hacían que parara la hemorragia antes de que el médico pudiera examinar al herido. También preparaban un jarabe sencillo disolviendo 250 g de azúcar en 250 cm$^3$ de agua. Lo tomaban durante el día, bien solo o mojando en él un trozo de pan.

Este jarabe solían prepararlo para recuperar las fuerzas, después de varios días de peregrinación. Cuando se encontraban faltos de energía, recurrían durante unos días a este jarabe.

# El vinagre y la sal

Desde tiempos remotos, el vinagre y la sal fueron dos elementos muy usados por los caminantes y peregrinos que recorrieron los caminos de Europa y, sobre todo, en las grandes peregrinaciones como la llamada Ruta Jacobea, Camino francés o Camino de Santiago.

Al terminar la jornada de caminata, los peregrinos solían lavarse los pies y después tomaban un baño con agua, vinagre y sal. Estos lavados servían a la vez para desinfectar y para bajar las inflamaciones o hinchazones de los pies. Los baños de pies en el compuesto de vinagre, sal y agua tenían una duración de media hora o algo menos con el agua fría.

También solían añadir algunas plantas, como hojas de aliso y hojas de romero o hiedra. Lo más frecuente era el baño de agua, sal y vinagre, con el agua fría; otros empleaban el agua templada.

El vinagre que se vertía sobre esta agua era variable: unos empleaban por cada 2 litros de agua, aproximadamente, 100 cm³ de vinagre y de 250 a 500 g de sal gruesa. Otros ponían más cantidad de agua para que cubriese completamente el pie. En este caso, solían emplear un balde lleno de agua, en el cual vertían 500 g de sal gruesa; una vez disuelta la sal o antes de disolverla, metían los pies en el balde durante una media hora o algo menos. Algunos añadían vinagre a este baño, aunque esto era menos frecuente.

Antiguamente se emplearon mucho los llamados «vinagres medicinales», que se obtenían de la acción disolvente del vinagre sobre una o varias sustancias medicamentosas: plantas, miel y moscas afrodisíacas, llamadas cantáridas.

Hoy en día también se puede tomar de vez en cuando un buen baño de pies con agua, vinagre y sal. Se recupera uno muy bien, sobre todo cuando se tienen los pies cansados e hinchados, debido a largas caminatas, por estar mucho tiempo de pie o por sufrir algún traumatismo.

# El vinagre y la sal

En su largo trayecto, los peregrinos solían llevar frutos secos que tomaban por sus propiedades reconstituyentes y laxantes. Entre estos frutos había **higos**, **nueces**, **avellanas**, **dátiles**, **pasas**, **ciruelas** (como laxantes), **castañas y almendras**. Los consumían sobre todo durante el invierno, la primavera y parte del otoño. A veces los frutos secos eran el único alimento que tomaban durante el recorrido diario (de 25 a 35 km).

Algunos peregrinos empleaban también **aceitunas**, a veces maceradas, por ser un alimento muy energético. Otros las usaban por su suave efecto laxante, que les aliviaba en caso de padecer estreñimiento. También empleaban como laxante las **ciruelas secas**. Ponían media docena de ciruelas en un vaso grande de agua a macerar toda la noche, y al día siguiente, en ayunas, tomaban el agua y se comían las ciruelas como desayuno, ya que, como solían decir, «limpiaban el vientre».

Puedo decir que, como laxante, las ciruelas resultaban un buen remedio para los peregrinos que sufrían estreñimiento, ya fuera leve o fuerte.

**Otros frutos secos degustados en menor cantidad por los peregrinos de distintos países**

Otros frutos secos que emplearon los peregrinos fueron los piñones, los orejones y los conos del enebro.

Los piñones los comían durante la caminata, sobre la marcha, o en los ratos de descanso. Algunos los llevaban pelados y los mezclaban con miel.

Los orejones (carne de los al-

*Nota: Hay que tener en cuenta las siguientes observaciones.*

*Los alérgicos a la aspirina no deben comer almendras; pueden provocar reacciones alérgicas.*

*Los que tengan exceso de peso, padezcan gastritis, úlcera gastroduodenal y enfermedades del hígado, no deben comer avellanas.*

*Los que padezcan de hiperclorhidria no deben comer ciruelas.*

*Los que padezcan de diabetes, colitis, gastritis, digestiones lentas y meteorismo no deben comer castañas.*

*Los que padezcan enfermedades hepáticas, exceso de peso y gastritis no deben comer nueces.*

*Los que padezcan de colitis, diabetes y gastritis no deben comer dátiles.*

baricoques y del melocotón) los comían por el camino, tomando de vez en cuando una tira que masticaban despacio; así mitigaban un poco las ganas de comer y a la vez activaban la saliva. Pero lo más frecuente era que, una vez terminada su caminata diaria, por la noche, pusieran en remojo durante unas horas unos orejones en un vaso grande o taza con vino o leche. Por la mañana, antes de comenzar la peregrinación, bebían el líquido y se comían los orejones, normalmente 3 o 4 trozos.

Cuando se hacía con leche, algunos picaban en trozos pequeños las tiras de orejones y solían ponerlo a cocer. Una vez cocido, añadían 1 cucharada de miel y lo tomaban en ayunas. Otros tenían la costumbre de cocerlas con vino y agua a partes iguales. Añadían 1 cucharada de azúcar o miel y lo tomaban por la noche antes de acostarse. Según decían era un gran remedio para recuperar las fuerzas para el día siguiente.

Puede decirse que no estaban equivocados, pues es un gran reconstituyente para la gente que camina mucho. Los frutos o conos del enebro se emplearon frecuentemente para mitigar las molestias producidas por malas digestiones, ardor de estómago y flatulencias. Solían tomarlos de la siguiente manera: después de cada comida, solían tomar entre 5 y 7 frutos maduros o secos, los masticaban durante un tiempo y después los tragaban. Hacían esto durante el tiempo que les duraba el mal. Constituye un buen remedio.

*Nota: El fruto del enebro está contraindicado en el embarazo y en quienes padecen nefritis (inflamación del riñón).*

# Arcilla, barro y piedras

## La arcilla y barro arcilloso

Los peregrinos del Camino de Santiago usaron barro y arcilla para hacer curas locales. Generalmente emplearon el barro arcilloso o la arcilla blanca, unas veces sola y otras mezclada con miel o aceite. Se usaba para tratamientos de las grietas de los dedos de los pies, rozaduras, heridas, eccemas supurantes, eccemas secos, hematomas, golpes, torceduras y, también, para los diviesos y ántrax.

## Usos de la arcilla o barro arcilloso

Para las **grietas de los dedos de los pies**, rozaduras y heridas producidas en los dedos de los pies, aplicaban el siguiente remedio: mezclaban, a partes iguales, la arcilla y la miel, o también 1 parte de miel y 3 de arcilla o barro, o 3 partes de miel y 1 de arcilla. Estas aplicaciones se hacían poniendo la mezcla en forma de ungüento, directamente sobre las grietas, cubriendo a la vez con una gasa o venda, que cambiaban de 2 a 3 veces al día.

Para los **eccemas secantes** ponían 3 cucharadas de aceite de oliva, cucharada y media de arcilla o barro seco en polvo y cucharada y media de agua de manantial. Mezclaban todo bien y, una vez listo, lo aplicaban directamente sobre la parte afectada por el mal y lo tenían durante 1 hora. Solían hacer esta cura de 3 a 4 veces al día, 2 veces por la noche y 1 al mediodía. Una vez aplicada la arcilla o el barro arcilloso, se cubría con una gasa o venda. Antes de cada aplicación, solían lavar primero la parte afectada con agua o con una infusión de romero.

En los **eccemas supurantes**, solían aplicar la arcilla seca en polvo sobre el eccema. Lo hacían varias veces, hasta que parase la supuración. También se empleaba mezclando 1 parte de miel y 3 de polvo de arcilla, para aplicarla como emplasto, cubriéndola con una gasa o venda, como sujeción. Previamente, lavaban la zona con agua o infusiones de romero. Este emplasto se solía tener entre 2 y 3 horas, y se cambiaba 2 veces al día.

Para madurar los **diviesos** y **ántrax**, aplicaban emplastos de arcilla caliente y, una vez que se veía maduro, a punto de reventar, ponían una cataplasma de cebolla cocida o asada, y así hacían que supurase el pus y a la vez desinfectaban toda la cavidad producida por la salida del pus. Algunos solían aplicar dos cataplasmas de cebolla. Daba un resultado muy bueno para combatir los diviesos y el ántrax, que eran males frecuentes entre los peregrinos.

Para los **golpes** y **hematomas**, aplicaban cataplasmas de barro o arcilla, sobre las partes afectadas, con los emplastos fríos de arcilla o barro.

Para **torceduras**, como remedio primario, se aplicaban emplastos de arcilla o barro, que se cambiaban cada 6 horas. Las cataplasmas se ponían directamente sobre la parte afectada, sujetándolas con una venda o tela.

Después de 3 o 4 días de tratamiento, preparar 100 g de aceite de oliva con 50 gotas de esencia de romero. Se mezcla bien y, una vez listo, se hace durante el día varias veces un ligero masaje sobre la parte afectada por la torcedura. Seguir durante unos días con estos masajes, hasta que desaparezcan las molestias.

**Las piedras de arenas y caliza**

Entre los siglos x y xv algunas de estas piedras se emplearon, como auxiliares, para calentar los pies y las manos.

Para **calentar los pies**, solían coger una piedra de arena de forma cuadrada alargada y la ponían al fuego. Una vez que estaba muy caliente, la envolvían en un paño, y la ponían junto a las plantas de los pies y se acostaban así. Otros la ponían sin cubrir con el paño, pues, de este modo, se decía que la piedra, a la vez que daba calor a los pies, los fortalecía para la caminata del día siguiente. Quienes más emplearon este sistema fueron los peregrinos alemanes, polacos, franceses e irlandeses.

Las piedras pequeñas de arena o de caliza, de forma redondeada, las emplearon para mantener las manos calientes y para que tuviesen **buena circulación**. Estas piedras las calentaban al fuego y, después, las ponían en las manos para eliminar las molestias del frío, que solían sufrir sobre todo por las noches y al amanecer. Antes de comenzar la marcha, ponían en sus manos una de estas piedras calientes y la frotaban durante un rato, hasta que ésta perdía el calor. Durante siglos, se siguió empleando este remedio, que también utilizaron los habitantes de los pueblos del Camino de Santiago, por ejemplo para que entraran en calor los enfermos cuando sentían frío. Se tiene noticia de que el cardenal Cisneros, ya casi moribundo, tuvo entre sus manos una piedra caliente, del tamaño de un huevo y de color negro, para calentar sus manos ya casi frías. Emplearon este remedio peregrinos ingleses, irlandeses, franceses y suecos. Se decía que las piedras calentadas al fuego de ramas de haya daban fuerza y salud a las manos y las protegían de enfermedades.

Hoy en día se podría utilizar este remedio para **curas isotérmicas**, de gente que casi siempre tienen las manos y los pies fríos.

Estas piedras solían cogerlas en los riachuelos secos, orillas de arroyos y ríos. Siempre procuraban coger para las manos las que tenían formas redondas, más o menos del tamaño de un huevo, y procuraban casi siempre coger las que eran de arena. Las de caliza, que eran negras y muy duras, tenían para algunos propiedades milagrosas.

Lo que sí se puede decir es que las piedras de arena guardan mucho tiempo el calor, y para todas aquellas personas que suelen tener frío en las manos, y sobre todo en los dedos, consisten en un buen remedio.

# Apéndices

# Índice de enfermedades

# Índice alfabético

# Índice científico

# Glosario de términos botánicos

**Abrazadera:** Hoja o bráctea que rodea el tallo.

**Acanalado:** Provisto de uno o varios surcos canalículos.

**Acostado (tendido):** Tallo que se desarrolla a ras del suelo.

**Acuminado:** Terminado en punta.

**Alternas:** Se dice de las hojas que están solas a distintas alturas del tallo.

**Amento:** Inflorescencia espiciforme densa.

**Anual:** Se dice de la planta que nace, se desarrolla, florece y fructifica antes del año.

**Aquenio:** Fruto seco e indehiscente.

**Arbusto:** Pequeño arbolillo de 1 a 5 m de altura.

**Aromático:** Se dice de la sustancia de olor agradable.

**Articulado:** Se dice del tallo que está formado por trozos (artículos) fáciles de separar tirando de ellos.

**Axila:** Fondo del ángulo superior formado por una hoja bráctea, etc., insertado en el tallo.

**Baya:** Fruto carnoso.

**Bianual:** Planta que completa su ciclo de vida en dos años; el primer año sólo hay crecimiento vegetativo; la flor y el fruto se dan en el segundo año.

**Bráctea:** Hoja modificada que protege una flor o una inflorescencia.

**Bulbo:** Yema gruesa, por lo común subterránea, cuyas hojas están cargadas con sustancias de reserva. Está constituido por un corto tallo hinchado que porta unas hojas carnosas cubiertas por escamas delgadas.

**Caduco:** Órgano que se desprende de la planta, como pasa con las hojas de los árboles.

**Cáliz:** Inflorescencia formada.

**Capítulo:** Inflorescencia formada por flores, sentadas sobre pedúnculos muy cortos y planos.

**Cápsula:** Fruto seco, dehiscente o indehiscente, que contiene muchas semillas.

**Carnoso:** Órgano engrosado por abundancia de tejidos blandos y suculento.

**Cordiforme:** Que tiene forma de corazón.

**Coriácea:** Que tiene consistencia dura.

**Corimbo:** Inflorescencia en que las flores están casi igualadas en su cima, y nacen a distancias distintas en el mismo pedúnculo.

**Corola:** Verticilo de la flor formado por los pétalos.

**Decurrente:** Hoja que se prolonga por debajo del punto de inserción, que va unida al tallo.

**Dentado:** Que tiene dientes como las hojas de la sierra.

**Dioica:** Especie con flores femeninas y masculinas que salen sobre plantas diferentes.

**Drupa:** Fruto carnoso con endocarpio (hueso) leñoso.

**Dehiscente:** Referido a una antera o a un fruto, que se abre en la madurez para librar el polen, las semillas, etc.

**Envainadora:** Hoja que en su base envuelve el tallo como una vaina.

**Escapo floral:** Eje o tallito donde nace la flor.

**Espiga:** Inflorescencia alargada de flores sentadas o sésiles.

**Espora:** Corpúsculo reproductor de los helechos que se encuentra en cavidades llamadas esporangios.

**Fistuloso:** Nombre que reciben los tallos que son huecos, como las cañas.

**Flor:** Aparato reproductor compuesto, cuando es completo, de cáliz, corola, androceo y gineceo.

**Flósculo:** Florecita tubulosa que entra a formar parte de un capítulo, generalmente de color amarillo.

**Foliolo:** Cada una de las partes en que se divide una hoja compuesta.

**Fronde:** Hoja de los helechos.

**Fruto:** Ovario desarrollado, con semillas ya hechas.

**Glabro:** Desprovisto de pelos.

**Glauco:** De color verde claro.

**Híbrido:** Planta resultante del cruzamiento de dos plantas diferentes.

**Imparipinnadas:** Hojas compuestas de pares de foliolos con uno impar terminal.

**Indehiscente:** Que no se abre en la madurez.

**Inflorescencia:** Agrupación de flores distribuidas sobre ramificaciones del tallo.

**Lampiño:** Ver glabro.

**Lanceolada:** Se dice de la hoja que tiene forma de lanza, con la parte más ancha hacia la base.

**Látex:** Líquido lechoso que emiten ciertas plantas al romperlas.

**Liana:** Planta trepadora sobre los árboles.

**Lígula:** Flor que entra a formar parte de un capítulo y tiene los pétalos formando una especie de lengüeta, por ejemplo, la parte blanca de una margarita.

**Nervio:** Hacecillo del tejido conductor que se encuentra en las hojas y otros órganos de naturaleza foliar.

**Oblongo:** De forma alargada, pero relativamente ancha.

**Obovado:** De forma oval, con la parte ancha en el ápice.

**Opuestas:** Dícese de las hojas que nacen a pares y enfrentadas al mismo nivel.

**Ovado:** Parecido al huevo.

**Palmeado:** De forma semejante a la de la mano abierta.

**Peciolo:** Rabillo que une el limbo de la hoja con el tallo.

**Pedicelo:** Rabillo de la flor en una inflorescencia.

**Pedúnculo:** Ver pedicelo.

**Perenne:** Planta que vive más de un año y no muere después de haber florecido.

**Pétalo:** Ver corola.

**Pinnada:** Se dice de la hoja compuesta que tiene foliolos a ambos lados del raquis.

**Pubescente:** Cubierto de pelos finos y suaves.

**Racimo:** Inflorescencia con las flores más jóvenes en el ápice y las más viejas en la base.

**Rizoma:** Tallo subterráneo.

**Segmento:** División de una hoja que se prolonga hasta el nervio medio.

**Sentada:** Se dice de la hoja o de la flor que carece de pedicelo.

**Sésil:** Ver sentada.

**Tomentoso:** Cubierto de pelos cortos y dispuestos densamente.

**Tubérculo:** Abultamiento del tallo subterráneo de ciertas plantas (patata).

**Tuberoso:** Que tiene tubérculos.

**Umbela:** Inflorescencia racemosa en la que todos los pedicelos (radios de umbela) parten de un mismo punto y tienen la misma longitud.

**Verticilo:** Grupo de flores o de hojas que nacen rodeando un mismo punto del tallo o receptáculo floral.

**Viscoso:** Líquido espeso, adherente.

**Vivaz:** Planta que vive varios años y que resiste la estación desfavorable a órganos subterráneos.

**Yema:** Renuevo en forma de botón escamoso que nace en el tallo y produce ramas, hojas y flores.

# Términos terapéuticos

**Analgésico:** Calmante del dolor.

**Antidiarreico:** Que corta la diarrea.

**Antiescorbútico:** Que combate el escorbuto, producido por la falta de vitamina C.

**Antihelmíntico:** Que combate las lombrices.

**Antipirético:** Que combate la fiebre.

**Antiespasmódico:** Que combate los espasmos de los órganos (cólicos, principalmente).

**Antihemorrágico:** Que favorece la coagulación de la sangre.

**Antihemorroidal:** Que resuelve las hemorroides o que calma las molestias que producen.

**Antiséptico:** Desinfectante, que destruye los gérmenes patógenos o impide su acción.

**Antitusígeno:** Que combate la tos.

**Aperitivo:** Que estimula las secreciones del estómago provocando la sensación de apetito.

**Astringente:** Que disminuye la secreción y endurece los tejidos orgánicos. Que contrae o astringe los tejidos.

**Balsámico:** Que alivia, suaviza y calma.

**Béquico:** Que calma la tos.

**Cardiotónico:** Que tonifica el corazón.

**Carminativo:** Que favorece la expulsión de los gases intestinales.

**Cicatrizante:** Que promueve la formación de la cicatriz.

**Colagogo:** Que estimula la secreción biliar y favorece la circulación de la bilis.

**Colerético:** Que activa la secreción de la bilis en las células hepáticas.

**Depurativo:** Purificador de la sangre, al eliminar los componentes nocivos, por el sudor o la orina.

**Diaforético:** Sinónimo de sudorífico.

**Digestivo:** Que estimula y facilita la digestión.

**Diurético:** Que estimula la secreción de la orina y el volumen de la orina eliminada.

**Emético:** Que provoca el vómito.

**Emanogogo:** Que provoca la menstruación o la regula.

**Emoliente:** Sedante que relaja los tejidos y calma las irritaciones y las inflamaciones.

**Espasmolítico:** Que combate los espasmos.

**Estimulante:** Que excita por un tiempo un órgano o sistema. (Actividades nerviosa o muscular.)

**Estomacal:** Que estimula o excita el estómago y facilita la digestión.

**Expectorante:** Que favorece la expulsión de las secreciones traqueal y bronquial (pulmonares).

**Febrífugo:** Antipirético, que combate la fiebre, que previene el retorno de la fiebre recurrente.

**Fungicida:** Que evita el desarrollo de los hongos.

**Galactagogo:** Que favorece la secreción láctea.

**Hemostático:** Que corta la hemorragia.

**Hipertensor:** Que aumenta la tensión (presión sanguínea).

**Hipoglucemiante:** Que reduce la cantidad de glucosa (azúcar) en la orina o en la sangre de los diabéticos.

**Hipotensor:** Que hace bajar la presión arterial sanguínea.

**Letal:** Que causa la muerte.

**Midriático:** Que dilata la pupila.

**Nefrítico:** Que actúa sobre los riñones.

**Pectoral:** Que combate la tos y las inflamaciones de las vías respiratorias.

**Resolutivo:** Que hace desaparecer la inflamación o la obstrucción.

**Rubefaciente:** Que produce un enrojecimiento en la piel debido al flujo de la sangre en los vasos capilares.

**Sedante:** Calmante.

**Soporífero:** Que provoca el sueño.

**Sudorífico:** Que hace transpirar.

**Tenífugo:** Que hace expulsar la tenia o solitaria.

**Tónico:** Tonificante del organismo, que estimula la actividad de los órganos.

**Vasoconstrictor:** Que contrae los vasos sanguíneos.

**Vasodilatador:** Que dilata los vasos sanguíneos.

**Vesicante:** Que produce ampollas o vesículas sobre la piel (epidermis) o heridas.

**Vulnerario:** Que favorece la cicatrización de las heridas, llagas y úlceras.

# Direcciones de interés

**Catedral de Santiago
Iglesia metropolitana de
Santiago de Compostela**
www.archicompostela.org
**Oficina del Peregrino**
www.archicompostela.org/Pere
grinos/Peregrinos_a_Santiago.htm

**Xunta de Galicia**
www.xacobeo.es

**Federación Española de
Asociaciones de Amigos del
Camino de Santiago**
www.caminosantiago.org

**ASOCIACIONES ESPAÑOLAS
PERTENECIENTES A LA
FEDERACIÓN**

ANDALUCÍA
**Asociación de Amigos del
Camino de Santiago de
Córdoba**
www.caminomozarabe.es

**Asociación de Amigos del
Camino de Santiago Vía
de la Plata**
www.viaplata.org

**Asociación de Amigos del
Camino de Santiago de
Granada**
www.iespana.es/amigoscami
nosantiagodegranada

ARAGÓN
**Asociación Cultural Amigos
del Camino de Santiago de
Alcañiz**
usuarios.lycos.es/camsantiago

ASTURIAS
**Asociación Astur-Leonesa de
Amigos del Camino de
Santiago**
www.caminosantiagoastur.com

**Asociación de Amigos del
Camino de Santiago Astur-
Galaica del Interior**
www.caminotineo.com

CASTILLA LA MANCHA
**Asociación de Amigos del
Camino de Santiago de
Cuenca**
www.decuencaasantiago.org

CASTILLA Y LEÓN
**Asociación de Amigos del
Camino de Santiago en
Burgos**
www.caminosantiagoburgos.
com

**Asociación de Amigos del
Camino de Santiago en
Palencia**
www.bibliotecajacobea.org

CATALUÑA
**Associació d'Amics del Camí
de Santiago de L'Hospitalet
de Llobregat**
www.peregrinoslh.com

**Associació d'Amics del Camí
de Sant Jaume de Sabadell**
www.camisantjaume.com

GALICIA
**Asociación Galega de Amigos de los Caminos de Santiago**
www.amigosdelcamino.com;
www.amigosdocaminho.com

**Asociación Vía da Prata de Ourense**
www.viaprataourense.ceo.es

MADRID
**Asociación de Amigos de los Caminos de Santiago de Madrid**
www.demadridalcamino.org

PAÍS VASCO
**Asociación de Amigos de los Caminos de Santiago de Álava**
es.geocities.com/alava/santiago

**Asociación de Amigos de los Caminos de Santiago de Guipúzcoa**
www.caminosnorte.org

**Delegación en Irún de la Asociación de Amigos de los Caminos de Santiago de Guipúzcoa**
caminosasantiago.webcindario.com

LA RIOJA
**Asociación de Amigos del Camino de Santiago en La Rioja**
www.asantiago.org

VALENCIA
**Asociación de Amigos del Camino de Santiago en Alicante**
www.encaminodesdealicante.org

**OTRAS ASOCIACIONES JACOBEAS**

**Asociación Socio Cultural Jienense Peregrinos en Camino**
www.peregrinosencamino.com

**Asociación Oscense de los Amigos del Camino de Santiago**
www.huescasantiago.com

**Asociación Riosellana de Amigos del Camino de Santiago**
www.ribadesella.com/camino

**Asociación Salas de Amigos del Camino de Santiago**
www.salascamino.org;
www.terra.es/personal/salascam

**Associació d'Amics dels Pelegrins a Santiago (Barcelona)**
www.amicsdelspelegrins.org

**Associació d'Amics del Camí de Sant Jaume de Lleida**
usuarios.tripod.es/camisant
jaumelleida

**Asociación de Amigos del Camino de Santiago Ruta Vadiniense Picos de Europa**
www.rutavadiniense.org

**Asociación de Amigos del Camino de Santiago de Ambasmestas**
www.dasanimas.com

**Asociación de Neria**
www.neria.com

**Los Amigos del Camino Portugués de Pontevedra**
caminoportugues.iespana.es;
caminoportugues/index1.htm

**Asociación de Amigos del Camino de Santiago de Cartagena**
*usuarios.lycos.es/csct;
pagina.de/caminocartagena*

**Asociación de Amigos del Camino de Santiago de Navarra**
*www.gratisweb.com/camino
desantiago;
www.jacobeo.net*

## OTRAS WEBS ÚTILES

*caminosantiagorioja*
Página web muy completa sobre el Camino de Santiago a su paso por La Rioja.

*cvc.cervantes.es/actcult/ca
mino_santiago*
Información cultural sobre el Camino francés.

*www.compostelavirtual.com*
Información sobre qué hacer cuando se ha acabado el Camino en Santiago de Compostela.

*www.consumerrevista.com/
caminodesantiago*
Información útil para los peregrinos.

*www.elcaminodigital.es*
Periódico digital para fomentar el Camino de Santiago.

*www.gronze.com*
Página web para promocionar el Camino de Santiago.

*www.guiarte.com/grandesrutas*
Descripción de las etapas de la Vía de la Plata y del Camino francés.

*www.infocamino.com*
Página web de referencia para peregrinos y amigos del Camino de Santiago.

*www.jacobeo.net*
Guía práctica del Camino de Santiago con consejos, rutas, etc.

*www.mundicamino.com*
Descripción de las etapas de los Caminos francés, aragonés, Ruta del Ebro, Camino del Norte y Vía de la Plata.

*www.piedrasobrepiedra.com*
Información muy amplia sobre el Camino de Santiago, especialmente para los amantes del senderismo y la naturaleza.

*www.rencesvals.com*
Roncesvalles y su relación con el Camino.

*www.rinconastur.freesurf.fr/ru
tas.html*

*www.rinconastur.com*
Página web sobre el Camino en Asturias.

*www.rutasnavarra.com*
Página web sobre el Camino de Santiago a su paso por Navarra.

*www.rutavadiniense.org*
Página web sobre la ruta que lleva a los peregrinos por el norte de España hasta Compostela.

*www.santiago.es*
Página web de la ciudad de Santiago, con amplia información sobre el Camino.

*www.santiagodigital.com*
Periódico digital de Santiago
de Compostela.

*www.semuranadar.com*
Página web sobre el Camino
portugués de la Vía de la Plata.

# Bibliografía

Acosta, Cabal, Chacón, Colastra y Real: *Tratado de fitoterapia superior*, Madrid, Cabal, 1982.

Allen Peterson, L.: *A field guide to edible wild plants*, Boston, Hugton Mifflin Company, 1977.

Angel, Y., J.: *Tratado de botánica aplicada a la farmacia*, Phyton, Brasil, 1958.

Barbre, M.; Santos, L.: *Las plantas medicinales*, Bélgica, Santos, 1930.

Barriola, I. M.: *La medicina popular en el País Vasco*, Donostia-San Sebastián, E/V, 1981.

Becktt, K. A.: *Herbs*, EE.UU., First Ballantine Books Trade Edition, 1984.

Bellomo, M. y otros: *Piante medicinali e aromatiche. Cultivacione e utilizzazione*, Roma, Reda, 1989.

Bouchard: *Novísimo formulario magistral*, Madrid, Carlos Bailly-Bailliere, 1873.

Bravo Lozano, M.: *Guía del peregrino medieval. Codex Calixtinus*. Traducciones y notas de Valladolid, 1989.

Brelet-Refe, G.: *Las medicinas sagradas*, Barcelona, Argos, 1977.

Brightman, E. H.: *Guía de campo de las plantas sin flores*, Barcelona, Omega, 1977.

Cavero Domínguez, C.: *Peregrinas e indigentes en el Bierzo medieval (siglos XI-XVI)*, Zamora, 1987.

Cirlot, Juan-Eduardo: *Diccionario de símbolos*, Barcelona, Labor, 1985.

Cornelio Celso, Aurelio: *Los ocho libros de la medicina*, Barcelona, Iberia, 1966.

Corripio, Fernando: *Diccionario etimológico abreviado*, Barcelona, Bruguera, 1974.

Dorland: *Diccionario enciclopédico ilustrado de medicina*, Madrid, Interamericana-Mac Graw-Hill, 1987.

Duarte, J. R.: *El libro de las brujas*, Barcelona, Edicomunicación, 1993.

Echaniz Arriola, Jesús: *Rutas Jacobeas de Vizcaya*, Bilbao, 1963.

Embid, A.; Martín, C.: *Medicinas blandas y antimedicina*, Madrid, Las Mil y Una Ediciones, 1983.

Font Quer, P.: *Diccionario de Botánica*, Barcelona, Labor, 1975.

—: *Plantas medicinales. El Dioscórides renovado*, Barcelona, Labor, 1978.

Fournier, P.: *Le livre des plantes medicinales et vénéneuses de France*, 3 tomos, París, Paul Lechevalier, 1948.

Fray Anselmo: *El libro de los remedios del virtuoso Fray Anselmo*, Valladolid, Imprenta de Alonso del Riego, 1629.

Gálvez Fenoll, A.: *El universo de las plantas medicinales*, Madrid, Luis Cárcamo, 1981.

García Rollán, M.: *Claves de la Flora Española (Península y Ba-*

*leares)*, 2 tomos, Madrid, Mundi Prensa, 1981-1983.

GARIN, Pascual: *Formulario médico*, Valencia, ed. Librería de Pascual Aguilar, 1888.

GARMENDIA LARRAÑAGA, Juan: *Rito y fórmula en la medicina popular vasca*, Navarra, Txertoa, 1990.

GARNIER, M.; DELAMARE, V.: *Diccionario de los términos técnicos usados en medicina*, Madrid, Bailly-Bailliere, 1915.

GOICOECHEA MARCAIDA, E.: *Capítulos de la medicina popular vasca*, Salamanca, Instituto de Historia de la Medicina, Universidad de Salamanca, 1983.

GONZÁLEZ RAMOS, F.: *Medicina naturista de las hierbas*, Barcelona, Ramos-Majos, 1981.

GRANDEL, L. S.: *Historia de la medicina vasca*, Bilbao, Euskal Medikuntza Historia-Mintegia, 1983.

JARVIS, D. C.: *Medicina popular*, Barcelona, Bruguera, 1961.

JUNIUS, M. M.: *Introducción a la alquimia de las plantas medicinales. Espagiria vegetal*, Madrid, Luis Cárcamo Editor, 1981.

JUSCAFRESA, B.: *Enciclopedia ilustrada de la flora medicinal, tóxica, aromática y condimenticia*, Barcelona, Aedos, 1975.

KOLMAN, Jules: *Exorcismo y brujería*, Barcelona, Vergi, 1975.

LAGUNA, A.: *Pedacio Dioscórides Anazarbeo* (1555), 2 tomos (ed. facsímil), Madrid, Instituto de España, 1968-1969.

LAUTHE, R.; PASSEBECO, A.: *Aromaterapia*, Madrid, Orbi, 1981.

LEWIS, W. H.; ELVIN-LEWIS, M. P. E.: *Medical Botany. Plants affecting man's health*, Nueva York, John Wiley & Sons, Inc., 1977.

LIFCHITZ, A.: *Plantas medicinales.* *Uso universal*, Buenos Aires, Kier, 1979.

LIPOWSKI, R.: *Guide des remédes de la nature*, Marsella, ed. Jeanne Laffitte, 1992.

LÓPEZ DE GUEREÑO, C.: *Botánica popular alavesa*, Vitoria-Gasteiz, Diputación Foral de Álava, 1974.

MANTA, D.; SEMOLI, D.: *Nuestras amigas las plantas*, Génova, Ferni, 1977.

MARIA AZCUE, R.: *Euskalriaren jakinza (Literatura popular del País Vasco)*, IV tomo, 4.ª parte (págs. 219-265), Madrid, Espasa-Calpe, 1974.

MARS HALL; CAVENDIS L. T., D.: *Enciclopedia de las hierbas*, Barcelona, Jaime Libros, 1979.

MARTIN, A. C.: *Weeds*, Nueva York, Colfen Press, 1971.

MASCARÓ, José M.: *El médico aconseja*, Navarra, Salva Editores, 1975.

MAYOR LÓPEZ, M.; MIRANDA, A. J.: *Plantas medicinales y venenosas de Asturias, Cantabria, León y País Vasco*, Oviedo, Ayalga Ediciones, 1980.

MERINO, C.: *Cúrese con los vegetales*, México, Editores Mexicanos Unidos, 1976.

MESSEGUÉ, M.: *Mi herbario de la salud*, Barcelona, Plaza & Janés, 1975.

—: *Hombres, plantas y salud*, Barcelona, Plaza & Janés, 1975.

MONTESSANO DELCHI, A.: *Plantas medicinales*, Barcelona, Mauci, 1935.

MOREAU, F.: *Alcaloides y plantas alcaloideas*, Madrid, Orbi, 1987.

MUGARZA, J.: *Formulario de las plantas medicinales*, 2 tomos, Bilbao, Lainz, 1982-1983.

—: *Las plantas silvestres y culti-*

vadas en la gastronomía común vegetariana y medicinal, Bilbao, ed. del autor, 1988.

—: *Bilbao inguruko baserrialdeetako Basa-ugaztunei buruzko Gidaliburua*, Bilbao, Bilboko Udala. Ayuntamiento de Bilbao, 1990.

—: *Frutos y bayas comestibles y tóxicos del País Vasco*, Bilbao, Caja Rural Vasca, 1991.

—: *Setas comestibles y venenosas*, Bilbao, Editorial Cantábrica, 1992.

—: *Guía de las plantas medicinales del Camino de Santiago*, Baracaldo, Vizcaya, Ediciones de Librería San Antonio, 1993.

MULLET PASCUAL L.: *Estudio etnobotánico de la provincia de Castellón*, Castellón, Diputación de Castellón, 1991.

NEUVILLE, P.: *Pequeño diccionario médico práctico*, Bilbao, Mensajero, 1972.

OSUNA, J. M.: *Los curanderos*, Barcelona, Aula de ediciones, 1971.

OURSEL, R.: *Peregrinos, hospitalarios y templarios*, Madrid, 1986.

PAMPLONA ROGER, Jorge D.; GORDON, M. CRAGG: *Enciclopedia de las plantas medicinales*, Madrid, Safeliz, 1995.

PARACELSO: *Botánica oculta. Las plantas mágicas*, Buenos Aires, Kier, 1961.

—: *Tres tratados esotéricos*, Madrid, Luis Cárcamo, 1977.

—: *El arcano de las plantas*, Madrid, Edaf, 1984.

—: *Obras completas*, Barcelona, Edicomunicación, 1989.

PELT, J. M.: *Las plantas medicinales florecen de nuevo*, El Correo de la Unesco, 8-13, 1979.

PÉREZ MORAL, E.; MUGARZA, J.: *Nuestras hierbas medicinales*, Bilbao, Caja de Ahorros Vizcaína, 1986.

PLOTZ, R.: *Galicia, Santiago y América*, A Coruña, 1991.

POLETTI, A.: *Plantas y flores medicinales*, 2 tomos, Barcelona, Instituto Parramón, 1979-1982.

POLUNIN, M.; ROBBINS, C.: *La farmacia natural*, Barcelona, Acanto, 1993.

RAJU, Alison: *The Camino Mozarba or Vía de la Plata*, Londres, The Confraternity of Saint James, 1993.

REMIGIO NOYDES, P. Benito: *Práctica de exorcistas y ministros de la Iglesia*, Valencia, ed. Acofta de Pafqual Capdevilla, Mercader de libros, 1711.

ROF, Juan; ESCOBAR, J.: *Formulario clínico Labor*, Barcelona, Labor, 1948.

RÖHRIGHT: *Deutsche pilgerreisen nach dem heiligen lande*, Innsbruck, Austria, 1900.

SALVADOR Y CONDE, J.: *El libro de la peregrinación a Santiago de Compostela*, Madrid, 1971.

SANTIAGO OTERO: *El Camino de Santiago (La hospitalidad monástica y las peregrinaciones)*, Salamanca, 1992.

SERRA I BOLDÚ, Valeri: *Arxiu de tradicions populars*, fascículo IV, Barcelona, ed. Serra i Boldú, 1928.

STEINMTZ, E. F.: *Codex vegetabilis*, Amsterdarn, Holanda, Hausmann, 1957.

SUARES ARES, M. C.: *Manual chino de plantas medicinales*, Madrid, Concepto, 1978.

TEFFEL, M.: *Medicina naturista de las hierbas*, Barcelona, ed. Ramos-Majos, 1981.

Tome López, J. M.: *Andando en solitario por la ruta jacobea*, Zaragoza, 1989.

Trease, C.; Evans, W. C.: *Tratado de farmacognosia*, Madrid, Interamericana Emelsa, 1986.

Tutin, T. y otros: *Flora Europaea*, 5 vols., Cambridge University Press, 1964.

William, A. R.; Thomson D. M.: *Las plantas medicinales*, Barcelona, Blume, 1980.

Yarza, O.: *Plantas que curan y plantas que matan*, Barcelona, Antalbe, 1984.

Zalewski, C. L.: *Hierbas en magia y alquimia*, Madrid, Edaf, 1991.

# Agradecimientos

Un agradecimiento especial al doctor Pedro Ramos (doctor en Medicina y Cirugía y profesor de la Universidad del País Vasco en Farmacia, Medicina y Escuela de Formación del Profesorado), sin cuya ayuda la edición de este libro no hubiera sido posible.

# NOTAS

_____

_____

_____

_____

_____

_____

_____

_____

_____

_____

_____

_____

_____

_____

_____

# NOTAS

# NOTAS

# NOTAS

# NOTAS

# NOTAS

# NOTAS

# NOTAS

# NOTAS

# NOTAS